超声心脏力学

——基础与临床

主 编 尹立雪

科 学 出 版 社

北 京

内 容 简 介

本书系统性阐述了现代超声医学技术在心脏力学基础和临床领域的当前研究成果和应用现状，详细讲述了超声可视化心脏力学未来的理论和技术基础、心脏力学状态超声评价技术方法、心脏力学动物实验研究技术方法、心脏力学超声分析技术方法临床应用、心脏计算力学的发展趋势和最新研究进展以及超声波辐照诱导心肌正性肌力效应研究等，从多个角度阐述了心脏固体力学和流体力学可视化观察和量化评价的临床应用方法及未来发展趋势。

本书可供心脏内外科医师、重症医学科医师、超声医师、医学影像学和生物医学工程专业的研究工作者以及大专院校相关专业的教师、研究生和高年级本科生阅读参考。

图书在版编目（CIP）数据

超声心脏力学：基础与临床 / 尹立雪主编 .—北京：科学出版社，2019.11
ISBN 978-7-03-062605-9

Ⅰ．①超⋯　Ⅱ．①尹⋯　Ⅲ．①心脏机能－生物流体力学－超声应用
Ⅳ．① R331.3

中国版本图书馆 CIP 数据核字（2019）第 225275 号

责任编辑：高玉婷 / 责任校对：张林红
责任印制：肖　兴 / 封面设计：龙　岩

科 学 出 版 社 出版
北京东黄城根北街 16 号
邮政编码：100717
http://www.sciencep.com

三河市春园印刷有限公司　印刷
科学出版社发行　各地新华书店经销

*

2019 年 11 月第 一 版　　开本：889×1194　1/16
2019 年 11 月第一次印刷　　印张：13
字数：400 000
定价：190.00 元
（如有印装质量问题，我社负责调换）

编著者名单

主 编　尹立雪　电子科技大学附属医院·四川省人民医院
副主编　谢盛华　电子科技大学附属医院·四川省人民医院
　　　　李文华　电子科技大学附属医院·四川省人民医院
　　　　张红梅　电子科技大学附属医院·四川省人民医院
编 者　（以姓氏汉语拼音为序）
　　　　阿都建华（成都信息工程大学）
　　　　白　艳（四川省妇幼保健院）
　　　　陈燕萍（四川省妇幼保健院）
　　　　邓　燕（电子科技大学附属医院·四川省人民医院）
　　　　丁戈琦（电子科技大学附属医院·四川省人民医院）
　　　　傅　英（犍为县人民医院）
　　　　甘建红（成都信息工程大学）
　　　　高建彬（电子科技大学）
　　　　郭智宇（通用电气医疗系统贸易发展（上海）有限公司，心血管超声临床科研部）
　　　　蒋体钢（电子科技大学）
　　　　黎　瑶（成都市第一人民医院）
　　　　李春梅（电子科技大学附属医院·四川省人民医院）
　　　　刘　梅（电子科技大学附属医院·四川省人民医院）
　　　　刘会若（郑州大学第一附属医院）
　　　　龙　滨（西部战区空军医院）
　　　　陆　景（电子科技大学附属医院·四川省人民医院）
　　　　罗安果（电子科技大学附属医院·四川省人民医院）
　　　　马荣川（成都市妇女儿童中心医院）
　　　　孟庆国（电子科技大学附属医院·四川省人民医院）
　　　　任　丽（遂宁市中心医院）
　　　　沈　洁（广西壮族自治区人民医院）
　　　　沈玉萍（四川省肿瘤医院）
　　　　苏　莉（成都市第五人民医院）
　　　　隋成龙（大庆油田有限责任公司，西南交通大学）
　　　　唐　磊（宜宾市第一人民医院）
　　　　王斯佳（电子科技大学附属医院·四川省人民医院）
　　　　汪智慧（成都市第一人民医院）

徐　芸（电子科技大学附属医院·四川省人民医院）

张丽娟（西南交通大学附属医院·成都市第三人民医院）

张文军（四川省人民医院温江医院）

钟　毓（重庆医科大学附属大学城医院）

周　秘（四川省人民医院温江医院）

前　言

自20世纪50年代以来，超声医学影像技术已逐步在临床得到广泛应用，其具有无放射性、无创性和高分辨率的特点，在临床工作中发挥着越来越重要的作用。目前心血管超声已经成为临床心血管病学的十大支柱技术之一。

近年来，随着超声医学成像技术和计算机科学技术的快速发展，心脏力学的超声可视化观察和量化评价已成为心脏功能学研究和临床心脏功能精确评价的前沿方向。作为心血管生物力学的一个重要分支，超声心脏力学虽然起步较晚，但是其可视化和精确量化的评价技术方法已在心脏疾病的精准临床诊断和治疗中发挥着巨大的作用。

在超声心脏力学基础方面，本书主要以超声医学图像信息为基础，详细介绍了心脏固体力学与流体力学的计算分析和数值模拟分析的原理与方法，为心脏力学的进一步发展奠定基础；在动物实验方面，本书以比格犬为研究对象，收集了近年来应用超声技术评价心脏房室壁心肌固体力学和心腔内流体力学在比格犬动物模型基础状态、急性心肌缺血、心脏不同起搏位点及常见临床疾病动物模型的应用和发展情况，从多个角度阐述心脏力学分析方法的应用，从而为更深入地揭示相关心脏疾病的病理生理机制，为心脏疾病的精准诊断和治疗提供系统性决策信息；在临床应用方面，本书总结了近年来心脏力学新技术在常见心脏疾病诊断和心脏功能精确评价方面的应用情况，深入阐述了心脏固体力学和流体力学可视化观察和量化评价的临床应用方法及未来发展趋势；在超声波辐照诱导心肌正性肌力效应方面，详尽介绍了从分子细胞水平到心肌组织水平以及在体心脏的基础和临床研究成果，为探索心力衰竭的物理治疗新路径提供新的思路。

本书内容丰富，适用于心脏内外科医师、重症医学科医师、超声医师、医学影像学及生物医学工程学相关专业学生或研究者参阅，具有非常实用的学术和技术参考价值。本书文字表述方式清晰，便于读者理解心肌力学和流体力学的关键概念，使读者能够在基础研究和临床诊疗中更为有效地应用先进的超声心脏力学可视化观测技术方法，使医师更为高效和精准地对广泛而复杂的心血管疾病病因和病理生理学机制做出正确的判断及治疗决策。

由于时间紧迫，编者水平有限，书中疏漏和不当之处在所难免，热诚欢迎读者批评指正。

尹立雪

电子科技大学附属医院·四川省人民医院超声医学研究所

四川省心血管病临床医学研究中心

超声心脏电生理学与生物力学四川省重点实验室

2019年10月

目　　录

第1章

心脏力学研究进展概况

第一节 心肌力学研究进展

心脏是集心肌电生理学、机械动力学和血液流体力学以及神经、生化控制等于一体的极其复杂的综合系统，是人体血液循环系统的动力源。现有基础研究表明，心肌由心内膜下及心外膜下的螺旋状肌束和中间大致呈水平排列的环形肌束组成。心肌纤维的这种三维排列方式决定了心脏的运动形式除收缩和舒张运动，还有立体空间的扭转、旋转、圆周运动等。心肌节段性运动异常与阶段性心肌萎缩、组织微循环和电生理功能受损相关，心室壁的厚度变化和心肌的运动状态可以在一定程度上反映心肌损伤和梗死。因此，对心肌力学功能的准确评估，可为心血管疾病的早期诊断和即时疗效评估提供更多信息。现阶段对心肌力学功能的量化评价问题并未得到系统性的有效解决，仍然是国内外心脏病学研究的重点和难点问题。

应用医学影像技术获得心脏图像并进行分析，诊断心脏疾病，已成为临床必不可少的重要的诊疗手段。当前的心脏医学影像技术主要有心血管造影术（angiocardiography）、核医学成像（nuclear medicine imaging）、计算机断层扫描（computed tomography，CT）、磁共振成像（magnetic resonance imaging，MRI）和超声心动图（echocardiography）等。心血管造影术是将含有有机化合物的造影剂快速注入血流，并在X线照射下显影成像的介入性技术，主要用于心脏冠状动脉造影和心腔血池显影；核医学成像技术是将放射性核素或其标记化合物引入人体，然后根据其物理化学和生物学特性检测出其在人体参与的某种细胞代谢过程，由于其时间、空间分辨率低和费用高，在心脏方面主要应用于研究左心室心肌灌注和代谢；螺旋CT存在时间分辨率低且费用高等缺点，这在一定程度上限制了它的临床推广使用。上述三种显像方法均具有放射性，会对人体造成不同程度的损伤。目前，在临床常规应用的能够检测心脏运动和形变的医学影像技术主要是MRI和超声心动图。

一、基于磁共振图像的心肌力学分析技术

MRI的成像原理决定了其对心脏软组织结构和功能的观测特别有效。因其具有三维空间内无创测量心肌形变的独特技术优势，可对心肌纤维的运动学特征和心室壁的运动状态进行跟踪检测。心脏MRI分析主要包括MRI图像的分割、左心室运动重建、左心室应变分析等内容。

目前在MRI心脏运动分析中主要应用标记技术。20世纪80年代后期，Zerhouni和Axel首先提出了带标记的MRI（tagged MRI），即在心脏运动过程中把若干个磁信息模式加到待成像的心脏上形成条纹（即标记线），在经过一定的延时后对心脏成像，由于心脏内的磁信息模式会随心脏一起运动，所以磁模式的运动在一定程度上反映了心脏的运动。在此基础上，Denny构造了一种随机模型来估计不规则区域位移矢量；Yan利用标记线上的点来重建平面内二维运动；A.Amini等引入B-snake及耦合B-snake网络，对标记线进行跟踪和定位；Padeva将上述方法从二维推广到了三维，并建立了B-solids变形模型。

尽管tagged MRI提供了关于心脏运动的丰富信息，为估计局部心肌运动提供了定量分析方法，受到了广泛关注。但是，tagged MRI技术仍然存在着一定的局限性：首先，由于标记线、心肌和血液同处于同一幅图像上，因此对心肌内膜边缘的分割就变得异常困难；其次，tagged MRI方法跟踪的是标记平面在影像

面内的运动，无法直接跟踪心肌特定位点的三维运动；最后，MRI虽然有较高的空间分辨率，但是时间分辨率较低。此外，MRI检测需要特定的场地环境，应用场景受到较大限制。尽管如此，MRI技术所具有的非介入性、无创性、高对比度、高分辨率等优点，使得基于MRI方法的心肌运动量化评价技术仍然有很大的发展空间。与此同时，心脏MRI（cardiac MRI，cMRI）钆延迟显像技术已被广泛应用于心肌纤维检测和量化评价方面，成为心肌纤维评价的重要技术方法。

二、基于超声图像的心肌力学分析技术

心脏超声成像技术不仅能够直观、实时、准确、动态和无创地提供具有较高时空分辨率的心脏解剖、心肌力学和血流动力学信息，还能够提供血流灌注、电机械兴奋和代谢的多种解剖结构基础上的功能信息，并利于介入治疗与全面的在体疗效评价相结合。目前基于超声图像的可用于定量评价心肌运动的技术主要有组织多普勒成像（tissue Doppler imaging，TDI）技术、斑点追踪成像（speckle tracking imaging，STI）技术及非刚性配准（non-rigid registration）技术等。

（一）组织多普勒成像（TDI）技术

TDI是一种自相关（auto-correlation）技术，它将多普勒频移原理应用于心肌组织，获取关于心肌组织运动速度、方向、时间等方面的信息，从而可以更直观地分析心脏功能，如图1-1所示。1961年，Yoshida利用多普勒原理获得了心脏的运动信息，心脏功能的无创评估发生了革命性变化；1992年，McDicken等首次利用TDI技术得到了心肌运动的速度图像；Fleming和Uematsu等利用速度梯度方法推导出了组织多普勒图像的应变率，并将结果用于定量分析心室壁厚度和心肌局部收缩运动。

TDI通常被认为是一种一维方法，只能沿着超声束的方向测量心肌形变，对室壁运动方向和超声波束之间的夹角很敏感，在计算过程中需要做角度校正。但是当这个夹角大于60°时，即使做校正也无法得到正确的结果。而且，超声信号通常采用高频率重复脉冲，虽然避免了在估计速度时出现的信号混叠现象，但是却大大降低了超声图像的信噪比（SNR）。同时，心脏的两个轴向运动和垂直于超声束方向的运动会导致信号间的不相关。

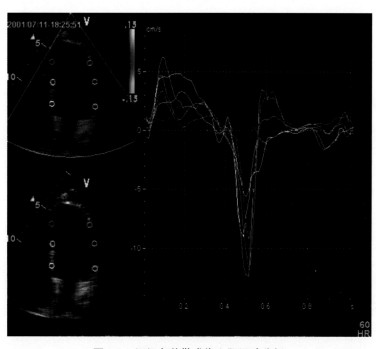

图1-1　组织多普勒成像心肌运动分析

号间的不相关。通过上面的分析可以看到，TDI只能做一维运动的分析，这显然无法满足心脏多维运动的分析要求。

（二）斑点追踪成像（STI）技术

STI是一种基于灰阶图像的互相关（cross-correlation）技术。与TDI技术不同，STI技术通过计算两幅图像之间斑点模式（speckle pattern）的相似性来估计位移，从而实现心肌运动力学分析，如图1-2所示。斑点的形成和统计特性与成像系统及底层组织微观结构直接相关。这些斑点代表一种可以用来追踪组织运动的空间标记。对于超声斑点的认识是一个逐步深入的过程，起初斑点主要被看作噪声，它们的存在影响了图像的质量，因此需要用特定的方法来平滑这些斑点。后来有学者认为斑点是一种结构性的信号，它们反映了成像介质的信息，当心肌从当前帧移动到下一帧时，斑点的位置也跟着相应移动，当心肌形变不大，时间采样率足够高时，斑点具有稳定性和唯一性，因此可以通过追踪这些斑点来获取心肌运动信息，

对心肌运动状态进行准确的量化评价，确定病变部位。

根据运动分析对象的差异，可以将斑点运动跟踪方法分为两种：基于RF（radio frequency）信号的斑点追踪和基于B-mode图像的斑点追踪。由于B-mode超声图像具有更加稳定的斑点模式，易于追踪，因此常被用来评价心肌运动。另外，根据追踪算法的不同，斑点运动追踪方法通常可分为基于光流场（optical flow）的方法和基于块匹配（block matching）的方法。

1.基于光流场的斑点追踪方法
Gibson在1950年首先提出了光流的概念。它是空间运动物体在观察成像平面上像素运动的瞬时速度，是利用图像序

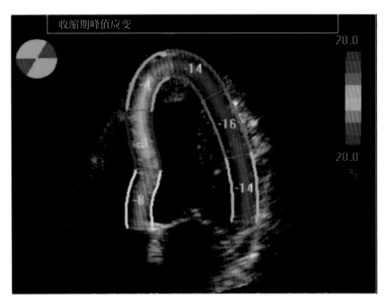

图1-2 斑点追踪心肌应变功能成像

列中像素在时间域上的变化以及相邻帧之间的相关性来找到上一帧与当前帧之间存在的对应关系，从而计算出相邻帧之间物体运动信息的一种方法。光流表示图像的变化，包含了目标的运动信息，因此可被用来追踪目标的运动情况。比较经典的光流计算方法有Horn-Schunck方法和Lucas-Kanade方法。Horn-Schunck方法创造性地将二维速度场与灰度相联系，假设光流在整个图像上都是光滑变化的，通过引入光流约束方程，得到光流方法的基本算法。Lucas-Kanade方法舍弃总体平滑限制，假设在一个小的空间区域上每一点都具有相同的光流值，该方法适用于非形变情况。其他光流方法都是基于上述两种方法的改进。Barron等对多种光流计算技术进行了总结，按照理论基础与数学方法的区别把它们分成四种：基于梯度的方法、基于匹配的方法、基于能量的方法、基于相位的方法。

但是经典的光流场方法需要对图像序列进行基于梯度和频率的特征匹配，对于包含较强噪声且结构发生形变的超声图像，该方法的应用受到一定限制。基于光流法的斑点追踪虽然可以描述心脏运动、肌肉收缩等复杂运动，但是光流法的计算量通常非常大，这影响到对心脏图像序列的临床实时处理。这一关键问题制约了光流法在斑点追踪中的应用，因此基于光流场的斑点追踪一般只做离线（off-line）分析。

近几年，随着生物视觉研究的不断深入，结合神经动力学的光流计算方法受到学者的重视。例如，Grossberg等提出运动边界轮廓系统神经网络，解释了复杂运动图形上的局部模糊运动如何被积极地组织成一个整体一致的运动信号，给出了整体小孔问题的一个解。但是这个神经网络模型不能给出运动速度的大小。Fay等提出一个用对传活化动力学方程来提取速度的多层神经网络，并实现了30帧/秒下的速度提取。但是Fay的方法仅能提供运动边缘的法向速度估计，为了恢复整个模式的光流场，还必须用速度泛函方法将估计的法向流整合成一个致密的光流场。尽管用这些神经动力学模型来测量光流还很不成熟，然而这些方法及其结论为进一步研究打下了良好的基础，是在将神经机制引入运动计算方面所做的极有意义的尝试。

2.基于块匹配的斑点追踪方法 块匹配算法是STI最常用的方法。与光流法不同，块匹配算法认为图像是由一个个的块组成的，而且各个块中的所有像素强度是一样的。在下一帧中根据一定的匹配准则在一定范围内搜索与当前帧的某个块最相近的对应块，前后两个对应块的位移向量就作为该块的运动向量。匹配过程涉及匹配和搜索两个方面。事实上，各个块匹配算法也都是围绕着这两个方面来展开的。基于块匹配的斑点追踪方法计算的是一组像素的运动而非一个像素的运动，方法简单，对噪声不敏感，既能提取简单的运动，也能提取收缩、扭曲等复杂的运动。STI无角度依赖性，重复性好，可多角度评价心肌运动。它能在每个心动周期内逐帧频地追踪心肌组织信号，检测其速度和位置的变化，计算出心肌应变程度。二维应变分析可以不受角度的制约，所以不仅可以评估心肌在长轴方向上的形变，也可以检测

其在短轴方向上的应变能力。Storaa等证明了STI可用于检测局部心肌应变；Amundsen等分别使用STI和超声微测技术测定左心室局部功能，证实了两者的测量结果高度一致，STI技术能准确反映局部心肌收缩功能。

在STI基础上发展起来的速度向量成像（velocity vector imaging，VVI）技术，通过跟踪每帧图像上的特征点获得该点的运动信息。与STI相比，VVI可以检测研究对象侧方向的运动。此外，VVI根据描记点跟踪血管及心脏内膜，自动确定向心运动的中心，不受心脏搏动引发的摆动影响，提高了检测的可重复性。但是VVI技术也存在着对图像质量及帧频要求高等问题。

虽然STI克服了TDI技术的角度依赖性、对噪声敏感等缺点，但是仍存在局限性：一是二维STI对图像质量要求较高，图像质量影响追踪性能，但是在目前条件下，追踪信号还存在相当的噪声；二是应用STI所得扭转角度测值的重复性还有待提高；三是STI仍局限在二维平面的观察，不能对斑点本身的形态改变进行识别，故不能完全跟踪斑点运动的空间位置，其精确性欠佳。心肌真正的运动其实是三维的，因此存在声学斑点运动超出观察平面的情况，影响测量的精确性。目前已有应用三维斑点跟踪进行临床研究的报道，该技术可以弥补二维斑点跟踪技术斑点脱失的缺陷，可以更准确地反映左心室运动。

（三）非刚性图像配准技术

计算机图像处理中的非刚性图像配准技术也被用来对心肌运动进行量化评价。非刚性图像配准技术利用图像变形技术估计图像连续帧间的心肌运动情况。在配准过程中，当前帧（称为参考图像）和下一帧（称为浮动图像）之间通过变形进行匹配。图像配准本身是一个优化问题，其目的是寻找一种空间变换，使当前帧和下一帧图像上的对应点达到空间位置及解剖位置的完全一致。非刚性图像配准算法一般可分为三类。

1.基于特征的非刚性配准算法　该方法需要提取并参数化参考图像和浮动图像之间的对应特征集合，通过对应特征的位移向量场来插值图像的变形场。David Lowe首先提出了具有较高匹配精度和鲁棒性的尺度不变特征变换匹配（scale invariant feature transform，SIFT）算法。Besl和Zhang等基于最近距离原则，通过最小化点集空间变换距离，提出了最近点迭代（iterative closest point，ICP）算法。基于特征的非刚性配准算法通过提取明确的解剖结构，能够保证组织结构的空间对应关系，但是特征提取往往需要人工参与，且配准精度易受特征提取精度的影响。

2.基于灰度的非刚性配准算法　该方法直接利用全部或部分体素的灰度特性，采用统计学方法构造相似性测度，最大化配准后的相似性测度。Broit根据压力和张力理论，将线性弹性模型应用到非刚性配准算法中，提出了基于偏微分方程的弹性配准模型。Christensen根据连续力学理论，提出了黏性流体配准模型，解决了大形变图像的配准问题。Thirion根据热力学理论的分子扩散模型，提出了Demons非刚性配准算法，该算法将浮动图像看作可自由形变的网格，图像中的点分别被标记为外点或内点，其假设的体素扩散选择器Demons位于参考图像上，可将内点推入目标位置，将外点推出目标位置。基于灰度的非刚性配准算法无须人机交互，可实现全自动配准，但是其空间变换不具备微分同胚性，浮动图像在配准后难以和参考图像完全一一对应。

3.基于特征与灰度的混合非刚性配准算法　该方法通过优势互补，克服了前面两种方法的不足。Agostino结合先验知识和体素类别概率，使用互信息（mutual information，MI）和KL散度（Kullback-Leibler divergence，KLD）测度实现配准。Magnotta结合特征信息提出了逆一致弹性配准算法，通过结合人工标记点、神经网络分割的组织结构分类特征和相似性测度，为混合配准算法提供了框架。通过上述表述可以看到，混合非刚性配准算法将成为一项研究热点，会更多地应用于临床和治疗中。最近，Brecht Heyde通过实验比较了斑点追踪和非刚性图像配准的性能，并与声呐微测量法进行对比。结果显示，在加入正则化算子后，弹性成像配准方法对心脏短轴形变的估计结果要明显好于斑点追踪方法，而且在该方向上的偏差和一致性限制也明显小于斑点追踪方法。另外，与传统的配准技术比较，非刚性配准方法对个体差异的敏感度明显较低，而且全局矢量位移场只需计算一次。随着研究的深入，非刚性图像配准算法在医学图像处理和分析方面的作用日益显现，同时也逐渐应用到临床治疗之中。目前，非刚性图像配准算法在准确性、稳定性、精度和性能评价等方面仍然需要进行深入研究。

三、心肌力学的发展趋势

心脏的心肌力学功能是一个极其复杂的三维生理现象，而目前的心肌运动量化评价技术主要集中在二维平面上，不能全面反映心肌的三维运动。单纯依靠TDI或STI等现有技术完整、全面、定量评价心肌运动是不现实的，会导致对研究结果的理解和解释出现混乱，甚至自相矛盾，严重影响了心肌运动评价技术在临床的广泛应用。为了解决这个问题，需要在几个方面展开进一步研究：首先，紧密结合计算机视觉技术、流体力学、弹性力学等，在三维空间研究心肌运动；其次，当前的研究对形变情况下的非刚性二维跟踪缺乏有效研究成果，而且也没有考虑心肌运动和血液运动之间的相互作用。如果要准确定量分析心肌运动状态，必须考虑两者之间的相互影响。最后，超声图像噪声提供了心肌组织信息，但是噪声的存在会影响心肌运动量化评价的准确性，需要进行适度的降噪处理。但是在降噪的同时，也会丢失图像的局部细节。如何在噪声抑制和图像细节保持之间进行折中，是亟待解决的问题。

第二节 心脏流体力学研究进展

心血管系统流体动力学是生物流体动力学研究领域中最重要的研究内容之一，是多门学科相互交叉、渗透发展而形成的一个新型研究领域。其主要涉及生物学、医学、工程力学、医学影像学、生物物理学、生物化学等多门学科知识。由于心血管系统内部流体力学状态在一定程度上反映了心血管系统功能运行情况。因此，心血管系统疾病的临床诊断、治疗与心血管系统流体动力学状态的定量分析评价是密不可分的。但是，由于心血管系统自身具有复杂的生理结构和独特的生理变化特性，从而导致心血管系统内部血流的真实流场具有复杂多变性，因此，目前心血管系统流体动力学定量分析问题仍然没有有效的解决办法，是国内外相关学者研究的重点和热点问题。

心血管系统流体动力学经历了从经典心血管系统流体动力学到现代心血管系统流体动力学的发展历程。经典心血管系统流体动力学最初主要是测量心血管系统内部的血液流量、压力及阻力参数等。计算机科学技术和医学成像技术的不断发展，有效推动了现代心血管系统流体动力学的发展。现代心血管系统流体动力学更注重对心血管系统流场内部流体微团瞬时动力学状态的研究，以及对心血管系统流场内微循环状态的研究。特别是近年来，伴随着计算机科学技术的深入发展，可视化技术、数字化虚拟现实技术在医学上的应用变得越来越广泛，心血管系统流体动力学可视化定量评价技术的发展受到了众多学者的广泛关注。该技术在心血管系统流体动力学状态分析方面的有效应用，使得心血管系统内部流场的变得更直观、更精确，从而使得对心血管功能精确可靠的评价具有更强的直观性和可靠性。

心脏作为心血管系统的核心器官，其流体动力学状态研究也是心血管系统流体动力学状态研究的重心。心脏流体动力学可视化定量评价技术，主要通过计算机数值计算和图像显示的方法，在时间和空间上定量描述流场的数值解，从而达到对物理问题进行研究的目的。但是，与一般的工程计算流体力学分析相比，又存在其自身结构及生理变化的独特性。这些独特性使得心脏流体动力学的可视化评价技术研究变得异常复杂，因此，心脏流体动力学的可视化定量评价技术研究，仍然处于比较初级的发展阶段。就目前发展现状而言，根据心脏血流速度探测原理，可将心脏流体动力学在体可视化技术分为磁共振血流成像技术、粒子成像测速技术、彩色多普勒超声血流成像技术三种类型。

一、基于磁共振成像（MRI）的心脏流体力学

基于MRI的心脏流体动力学可视化定量评价技术就是以MRI图像数据为基础，根据MRI探测的血流速度及流量对心脏流场进行流体动力学分析，并采用图像图形技术对其流场进行可视化描述，如图1-3所示。就该可视化评价技术具体实施过程来讲，可以分为两大类：一类是通过MRI血流流量及血流速度测量得到活体流场数据，通过分析计算直接在MRI血流灰度图像上对流场进行可视化描述，如绘制速度矢量分布图、流场流线等。这类方法的实现过程主要分成以下几部分。第一，利用MRI血流成像技术，获取包含有心脏内部结构、血流速度及流量分布情况的MR图像；第二，对MR图像进行图像分割获取心脏结构的

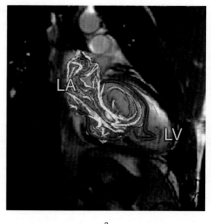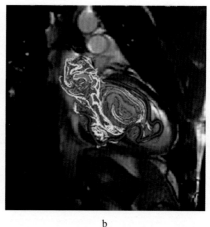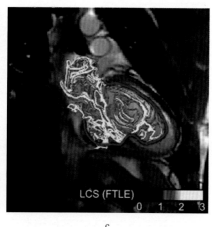

a　　　　　　　　　　　　　　　b　　　　　　　　　　　　　　　c

图1-3　磁共振成像心脏流体涡运动可视化

a.舒张早期左房、左心室流体涡旋运动状态；b.舒张中期左房、左心室流体涡旋运动状态；c.舒张晚期左房、左心室流体涡旋运动状态

引自Töger J，Kanski M，Carlsson M，et al，2012．Vortex ring formation in the left ventricle of the heart：analysis by 4D flow MRI and lagrangian coherent structures．Ann Biomed Eng，40（12）：2652-2662.

几何模型，从而确定心脏流体动力学分析的区域；第三，在分割后得到的血流图像区域产生网格，对网格内的各流体微团进行流体动力学分析；第四，根据计算结果实现对流场的可视化描述。另一类，则是根据一系列MRI图像，对心脏结构进行三维模拟重建，然后在模拟的心脏模型上对心脏流体动力学参数进行计算分析，然后对流场进行可视化描述，这也就是通常所说的心脏计算流体力学分析。这类方法的实现过程与前一类方法的不同主要体现在第三步，它是在对MRI图像分割的基础上对心脏的结构进行数字模拟，得到二维或三维的结构，并在相应的血流流场产生网格，然后进行计算流体力学的分析。

由于MRI成像采用的是断层扫描方式，容易实现心脏三维立体数据的重构，因此，目前基于MRI的心脏流体动力学可视化分析技术很多都是基于三维结构来实现的。由于心脏流场的特殊性，要对其流体动力学进行真实的可视化描述，需要成像探测系统具有很高的时间分辨率和空间分辨率。然而，MRI血流成像的一大缺点就是扫描时间长，时间分辨力不够理想；特别是在进行三维扫描时非常耗时。而且，由于强磁场的原因，MRI对诸如体内有磁金属或起搏器的特殊患者不适用。因此，MRI血流成像技术在心脏流体动力学可视化评价技术的发展过程中受到了一定的限制，相关学者一直在试图寻找其他血流成像方式来实现对心脏流体动力学的可视化评价。

二、基于粒子成像测速的心脏流体力学

基于粒子成像的心脏流体动力学可视化评价技术，实际上就是利用粒子图像测速技术，即通常所说的粒子成像测速（particle image velocimetry，PIV）方法，对心脏流体动力学进行分析，如图1-4所示。PIV技术是一种较新的瞬态、全场速度测量方法，在流体力学及空气动力学研究领域具有极高的学术意义和实用价值。PIV方法的原理就是在流场中加入一定量的示踪粒子，以粒子速度代表其所在流场内相应位置处流体的运动速度，应用强光束照射流场中的一个测试平面，并用成像系统记录下两次或多次曝光的粒子位置，然后采用图像分析技术得到各点粒子的位移，由此位移和曝光的时间间隔便可得到流场中各点的流速矢量，进一步计算出其他运动参量，如压力场、涡量场，根据这些计算结果对流场速度矢量图、流线图、涡度图进行可视化描述。

在心脏流体动力学研究方面，早期PIV技术主要应用于人工心脏模型或人工瓣膜环境下的流场分析。早期的PIV技术主要是指基于电荷耦合器件（charge coupled device，CCD）的数字化粒子成像测速（digital particle image velocimetry，DPIV）。DPIV技术是采用数字方法来记录视频图像，与传统的图形化粒子成像测速（graphic particle image velocimetry，GPIV）技术相比具有许多优点，比如便于计算机分析、可采集单帧单曝光序列图像、没有速度方向的二义性问题等。

PIV技术在进行流场测试过程中，除了向流场散布示踪粒子外，所有测量装置并不介入流场，是一种

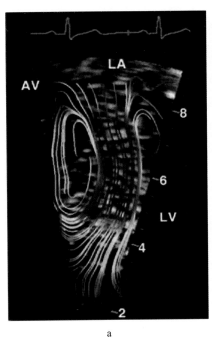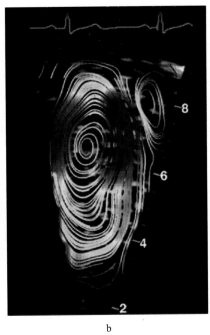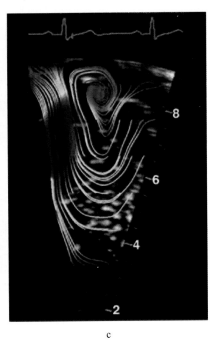

a　　　　　　　　　　　　b　　　　　　　　　　　　c

图1-4　超声心动图粒子成像测速流线图

a.舒张早期左心室流体涡旋运动状态；b.舒张晚期左心室流体涡旋运动状态；c.射血期左心室流体涡旋运动状态

引自Sengupta PP，Pedrizzetti G，Kilner PJ，et al，2012. Emerging trends in CV flow visualization. JACC Cardiovasc Imaging，5（3）：305-316.

无干扰的流场测试技术，而且PIV技术具有较高的测量精度，因此，多年以来，PIV技术一直是心脏流体动力学可视化定量分析研究方面的热门方向之一。但是，从PIV技术的原理可以看出，PIV法测速都是通过测量示踪粒子在已知很短时间间隔内的位移来间接地测量流场的瞬态速度分布，因此，测试过程要求示踪粒子有足够高的流动跟随性，其运动状态才能够真实地反映流场的运动状态。所以，在PIV技术中，对示踪粒子有高质量的要求：①比重要尽可能与实验流体相一致；②有足够小的尺度；③形状要尽可能圆且大小分布尽可能均匀；④有足够高的光散射效率。正是由于PIV技术的测速过程对示踪粒子的完全依赖，在心脏流体力学分析方面，PIV技术主要用于人工心血管系统模型内或人工瓣膜功能试验环境下的流场分析，很少真正应用于在体心脏流场的定量分析。

目前，也有关于PIV技术在体心脏流场应用的报道。例如，2007年美国学者Sengupta等利用超声造影中的超声微泡作为示踪粒子，通过计算超声微泡的运动轨迹，实现了对血液流动速度和方向的分析计算，进而实现了对心血管系统流场的可视化分析。但是，由于超声波发射频率和机械指数设置的影响，超声造影微泡常常出现不同程度的破裂；另外，微泡的类型、浓度，以及声场的不稳定性等因素的影响，使得超声造影微泡环境中的PIV技术的稳定性较差。因此，从心血管系统流体动力学可视化定量评价技术的发展要求来看，要采用PIV技术来实现在体心血管系统流场的临床应用分析，还有待进一步的研究。

三、基于彩色多普勒超声血流成像的心脏流体力学

基于彩色多普勒超声血流成像的心脏流体动力学可视化定量评价技术，是指利用彩色多普勒血流速度信息对心脏流体动力学状态进行计算分析，并用图形图像处理技术对流场进行可视化描述。

利用超声多普勒信息对流体力学状态进行可视化描述是一种新型的流体力学定量分析技术。该类型技术的典型代表就是日本学者Ohtsuki等于2006年提出的血流向量成像（vector flow mapping，VFM）方法。VFM方法的原理是：首先，将心脏三维流场根据声束扫描平面分解成二维平面流场，并将二维平面流场看成是层流与涡流的叠加；其次，将层流速度和涡流速度分别按照沿着声束方向和垂直声束方向进行矢量分解，根据声束方向的速度信息，计算出各速度分量；再次，利用各速度分量计算出流场的速度矢量；最后，用速度矢量场和流线对流场进行可视化描述，如图1-5所示。VFM技术对心脏流场内层流和涡流的

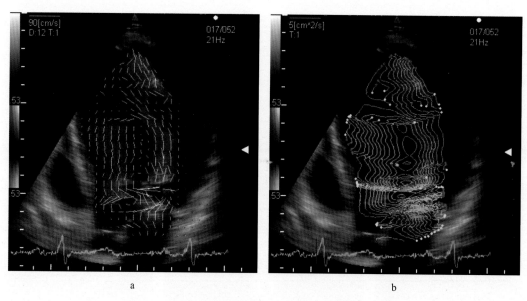

图1-5   基于VFM的扩张型心肌病速度矢量图和流线图
a.左心室速度矢量图；b.左心室流线图

状态进行了直观的描述，同时进行了简单的量化评价，对心脏流场状态的临床观察具有非常重要的指导意义。

VFM方法的出现，为心脏流场超声可视化量化评价的基础研究和临床应用研究提供了新的方向。但是，根据早期VFM的计算原理，心脏流场的分析基础是基于二维平面流假设，且心脏流场的计算分析区域边界需人为勾画，因此，VFM计算分析心脏流场的重复性和稳定性有待提高。2013年Itatani等发展和改良了VFM技术，继续沿用二维平面流的假设，但是在垂直于声束方向的血流分量计算方面，采用了二维斑点追踪技术计算心室壁与流场交界处的速度，再结合流体力学连续方程，从而推导出心脏流场各点垂直声束方向的速度分量，从而实现了心脏流场各点速度矢量的计算。改进后的VFM方法的优点是将心室壁运动对血流的影响因素纳入血流向量的计算，提高了VFM分析血流的敏感性和准确性，如图1-6所示。

与磁共振血流成像、粒子成像测速相比，彩色多普勒血流成像技术具有以下优点：①具有高时间分辨率，可以应用于活体心血管系统流体力学状态的定量分析；②具有高空间分辨率，能同时获取清晰的心血管壁的结构图像和血流图像；③受外界干扰小、无人体伤害。因此，利用彩色多普勒血流信息进行心脏流体力学状态的可视化定量评价技术具有很好的发展基础。但是，从现有的VFM方法的原理可以看出，目前这类技术还主要是针对二维平面流进行的流体力学分析，距离真正的三维流场分析还有一定的距离；而且，对流体状态的定量评价较为简单，还不能对真实流场进行全面深入的定量评价分析。由此可以看出，此类流体力学可视化定量评价技术还具有很大的发展空间。

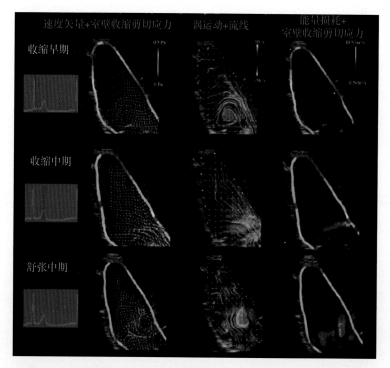

图1-6   改进后的VFM方法对心脏流场和心室壁运动的可视化描述

四、心脏流体力学的发展趋势

由于心脏流场的特殊性，心脏流体力学可视化定量评价技术的研究仍处于初级阶段，主要集中在心脏流场的可视化描述和一些简单的量化评价指标的研究。同时，由于受医学成像技术的影响，当前心脏流场的研究大多都是基于二维平面流动的假设，这与真实的三维心脏流场相比，还存在一定的差异。因此，心脏流体力学的精确可视化和量化评价的基础研究和应用研究还存在较大的发展空间。

根据该领域发展现状可以看出，现有的心脏流体力学可视化量化评价技术各有优势和不足。但是，从临床的实用性角度看，基于超声的心脏流场可视化定量评价技术具有很高的时间分辨率和空间分辨率，而且受外界干扰小，对人体伤害少。因此，这种技术对在体心脏流场分析方面具有很好的发展前景和广泛的适用性。总体说来，该领域尚处于起步阶段，还有许多待解决的问题，具体归纳如下：

（1）由于目前的技术主要是针对二维平面流展开研究的，而真实心脏流场流体运动都是属于三维流场，因此如何利用二维或三维多普勒信息计算分析真实三维流场力学状态是至关重要的。

（2）已有的流场定量分析技术常局限于血流速度、压力等，而实际流场中涡流的力学状态更具有研究价值和应用价值。因此，针对涡流的定量评价技术将是该技术研究的一个重要方向。

（3）当前的研究通常没有考虑心肌力学状态对血液流体力学状态的影响，而从生物流体力学的角度看，要精确定量地分析心血管流场的流体力学状态，必须考虑心肌力学状态与血液流体力学状态之间的相互作用关系及影响。

第三节 心脏流场数值模拟研究进展

计算流体力学（computational fluid dynamics，CFD）在20世纪60年代已形成一门独立的学科分支，进入70年代以来又有了突飞猛进的发展，已成为研究流体运动规律，解决实际问题的三大手段（理论、实验和计算）之一。近年来，随着计算机软硬件技术和图形图像可视化技术的不断快速发展，基于CFD的心脏血流流场数值模拟取得了许多有价值的成果，在心脏功能的研究中扮演着越来越重要的角色。目前，运用计算流体力学实现心脏的流体动力学特性及其流场数值模拟分析已成为心血管研究领域的一个重要研究方向，基于CFD的左心室血流流场数值模拟研究在心脏功能的研究中扮演着越来越重要的角色，将在心脏功能状态的评价及预测、治疗决策、治疗方案优化、手术辅助等方面发挥重要的作用。

近年来，基于CFD的心脏血流流场数值模拟研究取得了一些有价值的成果，但大多基于MRI图像和规定几何结构实现。利用MRI数据来对左心室的形态和运动进行建模，MRI数据的时间分辨率非常低（9～17帧/秒），需要采集多个心动周期的数据进行建模，在相邻两帧之间可能就会遗漏掉很多有用的信息。超声图像则有很高的时间分辨率，临床超声心动图系统通常可以达到100～200帧/秒，而且超声系统发展迅速，在实验环境下甚至可以达到2000帧/秒，可以有效克服这个问题。此外，由于强磁场的原因，MRI对诸如体内有磁金属或起搏器的特殊患者不适用，而且费用相对较高。规定几何结构的心脏流场数值模拟虽然能在一定程度上模拟再现心脏血流的流场变化，但由于忽略了心室壁与血流之间的相互作用，因而基本不具有实际意义。心脏流固耦合中一个重要特征是两相介质的相互作用：可变形心肌柔性固体在血流流体载荷作用下产生变形或运动，变形或运动又反过来影响流体行为，从而改变血流流体载荷的变化分布。当前，基于CFD的心脏流场数值模拟方法大致可以分为三种：规定几何结构法、虚构流固耦合法（fluid structure interaction，FSI）、真实流固耦合法。这三种方法都具有良好的研究价值和临床应用价值，其中真实流固耦合法具有更为广阔的应用前景，但同时也最为复杂。

一、规定几何结构法

规定几何结构法通常利用临床采集的图像进行几何结构建模，以此模型作为规定几何结构构建移动网格，并以心脏内壁为边界，将心脏内壁的移动作为边界条件，同时不考虑心脏的几何结构对血流产生的反馈作用力，最后进行心室流场的数值模拟。

Vierendeels等以二维对称几何结构对左心室舒张期的血流流场进行建模，通过任意拉格朗日欧拉公式求解移动网格实现流场域的模拟。在心脏等容扩张开始后，随即进行模拟计算。在心脏的等容扩张阶段，假定血流流体在心室内部是静止的，并且速度为零，不存在压力差。在这个阶段，所有节点的压力都将根据心室壁模型内的杨氏模量变化进行计算。当心室压力下降到低于心房压力时，二尖瓣膜就会打开，此时心室内压力由心室壁的舒张和血流的流体动力学共同决定。研究中作为边界条件的二尖瓣血流模式及二尖瓣打开时的心房压力都来自集中参数模型的独立计算。模拟结果如图1-7所示，其中第一个早期充盈E峰由心室舒张产生，第二个峰值是心房压缩产生的A峰，从图中可以充分观察到充盈期四个阶段的漩涡形成过程和压力分布。

Saber等基于CFD方法利用MRI数据实现左心室血流的数值模拟，通过采集一个心动周期内的MRI数据建立一个三维时变心脏内膜图像模型，再使用CFD方法模拟左心室的流场。建模过程中使用了CMRTOOLS工具实现纵轴和横轴MRI切面的手工图像描绘处理，血流流体的模拟过程则使用有限体积法进行计算。该模型的模拟结果展示了三维左心室内壁的收缩和舒张过程，并能很好地模拟流场的涡流等主要特征。心室血流流场结果都基本与活体临床试验一致。由于没有考虑瓣膜的影响，其流场速度模拟的准确性有一定局限性，模型的横切面速度矢量分布图如图1-8所示。2003年Saber等又完善了以前的研究内容，改善了纵向和横向切面图像的分割方法，在CFD模型中增加了近端左心房和升主动脉。由于MRI无法提供瓣膜的清晰信息，研究中仅对二尖瓣和主动脉瓣做了近似模拟，无法对瓣膜口的精确位置、瓣膜的具体形态等细节问题做更为准确的建模和模拟，该模型的横切面速度矢量分布图如图1-9所示。

Domenichini等建立了一个三维左心室模型对舒张期的血流流体动力学进行研究。该三维左心室模型

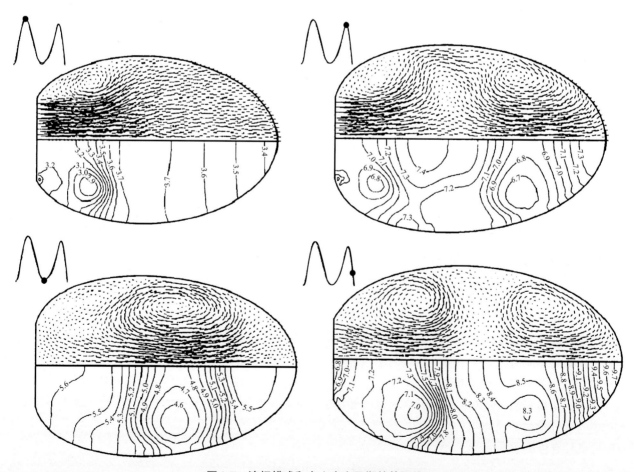

图1-7   流场模式和左心室充盈期的等压线

引自Vierendeels JA，Riemslagh K，Dick E，et al，2000. Computer simulation of intraventricular flow and pressure gradients during diastole. J Biomech Eng, 122（6）: 667-674.

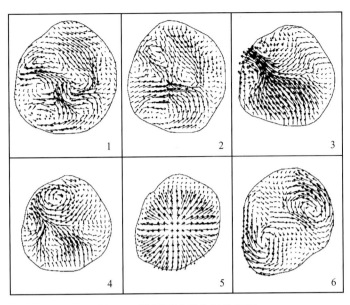

图1-8 横切面速度向量分布图

引自 Saber NR，Gosman AD，Wood NB，et al，2001. Computational flow modeling of the left ventricle based on in vivo MRI data: initial experience. Ann Biomed Eng，29（4）: 275-283.

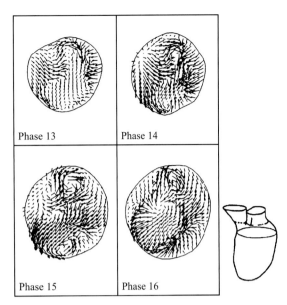

图1-9 横切面速度向量分布图

引自 Saber NR，Wood NB，Gosman AD，et al，2003. Progress towards patient-specific computational flow modeling of the left heart via combination of magnetic resonance imaging with computational fluid dynamics. Ann Biomed Eng，31（1）: 42-52.

是一个长椭圆形，流体动力来源于简化的波形输入血流，其物理和数学模型如图1-10所示。该模型的流动方程采用贴体坐标系，并在方位角方向用傅里叶函数展开，最终方程使用混合有限谱差分技术进行数值化求解。在研究中，为了理解心室扩张期的主要血流变化现象，通过变化控制参数来实现血流动力学的分析。模拟结果显示具有典型涡流结构特征的血流流场在控制参数发生变化时大致保持一致，直到用较低的斯特鲁哈尔数，血流流场才变化为弱湍流的形式。图1-11中展示了在特定常量参数时，三次时间步的 y 平面涡流矢量分布。

Torsten Schenkel 等提出的方法和 Saber 等的方法类似，但其建立了更为准确的瓣膜模型。该方法使用了 Karlsruhe 心脏模型，并按标准的临床MRI图像采集流程采集数据，通过一个二维时变

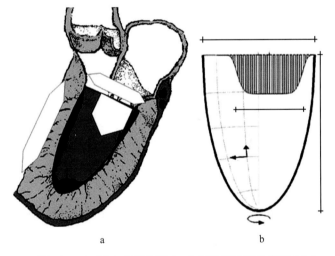

图1-10 三维左心室物理（a）和数学模型轮廓图（b）

引自 Domenichini F，Pedrizzetti G，Baccani B，2005. Three-dimensional filling flow into a model left ventricle. Journal of Fluid Mechanics，539: 179-198.

注入孔口描述心脏瓣膜，同时根据采集的纵轴图像估计瓣膜的位置和大小。模型中通过一个半自动的网格生成器创建计算网格，使用实现了任意拉格朗日欧拉公式求解的纳维-斯托克斯（Navier-Stokes）解算器完成计算过程。由于磁共振扫描的时间分辨率无法满足CFD计算的需要，模型中采用了一个三阶贝赛尔曲线近似方案来实现平滑的边界和网格移动。模拟结果显示在心脏舒张期间，通过二尖瓣的血流形成一个不对称的喷射，导致初始涡环不对称发展。这些流场特征和活体实验结果完全一致，并且还发现它们对注入血流边界条件有极高的敏感性，如图1-12所示。

Simon J.Sonntag 等将计算流体力学模拟研究方法和实验研究方法结合起来量化研究心脏二尖瓣回流的影响。该研究开发了一套模拟左心室的循环流动腔室实验研究系统，系统中采用三个不同的孔口模拟二尖瓣回流的变化，并利用二维多普勒超声和PIV测量记录流场域。同时，采用和实验系统完全相同的几何结

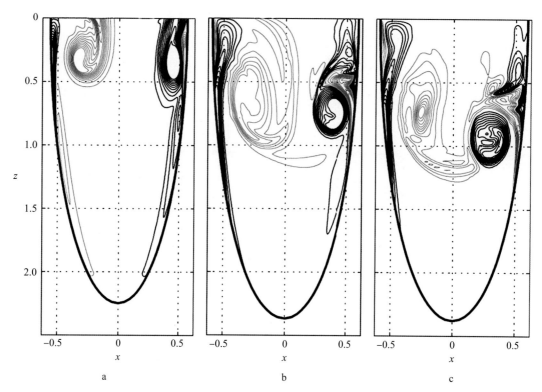

图 1-11　对称平面的 wy 分布图（涡流矢量的 y 分量）

斯特鲁哈尔数＝0.072，斯托克斯数＝144，ε＝0.125（参见图 1-10 出处）

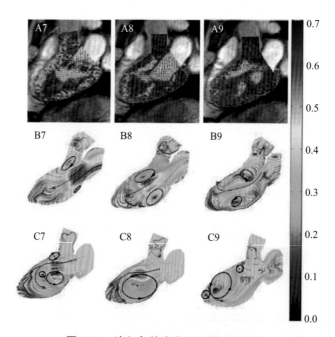

图 1-12　注入条件变化血流模拟比较图

引　自 Schenkel T，Malve M，Reik M，et al，2009. MRI-based CFD analysis of flow in a human left ventricle：methodology and application to a healthy heart. Ann Biomed Eng，37（3）：503-515.

构和边界条件利用 CFD 进行模拟。PIV 实验结果和 CFD 计算模拟结果展现了高度的一致性，模拟的 CDI 也表现出与彩色多普勒图像一样的特性。该研究中，数值模拟方法结果成功验证了实验研究方法的结果，并展示了实验方法和计算模拟方法相结合带来的灵活性。研究中使用的 CFD 模型如图 1-13 所示，基于圆孔和矩形孔的时均 PIV 与 CFD 模拟结果的比较如图 1-14 所示。

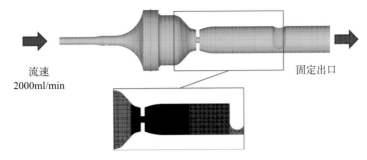

图1-13　CFD的CAD模型、边界条件和使用网格

引自Sonntag SJ，Li W，Becker M，et al，2014. Combined computational and experimental approach to improve the assessment of mitral regurgitation by echocardiography. Ann Biomed Eng，42（5）：971-985.

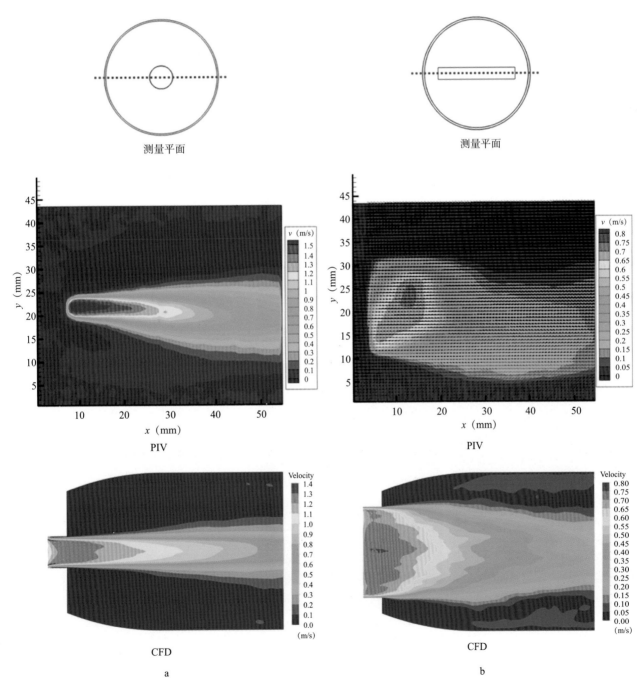

图1-14　基于圆孔（a）和矩形孔（b）的时均PIV与CFD模拟结果的比较（参见图1-13出处）

二、虚构流固耦合法

虚构流固耦合法是一种模拟心脏血流流场的宏观近似方法，利用浸入边界法适用于模拟形状复杂的弹性结构边界的特点，用浸入边界法将心脏结构简化为一个弹性纤维体，并利用插值狄拉克函数来描述血流和心肌组织之间的相互作用。

浸入边界模拟方法不仅能计算流体的运动，还能同时计算沉浸在流体之中又和流体发生相互作用的弹性边界的运动。在浸入边界法中，血流被看作牛顿液体，并通过欧拉速度表示，压力分布在一个规则的三维计算格子中，血液动力则通过Navier-Stokes方程计算。在模拟计算过程中，不断地进行求解计算并替换由外力导致变形的弹性边界。弹性结构所描述的边界在计算网格空间中能连续自由移动，可以通过狄拉克函数计算这个过程，同时这种移动变形产生的力量会透过弹性边界传递给周边的相邻计算格子，这就表现为流体在外界动力的作用下运动，此时再次应用数值化狄拉克函数计算新的计算格子速度，然后通过计算格子的移动速度来确定新的移动边界，最后将边界移动到新的位置。随着这些计算过程的迭代执行，新的网格边界位置随每个时间步长不断重新定位，流体则表现为不断的运动。

McQueen DM等提出仅要求提供血流流体的物理属性、边界的弹性属性和边界的初始几何结构。在已经建立的模型基础上，采用图形库（graphics library，GL）开发了一个可视化的自定义展示系统并在SGI（silicon graphics）工作站上运行，用以显示模拟计算效果，如图1-15所示。在这个系统中，通过计算流体标记的运动来表示心脏内的血流运动，同时系统的控制管理非常灵活，可以自由控制计算过程，比如打开或关闭心脏模型中的任意一组纤维，并能随意改变观察的视角和放大兴趣区域。

雷诺数是表征方程中迁移惯性项与粘性项比值大小的量。不同范围雷诺数含有完全不同的两种流动——层流和湍流。Lemmon等开发了一个薄壁心室计算模型结合生理雷诺数模拟血流和心肌组织交互过程，该模型能有效减少使用的计算资源，使模拟心室运动的数值计算可以脱离超级计算机在普通用户工作站上运行。为了反映流体动力以及组织病理生理学上的变化，模拟过程中心肌组织和血流的相互作用使用浸入边界法计算，并通过压力耦合方程的半隐式方法来求解流体质量和动量守恒方程。在该模型中，并没有包含一个实际的二尖瓣膜来模拟控制孔口的开闭，而是在二尖瓣膜的孔口位置直接假设一个阀门进行

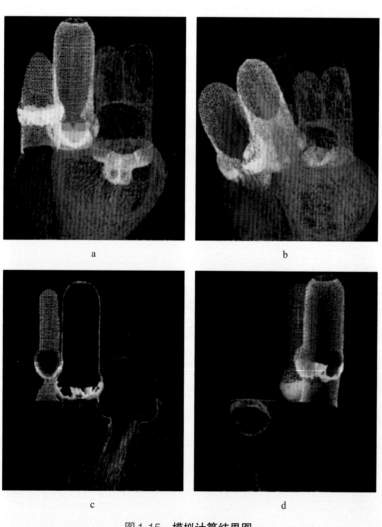

图1-15　模拟计算结果图

a.早期心室充盈阶段；b.心室射血阶段；c.通过二尖瓣膜的涡流运动；d.右心室大涡流

引自McQueen DM，Peskin CS，2000. A three-dimensional computer model of the human heart for studying cardiac fluid dynamics. ACM SIGGRAPH Computer Graphics，34（1）：56-60.

模拟。该研究将计算模拟结果和临床数据进行了比较，结果显示出二尖瓣流线、心室流场和心房流场均与临床数据一致，心房流场的变化也和相关理论一致。此外，模型对心房和心室内压力场的跟踪也显示出了和活体测量一样的结果。由此，可以看出该模型能检查出由于心脏病变引起的舒张功能的变化。

Lemmon等针对心脏舒张功能已减弱的病例建模，研究中所应用的三个舒张期功能障碍的研究病例和临床观察的舒张期流场变化一致。研究结果表明，心脏舒张延迟会减少心脏早期的充盈量，如果心室的僵硬程度不断加强，充盈量就会持续减少。同时，在心房收缩期增强心房压缩力度会导致更高的后期充盈速度和心房压力。该研究结果显示心脏功能障碍状态可以通过改变心肌纤维静止状态的长度和僵硬度的关联关系来建模，大大增强了未来对心脏疾病建模的信心。

由于血流和心肌组织的物质差异太大，瓣膜的数据信息又难以采集，生理条件下瓣膜运动的数值分析难度很大，因此在心脏数值建模中，主动脉瓣膜位置的流固耦合常常都被忽略。2003年Hart等研究了心脏收缩过程中主动脉瓣膜位置的流固耦合效应。拉格朗日乘子虚拟域方法作为一种数值模拟方法常被用以描述计算流体领域的大瓣膜运动。研究中将该方法应用于一个主动脉瓣膜支架的三维有限元模型，然后为模型提供瓣膜及流经血流的机械行为数据。模拟计算结果显示，在心脏收缩期间，置入支架的瓣膜按流体运动方式随血流移动。

2007年Tai等提出了浸入对象法实现包含流固耦合的三维非定常流模拟，该方法联合应用了一个自由矩阵隐式双时间步长和有限体积法的并行非结构多网格Navier-Stokes解算器，使用流固耦合方法来详细研究三维非定常流的流动变化，并基于此研究人工心脏瓣膜的打开过程。其浸入对象方法在动量守恒方程的人工压缩子循环过程中引入了一个表示人体动力能量的F来获取速度分布。在流场域中浸入了对象网格来定义对象的边界，背景位置与重叠网格的通信处理过程如图1-16所示。该方法的优点是几乎任意形状都可以加入模型而无须重构网格，重构网格将消耗大量的时间和计算资源。这样就能在生理条件下，利用人工心脏瓣膜完成复杂详细的非定常血流和血流瓣膜流固耦合的三维模拟。实验结果已证实这种并行隐式非结构多网格方法在计算三维非定常流的过程中具有高效性和精确性的特点。

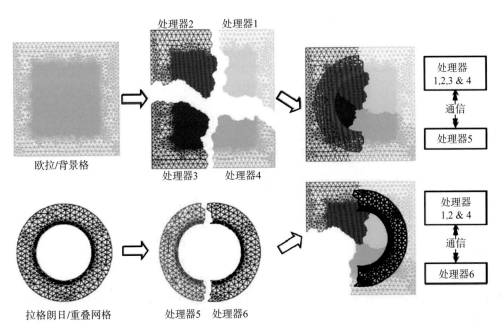

图1-16　网格分区以及背景与重叠网格之间的通信

引自Tai CH，Liew KM，Zhao Y，2007. Numerical simulation of 3D fluid-structure interaction flow using an immersed object method with overlapping grids. Computers & Structures，85（11）：749-762.

三、真实流固耦合法

真实流固耦合法分别利用有限元方法和计算流体力学方法对心脏系统的组织结构和血流进行建模，再通过流固耦合算法描述组织结构和血流之间的相互作用。一个成功的真实流固耦合心脏血流模拟方法最少需要合理地解决以下三个方面的问题。首先，表示心脏几何结构的解算机必须能描述非线性、各向异性和不均匀的心脏壁组织结构特征。其次，CFD代码必须能处理流场域的大变形，并且同时更新相应的计算网格。最后，流固耦合算法必须能确保固体结构和血流的正确耦合。因此，真实流固耦合法描述方法最为复杂，需要集成心肌力学、非线性有限元、计算流体力学、计算网格动力学、流固耦合算法来实现心脏流场的模拟。当前，有关这些方法的研究已经取得重要的进展，Fung等、Lin等提出了心脏壁肌肉结构的本构方程；Hunter等、Smith等提出了分析心室力学的有限元模型；Navier-Stokes方程的任意拉格朗日欧拉公式已经成功在计算流体力学移动网格和FSI中得到了应用；Zhang Hou等提出了同步交互的流固耦合算法。

Hunter等结合心室解剖、心肌组织的几何结构和材料属性，细胞膜离子通道、钙调控和心肌细胞的肌丝力学来解释心脏的集成功能，建立了分析心室力学的有限元模型。他们在模型中专门设计了计算框架来建立心脏细胞、组织的结构和功能与心脏整体集成功能运转之间的复杂联系。然而，如果希望该模型能够洞察理解更多的心脏疾病过程，则还需要其中包含更多的生理功能，如代谢和信号转导通路。

Watanabe等将亚细胞分子和心脏器官生理水平关联起来开发了一个基于有限元的三维模拟程序。该模拟程序结合了兴奋收缩偶联及其应用的细胞学机制，模拟包含人类左心室收缩功能的流固耦合。该模型在细胞元模型中采用了描述横桥动力学的神经元模型和四态模型，用有限元网格对心腔内的心室墙和血流进行建模，应用任意拉格朗日欧拉公式求解自动网格的更新，并采用了强耦合策略。模型中还使用电子模拟肺循环，左心房作为前负荷，弹性腔模型作为后负荷，模拟心室充盈的动力和喷射过程，如图1-17所示。他们成功模拟再现的早期快速充盈和心房压缩的双相填充流过程近似于临床的观测结果。因此，该模拟器中的流固耦合模型能分析出充盈流的波传播速度，同时对于在宏观层面上建立分子异常和临床疾病之间的联系是一个有力的分析工具。

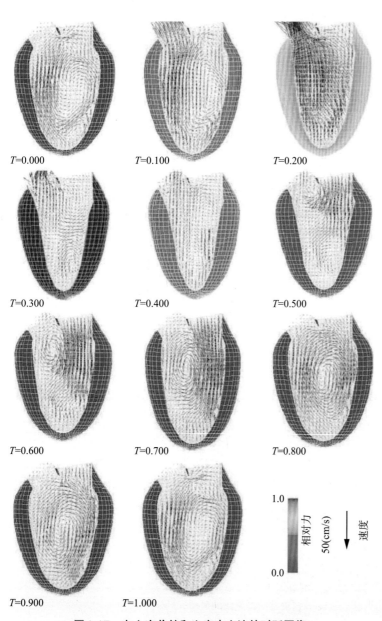

图1-17　左心室收缩和心室内血流的时延图像

引自Watanabe H, Sugiura S, Kafuku H, et al, 2004. Multiphysics simulation of left ventricular filling dynamics using fluid-structure interaction finite element method. Biophys J, 87（3）: 2074-2085.

程永光等为了验证在左心室充盈过程中基于流固耦合架构的商业软件的可行性，研究了心脏充盈阶段的流固耦合模拟过程，显示出其在心脏功能研究和临床应用领域的巨大前景。他们使用了任意拉格朗日欧拉公式求解的商业软件ADINA来模拟左心室的流场，具体解决方案是采用Navier-Stokes方程的任意拉格朗日欧拉公式求解流体问题，采用有限元模型对心肌组织进行建模求解，并在每个时间步长同时求解耦合方程。对于人类心脏的左心室充盈流，采用基于规定时变杨氏模量的三维椭圆薄壁模型几何结构来进行模拟，如图1-18所示。虽然充盈过程中结构变形很大，但耦合能平稳收敛。

程永光等详细分析了心室模型的压力容积关系、压力的空间时间分布、瞬态速度向量和涡流模式，并且认为分析结果和实际测量数据从定性和定量角度都一致。在图1-18中，可以观察到不同时间步长下的速度模式。在快速充盈阶段，会产生一个强力喷射将血流从二尖瓣喷射到心室腔内。在这个强力喷射的驱动下，在二尖瓣口下方的区域会形成一个环流。随着快速充盈的继续，这个涡环平稳地向心室中部移动。作为一个附加结果，

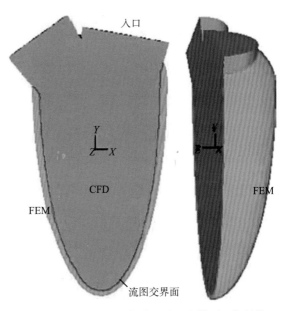

图 1-18　用于流固耦合模拟的心室模型几何结构

绿色表示心室薄壁；橙色表示流场；入口：二尖瓣口
引自 Cheng Y, Oertel H, Schenkel T, 2005. Fluid-structure coupled CFD simulation of the left ventricular flow during filling phase. Ann Biomed Eng, 33（5）：567-576.

在减速期会在主动脉流出口处形成一个小的涡环。随后，在心脏舒张后期，涡环会到达膨胀的心室中部，同时涡环的前端向后移动，而后端仍然向前移动。同时，逐渐减弱的涡流开始扩大并移出通道，进而在心室舒张后期被输入流摧毁。充盈阶段几个典型时刻的速度向量如图1-19所示。

研究者对该模型的模拟过程做了许多简化假设，如薄壁心室几何结构、各向异性和同质材料，忽略二尖瓣及统一输入流速度都明显限制了模型的实际临床应用。但是，研究工作验证了该框架结构的变形耦合能力，为未来建立真实心脏充盈过程的模型提供了有力的参考。

Sebastian等建立了一种心脏血流流场模拟的三维代码耦合方法。在该方法中，他们首次用心肌复合模型替换了原来规定几何运动的Karlsruhe心脏模型，并且分别利用有限体积法和有限元方法实现任意拉格朗日欧拉公式和固体力学有限元弹性方程的离散化，同时通过数据交换迭代策略保证底层基础控制方程的接口平稳。该模型使用的代码耦合框架中，应用Abaqus 6.7-1（www.simulia.com）作为FEM的解算器以及Fluent 6.3.26（www.fluent.com）作为FVM的解算器，接口交互通信使用由弗劳恩霍夫研究所（www.scai.fraunhofer.de）开发的网格并行代码耦合接口MpCCI 3.0.5（www.mpcci.de）实现，最后通过迭代计算完成心脏流场的模拟。图1-20是该研究展示的模拟不同时间段心室内流场图。

综上所述，基于CFD的左心室流场数值模拟研究工作已经取得了巨大的进步，但仍然存在许多问题。

首先，基于采集图像的建模方法大多使用MRI数据来对左心室的形态和运动进行建模，MRI检测费用较高，而且通常临床常规检查获取的MRI数据时间分辨率非常低（9～17帧/秒）。超声心动图有更高的时间分辨率，在扇形B模式条件下，临床超声心动图系统通常可以达到100～200帧/秒，在实验环境下甚至可以达到2000帧/秒，可以有效解决这个问题。其次，由于强磁场的原因，MRI对诸如体内有磁金属或起搏器的特殊患者不适用。因此，需要进一步研究基于超声心动图的左心室建模方法。最后，是如何通过实验数据实现三维几何结构的自动生成。通常，采集的图像数据是二维切面图，通过在这些图像上插值来实现三维几何结构的重建。当前，这个过程大多在计算机辅助设计软件上手工完成或半自动生成，这将消耗大量的时间。建立自动化分析方法可以节省时间及排除或最小化人机交互过程产生的主观性。最后，需要在通过成像数据重构三维几何结构的过程中量化复杂的变化过程，如心动周期内心室的运动变化、成像过程中主体的运动，以及成像体位位置的不确定，从而支持临床决策。

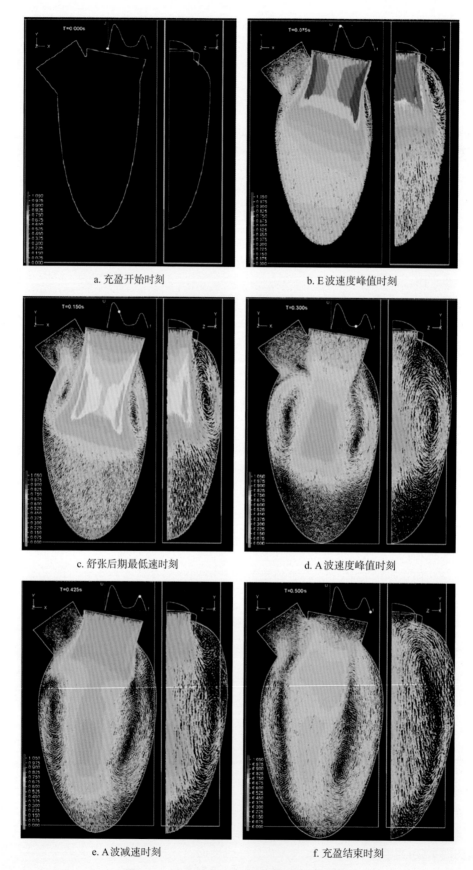

a. 充盈开始时刻　　　　　　　　b. E波速度峰值时刻

c. 舒张后期最低速时刻　　　　　　d. A波速度峰值时刻

e. A波减速时刻　　　　　　　　f. 充盈结束时刻

图1-19　充盈阶段几个典型时刻的速度向量

引自Cheng Y，Oertel H，Schenkel T，2005. Fluid-structure coupled CFD simulation of the left ventricular flow during filling phase. Annals of biomedical engineering，33（5）：567-576.

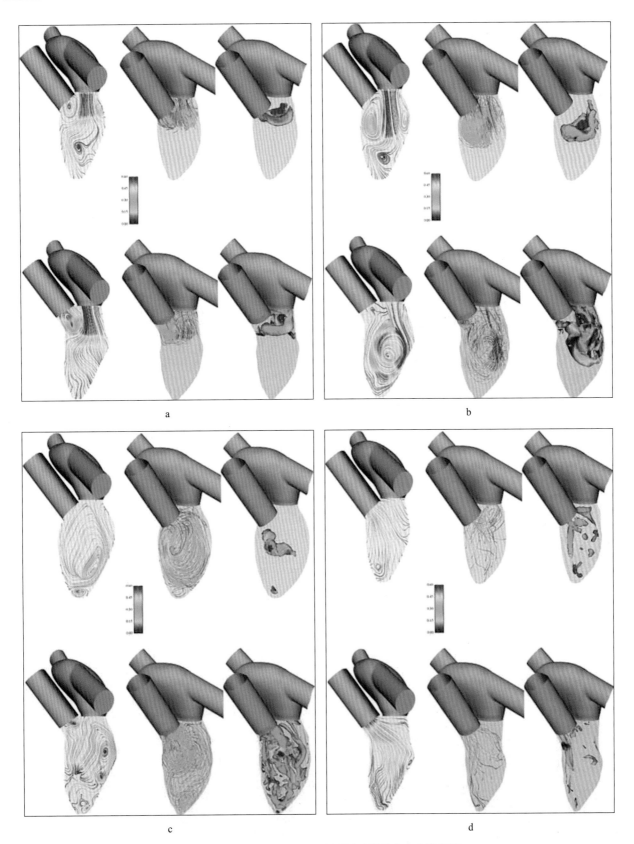

图 1-20　KaHMo FSI/MRT 中不同时间段心室内流场图

a.充盈早期；b.充盈后期；c.心房收缩；d.中期喷射

引自 Krittian S，Janoske U，Oertel H，et al，2010．Partitioned fluid-solid coupling for cardiovascular blood flow：left-ventricular fluid mechanics．Ann Biomed Eng，38（4）：1426-1441．

四、心脏计算力学数值模拟研究存在的问题及发展趋势

综上所述，近年来心脏流场数值模拟研究工作已经取得了巨大的进步，但仍然存在许多问题。首先，基于采集图像的建模方法通常都使用磁共振成像数据来对左心室的形态和运动进行建模，但磁共振成像数据的时间分辨率是非常低的（9～17帧/秒）。超声心动图有更高的时间分辨率，在扇形B模式条件下，临床超声心动图系统通常可达到100～200帧/秒，而且超声系统发展迅速，现在在实验环境下甚至可达到2000帧/秒，可有效解决这个问题。其次，由于强磁场的原因，磁共振成像对诸如体内有磁金属或起搏器的特殊患者不适用，而且费用相对较高。因此，需要进一步研究基于超声心动图的左心室建模方法。最后，是如何通过实验数据实现三维几何结构的自动生成。通常，采集的图像数据是二维切面图，通过在这些图像上插值来实现三维几何结构的重建。当前，这个过程大多在计算机辅助设计软件上手工完成或半自动生成，这将消耗大量的时间。自动化过程可节省时间及排除或最小化用户交互过程产生的主观性。最后，需要在通过成像数据重构三维几何结构的过程中量化复杂的变化过程，如心动周期内心室的运动变化、成像过程中主体的运动，以及成像体位位置的不确定，从而支持临床决策。

总之，左心室数值模拟未来的研究发展方向将集中在以下几个方面：

（1）临床图像数据时间分辨率的提高。当前，磁共振扫描图像的空间分辨率较高，但时间分辨率非常低，需要采集多个心动周期的图像才能实现左心室数值模拟建模，在此过程中容易遗漏一些细节信息。未来可以继续通过提高磁共振成像设备的扫描速度来提高图像的时间分辨率，但短期内还难以实现。此外，可以结合计算机图形图像技术，充分利用超声心动图高时间分辨率的优点实现对左心室的数值模拟建模。

（2）左心室流场流固耦合新方法的研究。虽然已有许多左心室流场数值模拟研究充分考虑了流固耦合因素，并对此做了深入研究，做出了较好的模拟结果，但这些研究在计算效率和模拟准确度上都需要进一步提升。因此，建立一套在心肌力学上简化但在血流流场上模拟效果较好的、计算效率高的左心室流固耦合计算模式非常重要。

（3）左心室二尖瓣膜的精确模拟。由于现有的成像设备和图像技术通常难以准确提取二尖瓣膜的位置和移动数据信息，现在的研究大多通过数据假设来完成二尖瓣膜的数值模拟。随着科技的进一步发展以及通过对各种成像设备图像信息的研究，结合图像处理技术提取真实的二尖瓣膜数据信息，可以实现更为准确的左心室流场模拟。

（4）心脏扭曲运动的模拟。心脏的扭曲运动是导致升主动脉内旋动流的主要原因，也是影响左心室内部血流流场变化的重要因素，但目前的数值模拟研究基本都还未考虑到这一因素对流场变化的影响。

（5）三维心室几何模型的自动生成。计算图像分割技术已经日趋成熟，可以研究适合超声图像的图像分割算法，自动分割一个心动周期内的超声图像，实现自动构造三维心室几何模型。

（6）量化三维心室几何模型重建过程中复杂变化所产生的影响。三维几何模型重建过程中会产生各种复杂的细微变化，这些变化会造成心室内模拟流场的变化，并最终影响模拟流场的准确性。这些复杂的细微变化可以通过反复实验来确定，并建立模型量化其影响，通过建立参数调整模型来最小化这些变化产生的影响。

（7）三维心脏流场数值模拟模型中临床患者数据的注入配置方案。支持临床应用是三维心脏流场数值模拟的主要目的，便捷高效地注入配置临床患者数据，准确再现一个心动周期内患者的三维心脏流场变化过程，以满足临床诊断和治疗的需要。

（谢盛华　蒋体钢　甘建红　高建彬　阿都建华　尹立雪）

参 考 文 献

阿都建华，尹立雪，谢盛华，2015. 心脏流场数值模拟研究现状与趋势. 中华医学超声杂志（电子版），（12）：911-914.

阿都建华，尹立雪，谢盛华，2016. 基于CFD的左心室流场数值模拟研究现状与趋势. 中国生物医学工程学报，35（5）：
　587-597.

甘建红，尹立雪，谢盛华，等，2014. 基于医学图像分析的心脏流体力学研究现状及趋势［J］. 生物医学工程学杂志，
　（3）：698-702.

高建彬，2012. 盲源分离算法及相关理论研究.成都：电子科技大学.

高建彬，尹立雪，2014. 心肌力量化评价技术现状及研究进展. 西部医学，26（4）：404-408.

刘有军，刁越，高松，2004. 血流动力学与动脉粥样硬化（一）. 北京生物医学工程，23（4）：293-295.

隋成龙，2013. 左心室舒张早期功能模型评价方法研究. 成都：西南交通大学.

谢盛华，尹立雪，2010. 心血管系统流体动力学可视化定量评价技术研究进展. 中华医学超声杂志（电子版），7（2）：
　36-39.

尹立雪，2009. 心腔内血液流场及流体力学状态的可视化观察及量化评价. 中华医学超声杂志（电子版），6（3）：3-5.

Abe H，Masuda K，Asanuma T，et al，2014. Quantitative characteristics of left ventricular vortex flow in the short and
　long axis views by high frame rate echocardiographic particle image velocimetry. Circulation，130（Suppl 2）：A13873-
　A13873.

Agati L，Cimino S，Tonti G，et al，2014. Quantitative analysis of intraventricular blood flow dynamics by echocardiographic
　particle image velocimetry in patients with acute myocardial infarction at different stages of left ventricular dysfunction. Eur
　Heart J Cardiovasc Imaging，15（11）：1203-1212.

Altnji HE，Bou-Saïd B，Walter-Le Berre H，2015. Morphological and stent design risk factors to prevent migration phenomena
　for a thoracic aneurysm：A numerical analysis. Med Eng Phys，37（1）：23-33.

Antiga L，Piccinelli M，Botti L，et al，2008. An image-based modeling framework for patient-specific computational
　hemodynamics. Med Biol Eng Comput，46（11）：1097-1112.

Baccani B，Domenichini F，Pedrizzetti G，2002. Vortex dynamics in a model left ventricle during filling. Eur J MechB Fluids，
　21（5）：527-543.

Baccani B，Domenichini F，Pedrizzetti G，2003. Model and influence of mitral valve opening during the left ventricular filling.
　Biomech，36（3）：355-361.

Baccani B，Domenichini F，Pedrizzetti G，et al，2002. Fluid dynamics of the left ventricular filling in dilated cardiomyopathy.
　J Biomech，35（5）：665-671.

Balducci A，Grigioni M，Querzoli G，et al，2004. Investigation of the flow field downstream of an artificial heart valve by
　means of PIV and PTV. Exp Fluids，36（1）：204-213.

Biswas M，Sudhakar S，Nanda NC，et al，2013. Two- and three-dimensional speckle tracking echocardiography：clinical
　applications and future directions. Echocardiography，30（1）：88-105.

Bolger AF，Heiberg E，Karlsson M，et al，2007. Transit of blood flow through the human left ventricle mapped by
　cardiovascular magnetic resonance. J Cardiovasc Magn Reson，9（5）：741-747.

Carlhäll CJ，Bolger A，2010. Passing strange：flow in the failing ventricle. Circ Heart Fail，3（2）：326-331.

Caselles V，Haro G，Sapiro G，et al，2008. On geometric variational models for inpainting surface holes. Computer Vision and
　Image Understanding，111（3）：351-373.

Chahboune B，Crolet JM，1998. Numerical simulation of the blood-wall interaction in the human left ventricle. The European
　Physical Journal Applied Physics，2（3）：291-297.

Cheng Y，Oertel H，Schenkel T，2005. Fluid-structure coupled CFD simulation of the left ventricular flow during filling phase.
　Ann Biomed Eng，33（5）：567-576.

de Azevedo BA，Azevedo LFA，Nunes R，et al，2015. In vivo blood velocity measurements with particle image velocimetry
　in echocardiography using spontaneous contrast. Journal of the Brazilian Society of Mechanical Sciences and Engineering，
　37（2）：559-569.

De Hart J，Peters GW，Schreurs PJ，et al，2003. A three-dimensional computational analysis of fluid-structure interaction in the
　aortic valve. J Biomech，36（1）：103-112.

Domenichini F，Pedrizzetti G，Baccani B，2005. Three-dimensional filling flow into a model left ventricle. Journal of Fluid
　Mechanics，539：179-198.

Ebbers T，Wigstrom L，Bolger AF，et al，2002. Noninvasive measurement of time-varying three-dimensional relative pressure
　fields within the human heart. J Biomech Eng，124（3）：288-293.

Faludi R，Szulik M，D′Hooge J，et al，2010. Left ventricular flow patterns in healthy subjects and patients with prosthetic
　mitral valves：an in vivo study using echocardiographic particle image velocimetry. J Thorac Cardiovasc Surg，139（6）：
　1501-1510.

Foster GE, Deng ZX, Boulet LM, et al, 2016. Changes in left ventricular function and coronary blood flow velocity during isocapnic hypoxia: A cardiac magnetic resonance imaging study. Journal of Cardiovascular Magnetic Resonance, 18 (Suppl 1): 126.

Fung YC, 2013. Biomechanics: circulation. 2nd ed. New York: Springer Science & Business Media.

Helle-Valle T, Crosby J, Edvardsen T, et al, 2005. New nonivasive method for asseeeement of left ventricular rotation: speckle tracking echocardiography. Circulation, 112 (20): 3149-3156.

Heyde B, Jasaityte, Barbosa D, et al, 2013. Elastic image registration versus speckle tracking for 2-D myocardial motion estimation: a direct comparison in-vivo. IEEE Trans Med Imaging, 32 (2): 449-459.

Hong GR, Pedrizzetti G, Tonti G, et al, 2008. Characterization and quantification of vortex flow in the human left ventricle by contrast echocardiography using vector particle image velocimetry. JACC: Cardiovasc Imaging, 1 (6): 705-717.

Hunter PJ, Pullan AJ, Smaill BH, 2003. Modeling total heart function. Annual Review of Biomedical Engineering, 5 (1): 147-177.

Jia C, Olafsson R, Huang SW, et al, 2010. Comparison of 2-D speckle tracking and tissue Doppler imaging in an isolated rabbit heart model. IEEE Trans Ultrason Ferroelectr Freq Control, 57 (11): 2491-2502.

Kilner PJ, Yang GZ, Wilkes AJ, et al, 2000. Asymmetric redirection of flow through the heart [J]. Nature, 404 (6779): 759-761.

Kim HB, Hertzberg J, Lanning C, et al, 2004. Noninvasive measurement of steady and pulsating velocity profiles and shear rates in arteries using echo PIV: in vitro validation studies. Ann Biomed Eng, 32 (8): 1067-1076.

Kim HB, Hertzberg JR, Shandas R, 2004. Development and validation of echo PIV [J]. Experiments in Fluids, 36 (3): 455-462.

Krittian S, Janoske U, Oertel H, et al, 2010. Partitioned fluid-solid coupling for cardiovascular blood flow: left-ventri cular fluid mechanics. Ann Biomed Eng, 38 (4): 1426-1441.

Le TB, Sotiropoulos F, 2012. On the three-dimensional vortical structure of early diastolic flow in a patient-specific left ventricle. Eur J Mech B/Fluids, 35: 20-24.

Lemmon JD, Yoganathan AP, 2000. Computational modeling of left heart diastolic function: examination of ventricular dysfunction. J Biomech Eng, 122 (4): 297-303.

Lemmon JD, Yoganathan AP, 2000. Three-dimensional computational model of left heart diastolic function with fluid-structure interaction. J Biomech Eng, 122 (2): 109-117.

Lima JA, Desai MY, 2004. Cardiovascular magnetic resonance imaging: current and emerging applications. J Am Coll Cardiol, 44 (6): 1164-1171.

Lin DH, Yin FC, 1998. A multiaxial constitutive law for mammalian left ventricular myocardium in steady-state barium contracture or tetanus. J Biomech Eng, 120 (4): 504-517.

Liu L, Zheng H, Williams L, et al, 2008. Development of a custom-designed echo particle image velocimetry system for multi-component hemodynamic measurements: system characterization and initial experimental results. Phys Med Biol, 53 (5): 1397-1412.

Long Q, Merrifield R, Xu XY, et al, 2008. Subject-specific computational simulation of left ventricular flow based on magnetic resonance imaging. Proc Inst Mech Eng H, 222 (4): 475-485.

Long Q, Merrifield R, Yang GZ, et al, 2003. The influence of inflow boundary conditions on intra left ventricle flow predictions. J Biomech Eng, 125 (6): 922-927.

Mackay J, Mensah GA, Mcndis S, et al, 2004. The atlas of heart disease and stroke. Geneva: World Health Organization.

Manning KB, Kini V, Fontaine AA, et al, 2015. Regurgitant flow field characteristics of the St. Jude bileaflet mechanical heart valve under physiological pulsatile flow using particle image velocimetry. Artif Organs, 27 (9): 840-846.

McQueen D, Peskin C, 1997. Shared-memory parallel vector implementation of the immersed boundary method for the computation of blood flow in the beating mammalian heart. The Journal of Supercomputing, 11 (3): 213-236.

McQueen DM, Peskin CS, 2000. A three-dimensional computer model of the human heart for studying cardiac fluid dynamics. ACM SIGGRAPH Computer Graphics, 34 (1): 56-60.

Nakamura M, Wada S, Mikami T, et al, 2002. A computational fluid mechanical study on the effects of opening and closing of the mitral orifice on a transmitral flow velocity profile and an early diastolic intraventricular flow. JSME International Journal Series C Mechanical Systems, Machine Elements and Manufacturing, 45 (4): 913-922.

Nakamura M, Wada S, Mikami T, et al, 2003. Computational study on the evolution of an intraventricular vortical flow during early diastole for the interpretation of color M-mode Doppler echocardiograms. Biomech Model Mechanobiol, 2 (2): 59-72.

Nash MP，Hunter PJ，2000．Computational mechanics of the heart．From tissue structure to ventricular function．Journal of Elasticity，61（1）：113-141．

Nesser HJ，Mor-Avi V，Gorissen W，et al，2009．Quantification of left ventricular volumes using three-dimensional echocardiographic speckle tracking：comparison with MRI．European Heart Journal，30（13）：1565-1573．

Ohtsuki S，Tanaka M，2006．The flow velocity distribution from the Doppler information on a plane in three-dimensional flow．Jouvnal of Visualization，9（1）69-82．

Pedrizzetti G，Domenichini F，2005．Nature optimizes the swirling flow in the human left ventricle．Phys Rev Lett，95（10）：108-101．

Piro V，Piro N，Piro O，2012．Characterization of intraventricular blood flow using a microbubble-contrast tracking echo-PIV technique．J Am Coll of Cardiol，59（13s1）：E1139-E1139．

Richter Y，Edelman ER，2006．Cardiology is flow．Circulation，113（23）：2679-2682．

Saber NR，Gosman AD，Wood NB，et al，2001．Computational flow modeling of the left ventricle based on in vivo MRI data：initial experience．Ann Biomed Eng，29（4）：275-283．

Saber NR，Wood NB，Gosman AD，et al，2003．Progress towards patient-specific computational flow modeling of the left heart via combination of magnetic resonance imaging with computational fluid dynamics．Ann Biomed Eng，31（1）：42-52．

Schenkel T，Malve M，Michael R．et al，2009．MRI-based CFD analysis of flow in a human left ventricle：methodology and application to a healthy heart．Ann Biomed Eng，37（3）：503-515．

Schoephoerster RT，Silva CL，Ray G，1994．Evaluation of left ventricular function based on simulated systolic flow dynamics computed from regional wall motion．J Biomech，27（2）：125-136．

Sengupta PP，Burke R，Khandheria BK，et al，2008．Following the flow in chambers．Heart Fail Clin，4（3）：325-332．

Sengupta PP，Khandheria BK，Korinek J，et al，2007．Left ventricular isovolumic flow sequence during sinus and paced rhythms：new insights from use of high-resolution Doppler and ultrasonic digital particle imaging velocimetry．J Am Coll Cardiol，49（8）：899-908．

Sengupta PP，Pedrizzetti G，Kilner PJ，et al，2012．Emerging trends in CV flow visualization．JACC Cardiovasc Imaging，5（3）：305-316．

Shang EK，Nathan DP，Sprinkle SR，et al，2013．Peak wall stress predicts expansion rate in descending thoracic aortic aneurysms．Ann Thorac Surg，95（2）：593-598．

Shi Y，Yeo TJ，zhao Y，et al，2006．Particle image velocimetry study of pulsatile flow in bi-leaflet mechanical heart valves with image compensation method9．J Biol Phys，32（6）：531-551．

Sonntag SJ，Li W，Becker M，et al，2014．Combined computational and experimental approach to improve the assessment of mitral regurgitation by echocardiography．Ann Biomed Eng，42（5）：971-985．

Souli M，Ouahsine A，Lewin L，2000．ALE formulation for fluid-structure interaction problems．Computer Methods in Applied Mechanics and Engineering，190（5）：659-675．

Su B，Zhong L，Wang XK，et al，2014．Numerical simulation of patient-specific left ventricular model with both mitral and aortic valves by FSI approach．Comput Methods Programs Biomed，113（2）：474-482．

Tai CH，Liew KM，Zhao Y，2007．Numerical simulation of 3D fluid-structure interaction flow using an immersed object method with overlapping grids．Computers & Structures，85（11）：749-762．

Taylor TW，Okino H，Yamaguchi T，1994．Three-dimensional analysis of left ventricular ejection using computational fluid dynamics．J Biomech Eng，116（1）：127-130．

Töger J，Kanski M，Carlsson M，et al，2012．Vortex ring formation in the left ventricle of the heart：analysis by 4D flow MRI and lagrangian coherent structures．Ann Biomed Eng，40（12）：2652-2662．

Udesen J，Nielson MB，Nielsen KR，et al，2007．Examples of in vivo blood vector velocity estimation．Ultrasound Med Biol，33（4）：541-548．

Vierendeels JA，Riemslagh K，Dick E，et al，2000．Computer simulation of intraventricular flow and pressure gradients during diastole．J Biomech Eng，122（6）：667-674．

Watanabe H，Hisada T，Sugiura S，et al，2002．Computer simulation of blood flow，left ventricular wall motion and their interrelationship by fluid-structure interaction finite element method．JSME International Journal Series C，45（4）：1003-1012．

Watanabe H，Sugiura S，Kafuku H，et al，2004．Multiphysics simulation of left ventricular filling dynamics using fluid-structure interaction finite element method．Biophys J，87（3）：2074-2085．

Zhang Q，Hisada T，2001．Analysis of fluid-structure interaction problems with structural buckling and large domain changes by ALE finite element method．Computer Methods in Applied Mechanics and Engineering，190（48）：6341-6357．

Zheng X，Seo JH，Vedula V，et al，2012．Computational modeling and analysis of intracardiac flows in simple models of the left ventricle．Eur J Mech B/Fluids，35：31-39.

Zhou F，Cui YY，Wu LL，et al，2016．Analysis of flow field in mechanical aortic bileaflet heart valves using finite volume method．Journal of Medical and Biological Engineering，36（1）：110-120.

Zhu Y，Qian M，Niu L，et al，2014．Two-dimensional measurement of blood flow velocity in rat arteries based on ultrasonic particle image velocimetry．Nan Fang Yi Ke Da Xue Xue Bao，34（9）：1305-1309.

第2章
心肌力学超声分析技术与方法

第一节　心肌力学超声分析基础

一、心肌应变和应变率计算

心肌是一种弹性体，在心脏的周期运动过程中，心肌不断地发生形变。实质上，心肌力学的研究属于弹性力学研究范畴。弹性力学研究主要是弹性体在外部力的作用下所产生的应力、应变和位置变化。因此，应变及应变率是心肌力学功能评价的最常用指标。

（一）应力定义

一般来说，当物体外部的力、湿度、温度场变化时，物体都会产生形变，与此同时，在物体内部各部分之间也会产生抵抗这种形变的反作用力。这种反作用力一般称为内力，主要用来使物体从变形后的状态恢复到变形前的状态。简单地说，应力就是荷载引起的物体内单位面积上的内力。作用在外法线面元上的应力矢量 $t^{(n)}$ 定义为

$$t^{(n)} = \lim_{\Delta s \to 0} \frac{\Delta F}{\Delta S}$$

（2-1）

其中，ΔS 表示面元的面积，ΔF 为外部通过面元对内部所施加的作用力的合力。

根据弹性理论，作用在面元上的应力和所在的截面之间是有关联的。但是一般情况下，过物体中任意点 P 可以得到无数个不同方向的截面，而这些截面上的应力通常是不相同的。我们可以在 P 点取平行于表面的3个互相垂直的微元面，以研究 P 点处的应力状态。当微元面趋向于0时，在这些微元面上的应力就可以看作是 P 点上的应力。由牛顿第三定律，正面上的应力和与其对应的负面上的应力大小应该相等，但是具有相反的方向。根据以上分析，我们可以采用一个非常小的平行六面体的3个正面表示过 P 点的3个正面，而3个负面表示过点 P 的3个负面。

通过沿着坐标轴对应力矢量进行分解，可以得到作用在截面上的一个正应力和两个剪应力。使用矢量 $t^{(1)}$ 表示以 e_1 为法向的正面，而 σ_{11}，σ_{12}，σ_{13} 分别表示沿 x_1，x_2，x_3 轴的三个分量。σ_{11}，σ_{12}，σ_{13} 三个分量采用两个字母的下标表示，第一个字母表示应力所在截面的外法线方向，第二个字母表示应力分量的方向。那么3个正面上的应力矢量可由下式得到：

$$\begin{cases} t^{(1)} = \sigma_{11}e_1 + \sigma_{12}e_2 + \sigma_{13}e_3 = \sigma_{1j}e_j \\ t^{(2)} = \sigma_{21}e_1 + \sigma_{22}e_2 + \sigma_{23}e_3 = \sigma_{2j}e_j \\ t^{(3)} = \sigma_{31}e_1 + \sigma_{32}e_2 + \sigma_{33}e_3 = \sigma_{3j}e_j \end{cases}$$

（2-2）

同理，对于负面上的应力矢量，有如下的关系：

$$t^{(-i)} = -t^{(i)}$$

（2-3）

显然，P 点存在9个应力分量。我们将这9个应力分量按一定规则排列，并且使得每一行是过 P 点的一个面上的3个应力分量，则得到由应力构成的张量：

$$\sigma_{ij} = \begin{bmatrix} \sigma_{11} & \sigma_{12} & \sigma_{13} \\ \sigma_{21} & \sigma_{22} & \sigma_{23} \\ \sigma_{31} & \sigma_{32} & \sigma_{33} \end{bmatrix} \tag{2-4}$$

对于应力中存在的正负号问题，根据弹性力学理论：不论是正应力还是剪应力，正面上的应力与坐标轴正向相同时为正，反之为负；负面上的应力与坐标轴负向相同时为正，反之为负。

（二）应变定义

在外力作用下，物体各点的位置将发生变化，也就是产生了位移。如果产生的位移改变了物体各个点间初始状态的相对位置，我们就说物体也产生了形状变化，也就是形变。应变是描述物体变形的机械特征，其中最常见的应变是线应变，它是指物体内任一点在某方向上的线元因形变产生的长度增量和原长度的比值，也称正应变。另外一种常见的应变是剪应变，它是物体内任一点两个相互垂直方向的线元在变形后夹角的改变量，又称切应变或角应变。

对单一平面的变形，如缩短或伸长，最简单的测量方法是常规应变法。它描述了两种状态长度的相对改变。常规应变法则是：一个物体的初始长度为L_0，延伸或缩短成新的长度L，则应变的计算方式如下：

$$\varepsilon = \frac{L-L_0}{L_0} \tag{2-5}$$

由此式可以看出，应变是一个比值，没有单位，可以用小数或百分数表示。但是应变有正负之分，正应变表示物体发生形变后长度变长，负应变表示物体发生形变后长度变短。

对于三维立体空间中六面体微元的形变，可将六面体的各个面投影到直角坐标系的各个坐标平面上，通过研究这些平面的投影变形规律以研究微分六面体的形变问题，判断平行六面体的变形规律。一般来说，这种变形是很微小的，所以可认为两个平行六面体在直角坐标平面上的投影只相差高阶微量，因此，这两个平行六面体在直角坐标上的投影可以简单地合并为一个投影面。

考察微元体在xy坐标面上的投影面，图2-1显示了两个线元及变形的情况。点$P(x, y)$及其邻近的两个点$A(x+\mathrm{d}x, y)$和$B(x, y+\mathrm{d}y)$变形后分别称为点$\overline{P}$，$\overline{A}$和$\overline{B}$，其坐标变化如下：

$$\begin{cases} P(x,y) \to \overline{P}(x+u, y+v) \\ A(x+\mathrm{d}x, y) \to \overline{A}(x+\mathrm{d}x+u+\dfrac{\partial u}{\partial x}\mathrm{d}x, y+v+\dfrac{\partial v}{\partial x}\mathrm{d}x) \\ B(x, y+\mathrm{d}x) \to \overline{B}(x+u+\dfrac{\partial u}{\partial y}\mathrm{d}y, y+\mathrm{d}y+\dfrac{\partial v}{\partial y}\mathrm{d}y) \end{cases} \tag{2-6}$$

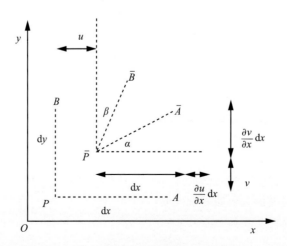

图2-1　位移图

考虑线元 PA 的相对变化，即

$$\frac{\overline{PA}}{PA}=\frac{\sqrt{\left(dx+\frac{\partial u}{\partial x}dx\right)^2+\left(\frac{\partial v}{\partial x}dx\right)^2}-dx}{dx}=\sqrt{\left(1+\frac{\partial u}{\partial x}dx\right)^2+\left(\frac{\partial u}{\partial x}dx\right)^2}-1\approx\frac{\partial u}{\partial x}=\varepsilon_x \tag{2-7}$$

从式（2-7）可知，ε_x，ε_y，ε_z 的几何意义分别为 x，y，z 方向上线元的相对伸长，称为 x，y，z 方向的正应变。将这种正应变的伸长定义为正，缩短定义为负，那么就与正应力的正负号规定相符合。

对于图 2-1 中的角 α 和 β，可以通过下式计算：

$$\tan\alpha=\frac{\frac{\partial v}{\partial x}dx}{dx+\frac{\partial u}{\partial x}dx}\approx\frac{\partial v}{\partial x} \tag{2-8}$$

$$\tan\beta=\frac{\frac{\partial u}{\partial y}dy}{dy+\frac{\partial v}{\partial y}dy}\approx\frac{\partial u}{\partial y} \tag{2-9}$$

当只考虑微小变形时，α 和 β 也很小，则有

$$\alpha+\beta\approx\tan\alpha+\tan\beta=\frac{\partial v}{\partial x}+\frac{\partial u}{\partial y}=\gamma_{xy} \tag{2-10}$$

可见 γ_{xy}，γ_{yz}，γ_{zx} 的几何意义分别是 xy，yz，zx 面内直角的改变，我们把这种改变称为剪应变。规定剪应变以直角变小时为正，变大时为负，从而与剪应力的正负号规定相适应。

可以证明，对于物体内任意一点，如果已知 ε_x，ε_y，ε_z，γ_{xy}，γ_{yz}，γ_{zx} 这6个应变分量，就可以求得经过该点的任一线段的正应变，也可以求得经过该点的任意两条相互垂直线段之间的角度变化。因此，可以通过这6个应变分量完全确定该点的形变状态。

我们采用方向的向量表示物体内各个点的位移矢量。并规定位移分量指向坐标轴正向时为正，反之为负。只要确定了物体内各点的位移（由此形成的位移场），就可以确定物体的相变状态。因此，几何方程（2-11）表明了应变和位移之间的关系。

$$\begin{cases}\varepsilon_x=\dfrac{\partial u}{\partial x},\gamma_{xy}=\dfrac{\partial v}{\partial x}+\dfrac{\partial u}{\partial y}\\[2mm]\varepsilon_y=\dfrac{\partial v}{\partial y},\gamma_{yz}=\dfrac{\partial w}{\partial y}+\dfrac{\partial v}{\partial z}\\[2mm]\varepsilon_z=\dfrac{\partial w}{\partial z},\gamma_{zx}=\dfrac{\partial u}{\partial z}+\dfrac{\partial w}{\partial x}\end{cases} \tag{2-11}$$

（三）应变率的定义

应变率是指单位时间内发生的形变的大小，即

$$\dot{\varepsilon}=\frac{d\varepsilon}{dt} \tag{2-12}$$

由此也可以看出，应变率代表变形的速率。应变率的值也有正负之分，正值代表变长，负值代表变短。应变率的绝对值越大，单位时间内形变量越大，即变形的速率越快，反之，应变率绝对值越小，单位时间内形变量越小，即变形的速率越慢。

二、心脏超声图像噪声处理

超声医学图像噪声是超声成像过程中经常会遇到，并且是不可避免的问题。基于超声医学图像的分析

或诊断，往往容易受到噪声的干扰，因此去除或减少噪声的影响，是超声医学图像分析过程中必不可少的一个步骤。在众多的降噪方法中，基于ICA（independent component analysis）模型的降噪方法是一种有效的降噪方法。

经典的ICA模型如下：

$$x = As \tag{2-13}$$

上式中，x表示观察信号，A表示未知的混合矩阵，s表示未知的原始信号。结合式（2-13），对于含有噪声的超声影像，我们可以将其表示为$x_1 = s_{img} + u$，这里的x_1表示观测图像，s_{img}表示不含噪声的纯净图像，u表示信号的噪声。我们可以将含噪声图像重新改写为

$$x = \begin{vmatrix} x_1 \\ x_2 \end{vmatrix} = \begin{vmatrix} s_{img} + u \\ u \end{vmatrix} = \begin{vmatrix} 1 & 1 \\ 0 & 1 \end{vmatrix} \begin{vmatrix} s_{img} \\ u \end{vmatrix} = As \tag{2-14}$$

由式（2-14）所知，为了和ICA模型结合起来，我们将噪声u作为一个独立源，则式（2-14）正好满足无噪声的ICA模型，那么采用一些方法处理无噪声ICA模型，这样就可以得到不含噪声（或降噪后）的图像信号s_{img}，通过这种方式，就可以达到对超声影像降噪的目的。

下面介绍一个去除噪声的试验。首先对得到的超声图像加入均值$u = 0$，方差$\sigma^2 = 10$的高斯噪声，然后改写成式（2-14）的形式，再进行ICA分离，实验结果如图2-2所示。其中图a是原始超声图像，图b是加入高斯噪声的超声影像，图c是采用低通滤波方法得到的结果，图d是采用基于ICA模型的方法得到的结果。通常情况下，超声影像都含有较强的斑点噪声，在此基础上，我们通过加入噪声得到被噪声污染的超声影像，通过使用基于ICA模型的降噪算法，可以分离出一副图像纹理较为清晰的超声影像。由此可以看到，基于ICA模型的降噪方法，可以有效地应用到强噪声、低信噪比的超声影像上。

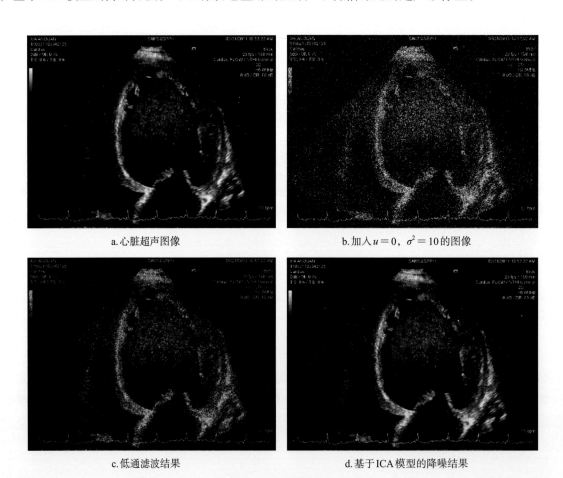

a.心脏超声图像　　　　　　　　　　　　　　b.加入$u = 0$，$\sigma^2 = 10$的图像

c.低通滤波结果　　　　　　　　　　　　　　d.基于ICA模型的降噪结果

图2-2　降噪试验分析

三、心脏超声图像增强处理

为了便于医生的临床诊断，通常情况下，还需要对经过降噪的超声影像进行增强处理。一般来说，目前常用的超声影像增强技术在某种条件下确实对图像的增强有很好的结果，但不可否认的是，这些技术难以在只对图像增强的同时消除噪声，也就是说，这些技术在对图像增强的同时，也增强了噪声，这显然不是我们希望的。为了解决这个问题，有研究者在对盲源分离研究的基础上，采用基于ICA和小波相结合的方法达到对超声影像增强并同时降噪的目的。具体来说就是，采用8×8窗口在整个超声图像上进行随机抽取，得到超声影像的特征图像块，并将该特征图像块作为输入数据，然后使用基于ICA模型的方法进行边缘特征提取。然后，对重叠部分的像素取均值并将其作为每个像素的最终灰度值。图2-3表示采用基于ICA模型的特征提取算法得到的结果和Roberts、Prewitt、Sobel及Canny常用的边缘特征提取算子得到的结果的对比。

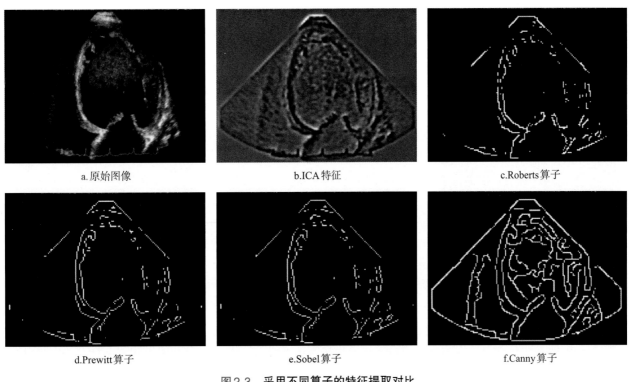

a.原始图像　　　　　　　　b.ICA特征　　　　　　　　c.Roberts算子

d.Prewitt算子　　　　　　　e.Sobel算子　　　　　　　f.Canny算子

图2-3　采用不同算子的特征提取对比

从图2-3所示的结果可以看出，Roberts算子对边缘的定位比较精确，对低噪声图像的提取效果较好。但是，Roberts算子是通过直接计算图像差分从而获得图像的边缘特征，没有包含平滑效果，所以对噪声比较敏感。而由于超声影像设备的原因，得到的超声影像本身就含有噪声，因此采用Roberts算子对超声影像的特征提取结果并不理想。而Prewitt算子是一种一阶微分算子的边缘检测，该算子利用像素点上下、左右相邻点的灰度差，在边缘处达到极值边缘检测，去掉部分伪边缘。Prewitt算子对于噪声具有平滑性，但是难以检测灰度变化微弱的区域。Sobel算子包含两种算子，一个是检测水平边缘的，另外一个是检测垂直边缘的。与Prewitt算子相比，Sobel算子对于像素的位置影响做了加权处理，可以有效降低边缘的模糊程度，但是超声影像中含有各种噪声，而Sobel算子更适合检测低噪声的图像，因此Sobel算子得到的特征并不理想。Canny算子可以获得图像的大概轮廓，但是难以获得精确的边缘结构信息，特别是难以处理灰度变化不剧烈的图像，而超声影像中存在较多的灰度变化不太明显的区域或边缘，因此使用Canny算子处理超声影像的结果也不理想。与之相比，基于ICA模型的图像特征提取算法可以很好地提取图像的边缘信息，获得的边缘图像细节信息丰富，层次感强。现有研究表明，即使在有噪声的情况下，该算法也可以较好地获得图像的特征信息。同时，将ICA技术应用到超声影像中提取影像的特征，可以获得较为满意的结果。这是因为，基于ICA模型的算法可以很好地处理原始超声影像中的边缘信息，特别是可以很好地响应局部区域灰度值的微弱变化，也就是说，采用ICA模型的方法可以很好地表达超声影像中的纹理结构及边缘信息。

从图2-3可以看到，采用基于ICA模型的方法可以有效地提取超声影像的边缘特征，该方法还能对原始超声影像中的精细边缘结构有着很好的检测效果。特别应该指出的是，采用基于ICA模型的方法提取的边缘信息具有较强的层次感而且细节很丰富，符合人类的视觉认知。

与传统的傅里叶变换比较，小波变换是空间（时间）和频率的局部变化，因而能有效地从信号中提取信息。通过对图像信号进行小波变换，使得在小波域上的图像信号的低频部分具有较高的空间分辨率（图像信号的轮廓），而在高频部分，更能突出图像信号的边缘信息（图像信号的细节）。另外，由于图像的噪声信号一般表现为高频噪声，采用小波变换，在对图像进行重构时，可以在一定程度上屏蔽噪声的影响，提高重构图像的质量。但是，研究表明，当选取不同形式的小波变换时，得到的重构图像的质量也不一样。因此，如何选择合适的小波变换一直是一个难题。为了解决这个问题，高建彬深入分析超声图像的特点，将基于ICA模型的特征提取算法和小波变换方法结合起来，提出了一种新的图像增强方法，在对原始超声影像进行增强的同时，可以有效地降低噪声的干扰，不会损失超声影像的细节信息。简单地说，该方法是首先用ICA提取超声影像的特征，然后对其进行小波分解，便可以自适应地生成需要调整的特征参数，再结合小波重构原理，即可达到增强图像的目的。基于ICA与小波变换的医学超声图像增强算法，具体步骤如下：

（1）利用式（2-14）提取原始影像$g(i, j)$的边缘信息，得到边缘图像$H(i, j)$。

（2）将$H(i,j)$和$g(i,j)$分别进行小波变换，分别得到小波系数$W_g(i,j)$和$W_H(i,j)$，然后计算$W_g(i, j) + W_H(i, j)$，得到混合小波系数$W_g(i, j)$。

（3）将$W_g(i, j)$进行逆小波变换（即重构），得到增强后的图像。

利用小波变化，可以将超声影像分解为大小、位置和方向都不相同的分量。根据小波变换理论，在小波域上的低频部分主要表达超声影像的轮廓部分，而高频部分则主要表达图像的细节部分。那么，在对小波进行逆变换时，也就是在对超声影像进行重构时，可根据实际需要选择或者改变小波系数，从而达到放大感兴趣的分量减少不需要的分量的目的。小波分解如图2-4所示，其中图a表示原始超声影像，图b表示经过两层小波分解后的影像。如前所述，左上角的高频部分显示了超声影像的细节特征，而右下角的低频部分，则显示了超声影像的轮廓特征。

利用前面采用ICA方法得到的图像特征，然后作为输入进行小波分解，其结果如图2-5所示，其中图a是原始超声影像，图b是重构后的增强影像。

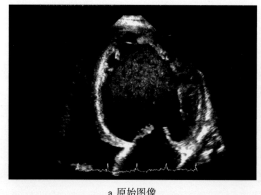
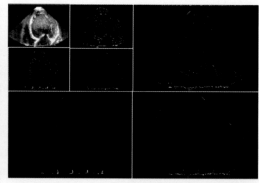

a.原始图像   b.小波分解

图2-4 小波分解示例

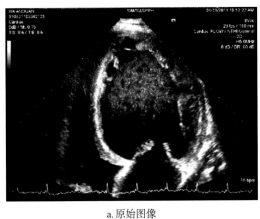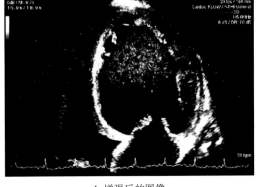

| a.原始图像 | b.增强后的图像 |

图2-5　图像增强结果

从图2-5可以看到，在对超声图像处理前，其纹理信息较为模糊，而且图像的细节部分不突出。但是，采用基于ICA模型和小波变换的图像增强方法处理之后，直观上可以看到，处理后的图像其对比度显著提高，纹理突出。显然，经过增强处理后的超声影像，更加便于识别、确定病灶，从而能够有效地帮助临床医生提高诊断的准确性。

第二节　心肌运动区域分割

为了分析心脏心肌力学状态，在实际的超声分析中，常常需要把感兴趣的区域，即心肌运动区域提取出来，这就涉及了图像处理中的分割技术。常见的图像分割方法有基于活动轮廓线模型的分割、基于聚类的分割、基于水平集的分割等。本节主要对基于活动轮廓模型的分割方法进行详细讲解。

一、基于活动轮廓线模型的分割方法

Kass等在1987年发表的文章中首先提出了活动轮廓线模型（active contour model，ACM），又称Snake模型。其主要思想是使用连续曲线来表达目标边缘，并定义一个能量泛函使得其自变量包括边缘曲线，因此分割过程就转变为求解能量泛函的最小值的过程，一般可通过求解函数对应的欧拉-拉格朗日（Euler-Lagrange）方程来实现，能量达到最小时的曲线位置就是目标的轮廓所在，如图2-6所示。

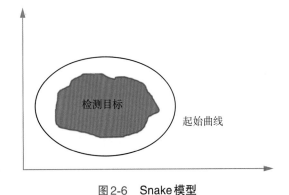

图2-6　Snake模型

引自胡佳. 基于斑点跟踪的心脏二维超声图像运动分析. 南京理工大学硕士学位论文. 2008.

（一）Snake模型的基本概念

Snake是一个自顶向下定位图像特征的机制，用户或其他自动处理过程通过事先在感兴趣目标附近放置一个初始轮廓线，在内部能量（内力）和外部能量（外力）的作用下变形外部能量吸引活动轮廓朝物体边缘运动，而内部能量保持活动轮廓的光滑性和拓扑性，当能量达到最小时，活动轮廓收敛到所要检测的物体边缘。

$$E_{contour}=E_{elastic}+E_{bending}+E_{external} \tag{2-15}$$

其中，$E_{contour}$和$E_{elastic}$是由Snake曲线本身的几何性质决定的，与具体的图像无关。因此也称$E_{elastic}+E_{bending}$为$E_{internal}$（内部能量）。通常来说，仅仅将这两个值最小化只能够保证Snake曲线是光滑连续的。决定Snake曲线演化的关键因素是外部能量$E_{external}$。也就是说，在物体边界处的像素值变化最快，当曲线演化到边界时，$E_{external}$取得最小值，并且这个最小值是负值。根据熵原理，即使Snake曲线在离物体边界较远处进行初始化，能量最小化过程也能将Snake推向物体边界处，从而获得待检测目标的轮廓。

（二）Snake数学模型

设$v(s)=[x(s),y(s)]$，C是曲线的弧长，且$s\in[0,1]$，则Snake模型的能量函数可以用下式表示：

$$E_{\text{total}}=\int_{C}E_{\text{elastic}}+E_{\text{bending}}+E_{\text{external}} \tag{2-16}$$

$$E_{\text{elastic}}=\frac{1}{2}\int_{C}\alpha(s)|v_s|^2\text{d}s \tag{2-17}$$

$$E_{\text{bending}}=\frac{1}{2}\int_{C}\beta(s)|v_{ss}|^2\text{d}s \tag{2-18}$$

$$E_{\text{external}}=-|\nabla I[v_s(s)]|^2 \tag{2-19}$$

其中$v(s)$和$v_{ss}(s)$是对曲线求一阶导数和二阶导数得到的结果，主要用来控制曲线的长度和弯曲程度。$\alpha(s)$和$\beta(s)$是用来控制一阶、二阶导数相对能量贡献的参数$\nabla I[v_s(s)]$表示对图像求梯度。

（三）Snake模型的机制

根据前述关于内部、外部能量的定义，可以推导出轮廓曲线的能量表达式：

$$E[v(s)]=\frac{1}{2}\int_{C}\alpha(s)|v_s|^2\text{d}s+\frac{1}{2}\int_{C}\beta(s)|v_{ss}|^2\text{d}s-|\nabla I[v_s(s)]|^2 \tag{2-20}$$

引入变分原理，最小化（2-18）式，得到Eulerian-Lagrangian方程：

$$\frac{\partial}{\partial s}\left[\alpha(s)\frac{\partial v(s)}{\partial s}\right]-\frac{\partial^2}{\partial s^2}\left[\beta(s)\frac{\partial^2 v(s)}{\partial s^2}\right]-|\nabla I[v_s(s)]|^2=0 \tag{2-21}$$

其本质是一个力平衡公式，即

$$F_{\text{INT}}+F_{\text{EXT}}=0 \tag{2-22}$$

其中：

$$F_{\text{INT}}=\frac{\partial}{\partial s}\left[\alpha(s)\frac{\partial v(s)}{\partial s}\right]-\frac{\partial^2}{\partial s^2}\left[\alpha(s)\frac{\partial^2 v(s)}{\partial^2 s}\right] \tag{2-23}$$

$$F_{\text{EXT}}=-|\nabla I[v_s(s)]|=-\left(\frac{\partial I}{\partial x},\frac{\partial I}{\partial y}\right) \tag{2-24}$$

内力F_{INT}控制轮廓曲线的伸展和弯曲，外力F_{EXT}引导轮廓曲线朝着期望的目标边界运动。$F_{\text{EXT}}=-\nabla I$为高斯外力或高斯外力场。基于高斯外力的参数活动轮廓模型为高斯力Snake模型。其动态公式如下：

$$\varepsilon(x)\frac{\partial v(s,t)}{\partial s}=\frac{\partial}{\partial s}\left[\alpha(s)\frac{\partial v(s,t)}{\partial(s)}\right]-\frac{\partial^2}{\partial s^2}\left[\beta(s)\frac{\partial^2 v(s,t)}{\partial s^2}\right]-\nabla I\left[\frac{\partial v(s,t)}{\partial s}\right] \tag{2-25}$$

其中$\varepsilon(x)$为阻尼系数，$v(s,0)$为曲线初始位置，$\left.\frac{\partial v(s,t)}{\partial t}\right|_{t=0}=0$表明轮廓曲线的初始速度为0。这两个条件是公式（2-25）的初始条件，由$v(0,t)=v(1,t)$来验证曲线的封闭性，当式（2-25）的解$v(s,t)$趋于平稳时，$\frac{\partial v(s,t)}{\partial t}\to 0$，此时可以得到方程的平稳解。

活动轮廓模型具有拉普拉斯算子、阈值化、区域生长等基于数据驱动的图像分割方法所无法比拟的优点：

（1）图像数据、初始估计、目标边界及基于知识的约束统一于一个过程中，这个过程用一个能量函数表示。

（2）经适当初始化后，Snake模型能够自动地收敛到能量极小值状态。

（3）尺度空间中由粗到精极小化能量可以极大地扩展捕获区域，并且可以降低计算复杂度。

但是我们也应该看到，Snake模型对初始位置敏感，需要依赖其他机制将Snake放置在感兴趣的图像特征附近；由于Snake模型的非凸性，它有可能收敛到局部极值点，甚至发散等，这些缺点都亟待解决。

（四）梯度矢量流Snake模型

Xu等在研究Helmholtz理论的基础上建立基本的数学假设，进而提出了一种不依赖于模型轮廓曲线的位置，也不随时间变化的新型静态外力。Helmholtz定理指出，通常一个静态矢量场可以分解为两个分量：无旋转分量和无散失分量。由于在高斯外力活动轮廓模型中，得到的势能（高斯）外力场是势能函数的梯度，它可以变为一个无旋转场。Xu的静态外力由图像势能函数的梯度建立矢量扩散方程，解矢量扩散方程得到的矢量场称为梯度矢量流场（gradient vector flow，GVF），这种方法可以将图像中目标边界的梯度映射到较远的范围。

定义梯度矢量流场的矢量 $V(x,y)=[u(x,y),s(x,y)]$，其中 $u(x,y)$ 和 $s(x,y)$ 是 $V(x,y)$ 的两个分量。将 $V(x,y)$ 替代公式（2-23）中的外部能量函数（势能函数）$\nabla I\left[\dfrac{\partial v(s,t)}{\partial s}\right]$，并设为 ε，α，β，k' 常数，可得

$$\varepsilon(x)\frac{\partial v(s,t)}{\partial s}=\alpha\frac{\partial^2 v(s,t)}{\partial s^2}-\beta\frac{\partial^4 v(s,t)}{\partial s^4}+k'V \qquad (2-26)$$

式（2-26）的动态方程称为GVF Snake模型，借助高斯外力活动轮廓模型的数值解法，通过离散化和迭代方法解此方程。由图像 $I(x,y)$ 获得的边界图 $f(x,y)$ 的梯度矢量指向边界，而且这些梯度矢量只有在非常接近边界的时候幅度值才会变得很大，在图像 $I(x,y)$ 上的缓慢变化趋于灰度值接近常量时，f 接近于零。

图2-7是采用基于梯度矢量流GVF Snake模型的轮廓曲线的迭代中间过程和结果。图a是原始图像，图b和图d是使用不同力场进行迭代的中间过程，图c和图e是对应的结果。

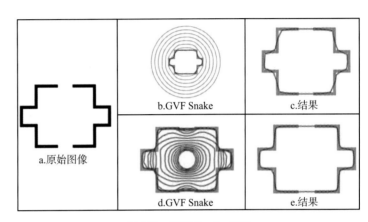

图2-7 GVF Snake结果

引自胡佳. 基于斑点跟踪的心脏二维超声图像运动分析. 南京理工大学硕士学位论文. 2008.

二、快速Snake模型

通过上面的分析可以看到，Kass的Snake模型存在以下几个缺点。

（1）分割结果和初始轮廓线的选择有关，为了得到精确的结果，需要特别将初始轮廓线放置到边界附近。

（2）不能很好地处理图像中凹陷处的边界。

（3）不能同时处理多个目标，效率较低。

心肌运动是一个复杂的电生理过程，而且得到的超声影像还包含噪声等各种干扰因素。以左心室的超声影像为例，该影响包含很多凹陷区域，常存在伪影、灰度区域紊乱等现象，传统的Snake模型很难进行处理，需要进行改进。

为了适应心脏运动特点和超声图像特性，本书将借鉴Williams1992年提出的基于贪婪算法（greedy algorithm）的快速Snake模型，在传统的Snake模型上增加了面积能量项，解决了起始轮廓线的位置和形状以及凹陷区域的收敛问题，减少了复杂的GVF Snake计算负担；同时，通过对贪婪优化算法的分析，给出了新的目标函数，以及新的构造方法和使用方法。

（一）快速Snake模型的计算

在使用Snake模型对图像进行分割时，第一步就是定义一个初始能量曲线，由公式（2-13）中对能量项的定义，可以使用欧拉-拉格朗日方程求解最优曲线，或者直接优化 $E_{contour}$。

对于初始轮廓线 $X(s)$ 上的 n 个点 $X_i = (x_i, y_i)$，$i = 1, 2, 3, \cdots, n$，以 n 个点的坐标作为优化变量，对目标函数 E_{contour} 进行优化。E_{internal} 由一个一阶导数项 E_{elastic} 和二阶导数项 E_{rigid} 组成：

$$E_{\text{elastic}} = \frac{1}{2h} \sum_{i=1}^{n} \alpha |v_i(s) - v_{i-1}(s)|^2 \tag{2-27}$$

$$E_{\text{rigid}} = \frac{1}{2h^4} \sum_{i=1}^{n} \beta |v_{i-1}(s) - 2v_i(s) + v_{i+1}(s)|^2 \tag{2-28}$$

式中，$v_i(s) = v(s)|_{s=ih} = (x_i, y_i)$，$i = 1, 2, 3, \cdots, n$，$h$ 为为离散的空间步长，当 $v_i(s)$ 相等时，E_{elastic} 有极小值 0。为了使离散点更均匀地分布在曲线上，令

$$E_{\text{elastic}} \approx \alpha_i [d - |v_i(s) - v_{i-1}(s)|] \tag{2-29}$$

d 为两点间的平均距离，目的是保证轮廓线上相邻两点之间的距离变换只能限定在平均距离附近，或者令

$$E_{\text{elastic}} = \frac{K_c}{|v_i(s) - v_{i-1}(s)|^2} + K_e |v_i(s) - v_{i-1}(s)|^2 \tag{2-30}$$

由于在心脏超声图像上，组织斑点信息在某个区域如乳头肌区域，有可能较多，因而要减少距离过近对 E_{elastic} 的影响。对于二阶导数项 E_{rigid}，它与相邻两点间的距离有关，可用下式近似表示：

$$E_{\text{rigid}, i} = K_r \left| \frac{l_i}{\| l_i \|} - \frac{l_{i-1}}{\| l_{i-1} \|} \right|^2 \tag{2-31}$$

其中 $l_i = v_{i+1}(s) - v_i(s)$。在对边界进行分割时，Snake 通过膨胀或收缩向边界运动，包围的面积减小或增大。根据这个特性，可以通过增加面积能量项来优化 Snake 演化过程，扩大待寻找的边界范围：

$$E_{\text{area}} = K_A A \tag{2-32}$$

式中，A 为轮廓线包围的区域面积，K_A 为膨胀参数，且 $K_A \leqslant 0$。优化目标函数会使面积能量的值变化，如果值减小，则 Snake 收缩；如果这个值增大，那么 Snake 扩张。针对常见的图像分割问题，图像能量方程一般取下式：

$$E_{\text{image}} = -K_m |\nabla [G_\sigma * I(x, y)]|^2 \tag{2-33}$$

此时可用式（2-34）表示能量方程 E_{contour}，即

$$E_{\text{contour}} = E_{\text{elastic}} + E_{\text{rigid}} + E_{\text{area}} + E_{\text{image}} \tag{2-34}$$

当式（2-32）取得极小值，也就是能量为极小值时，可以得到边界曲线。

（二）贪婪算法优化

结合超声影像的特点，我们将 Helle-Valle 等提出的贪婪优化算法用于快速 Snake 模型。根据曲线上任一点 P_i，在它的邻近区域里寻找可使 E_{contour} 取极小值的点 P。依次求解所有的点，可使 Snake 曲线运动到一个新的位置。根据这个算法，每次移动一个点，则每次只需要计算与该点有关的 E_{contour} 项，不需要每次都重新计算优化的 E_{contour}。

对于 E_{elastic}，需要计算 E_{elastic} 和 $E_{\text{elastic}, i+1}$，而 E_{rigid} 需要计算 $E_{\text{rigid}, i-1}$、$E_{\text{rigid}, i}$、$E_{\text{rigid}, i+1}$ 对于 E_{area}，每次的点移动都需要计算整个轮廓内的区域面积，计算量较大，从而降低了优化算法的效率。根据贪婪算法的特点，可以使用局部面积能量来减少该过程的计算量。现设 Snake 曲线位于心肌区域的外部，需要收缩以向外轮廓运动。考虑优化 P_i 时，Snake 上相邻的 3 个数据点 P_i、P_{i-1}、P_{i+1} 构成的小三角形面积在曲线变形过程中的变化情况，分两种情况进行讨论：

（1）P_i 的邻域为凸邻域，如图 2-8a 所示。优化过程中，P_i 点向内运动至 P_j，此时三角形的面积将会减少。

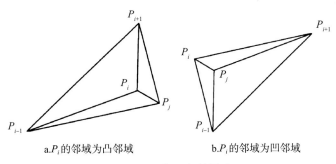

a.P_i的邻域为凸邻域　　　　　　　　b.P_i的邻域为凹邻域

图2-8　局部面积能量项

（2）P_i的邻域为凹邻域，如图2-8b所示。P_i点向内运动至P_j，此时三角形的面积将会增加。

则可以通过P_{i-1}、P_i、P_{i+1}构成的三角形区域的面积来定义局部面积能量：

$$E_{\text{rea},\ i} = K_{A,\ i} S_{\Delta P_{i-1} P_i P_{i+1}}$$（2-35）

其中，$K_{A,\ i}$为参数。根据上面的分析，若P_i的邻域为凸邻域，则$K_{A,\ i} < 0$，这样，随着局部能量项的增大，无论P_i邻域的凹凸性如何，P_i都会向内运动；若P_i的邻域是凸邻域，那么当局部能量项增大时，因为$K_{A,\ i} > 0$，由P_{i-1}、P_i、P_{i+1}构成的三角形面积会减少，P_i向内运动；同样，若P_i的邻域是凹邻域，当局部面积能量项增大时，由于$K_{A,\ i} < 0$，所以由P_{i-1}、P_i、P_{i+1}构成的三角形面积将会增加，这将使P向内运动。有上述分析可知，无论哪种情况，P_i都是向内运动的。而且，由上面的分析也可以看出，新算法对于轮廓线的起始位置并无特别要求。无论如何设置初始位置，最终还是会得到较为理想的结果。

那么，当移动P_i时，将E_{contour}需要更新的项相结合后，得到一个新的目标函数：

$$E_{\text{contour},\ i} = E_{\text{elastic},\ i+1} + E_{\text{elastic},\ i} + E_{\text{rigid},\ i-1} + E_{\text{rigid},\ i} + E_{\text{rigid},\ i+1} + E_{\text{area},\ i} + E_{\text{image},\ i}$$（2-36）

通过上面的分析，可以总结算法如下：

（1）对K_c、K_e、K_r、K_m进行初始化。

（2）由P_i邻域的凹凸性，计算K_A，计算P_i的$E_{\text{contour},\ i}$，求极小值，并将其移动到$P_{i,\ \min}$。

（3）重复步骤（2），直到曲线上每个点都移动到了$P_{\min}$。

（4）重复（2）、（3），直到目标函数最优，或者移动次数满足某个预先设定的阈值。

三、基于Snake模型的心肌运动区域分割

只有准确地将目标区域从图像中取出来，才能进一步对该目标区域做定量的描述和后续处理。心脏超声图像信噪比很差，直接对其进行处理难度很大，因此往往需要先对原始图像进行分割，得到感兴趣区域（ROI），然后在ROI中选取一定的特征点进行跟踪和运动分析。

常用的分割技术以阈值分割为代表，主要原理是首先根据像素的特征确定分割的阈值，然后将图像像素的值和这个阈值进行比较，按照某种规则将该像素归入到某个子图像中。因为超声影像得到的都是灰度图像，因此一般将灰度值作为阈值，因此阈值分割也称为灰度阈值分割。图2-9显示了采用阈值分割技术对超声影像处理的结果，因为超声影像本身含有噪声，因此采用阈值分割技术会将背景和心肌混在一起，并且会受到噪声的干扰。

图2-10表示采用传统的Snake分割方法和快速Snake方法的分割结果，其中图a中红色表示原始曲线的位置；图b是采用传统Snake方法的分割结果；图c是采用快速Snake方法并结合贪婪算法的分割结果。

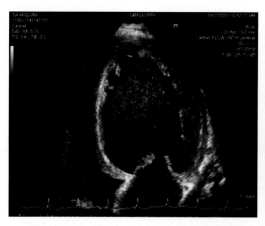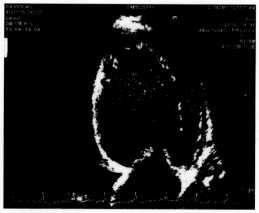

图2-9　阈值分割结果

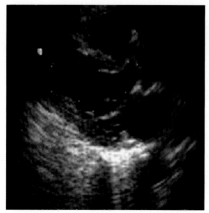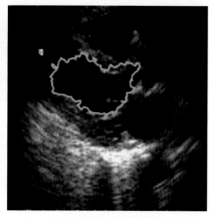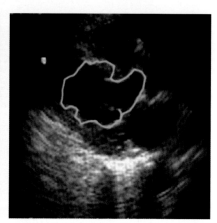

a.原始曲线　　　　　　　　　b.GVF Snake方法　　　　　　　　c.快速Snake方法

图2-10　分割效果图

通过比较GVF Snake方法和快速Snake方法的分割结果，可以发现GVF Snake方法得到的曲线很不平滑，这主要是因为超声影像中斑点噪声对其影响较大。而快速Snake方法可以动态地作平滑处理，因此使得曲线更加平滑，有利于后期运动分析。

图2-11表示采用快速Snake方法后，在分割过程中，外部力场的变化以及轮廓曲线的演化过程。

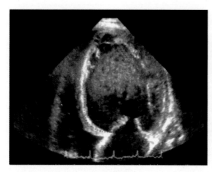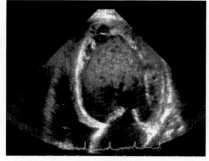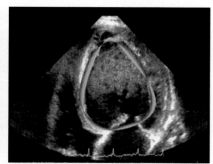

a.初始轮廓　　　　　　　　　b.外部力场　　　　　　　　　　c.运动结果

图2-11　分割结果

通过对这两种方法的分割结果进行比较，可以看出：斑点噪声对GVF Snake的影响很大，无法有效地分离斑点中蕴含的信息和噪声，这导致了GVF Snake方法无法得到平滑的曲线。相反，结合贪婪算法的快速Snake方法综合考虑了传统Snake方法和GVF Snake方法的优点，有效地降低了背景噪声对轮廓曲线的影响。

第三节　二维超声斑点跟踪技术

一、超声图像中的斑点

目前对于超声图像中的斑点，一直存在两种相反的观点：一部分学者持有超声图像的斑点就是信号噪声的观点，这种信号噪声的存在严重影响了超声影像的质量，他们采用各种降噪技术去除这些斑点以最大限度地降低噪声对成像质量的影响；与此相反，另外一部分学者持有斑点是一种反映成像介质结构信息的结构性信号的观点，他们认为可以根据超声影像斑点的特性来区分正常与异常组织，从而确定病灶。虽然这两种观点截然不同，而且采取的措施也不一样，但是都是为了获得高质量的超声影像，从而确定、识别病灶，帮助临床医生提高诊断质量。但是，不可否认的是，心脏超声影像中包含的斑点都是心脏内外膜或者心肌运动的反映。在心肌运动中，特征斑点会随着心肌的运动从当前帧运动到下一帧。为了研究的方便，一般假设相邻帧的形变很小，这样可以采用计算机视觉技术对斑点进行跟踪，分析斑点的运动情况，从而获得心肌运动状态。

二、特征点提取

根据计算机视觉理论，通常情况下，与图像的边缘信息、纹理信息和颜色信息相比，特征点包含更多的图像信息和更少的数据处理数量。一般来说，特征点个数远远小于图像所包含的像素个数，但是却含有大量的与图像有关的信息，因此采用合适的方法研究图像中的特征点是非常有意义的。目前常见的特征点检测技术有Forstner、SUSAN、Harris和SIFT四种。SIFT（scale invariant feature transform）尺度不变特征转换算法是当前在计算机视觉中应用广泛而且比较成功的一种特征点匹配算法。原因是SIFT算法匹配能力强，可以提取图像中蕴含的稳定的特征，而且SIFT算法不受图像序列发生平移、旋转、仿射变换、视角变换、光照变换等情况的影响。甚至对于任意角度拍摄的图像也具备较为稳定的特征匹配能力，进而实现差异较大的图像帧之间的特征匹配。

三、SIFT算法特征提取与匹配

SIFT算法最早是由英国哥伦比亚大学的David G.Lowe教授提出来的，并在2004年对该算法加以完善。David G.Lowe教授总结了当时基于不变量技术的特征点检测方法，并在此基础上提出一种基于尺度空间的，对图像缩放、旋转甚至仿射变换都能保持不变的图像局部特征描述算子，即SIFT算子。SIFT算法描述了图像的局部特征，将特征点检测和特征矢量生成、特征匹配搜索等步骤完整地结合在一起进行优化，运算的速度很高，基本上实现了实时性。SIFT算法具有很强的匹配能力，能提取稳定的特征，可以解决图像发生旋转、仿射、光照强度变化情况下的图像之间的匹配问题。甚至在某种程度上对任意一个角度摄取的同一个场景图像也具备较为突出的匹配能力，能够较好地对差异较大的两幅图像之间进行特征匹配。SIFT特征点对于光照强度和立体视角的变化保持不变性，对于图像的缩放和旋转也能保持一定的稳定性，而且由于在整体上和尺度空间被很好地局部化，故而降低了噪声干扰。通常的SIFT图像特征匹配步骤如下：

（1）尺度空间极值检测：使用高斯差分公式检测所有的特征点。

（2）特征点的精确定位：确定特征点的位置和尺度，消除低对比度的特征点和不稳定的边缘响应点。

（3）特征点的方向匹配：给每个关键点一个方向。

（4）生成特征点的特征矢量：计算特征点的梯度，得到特征点描述子。

（一）尺度空间极值检测

通过对原始影像进行尺度变换，进而获得影像多尺度下的尺度空间表示序列，通过对这些序列在不同尺度空间上进行主轮廓的提取，并将该主轮廓作为一种特征向量，实现边缘检测和角点检测，以及不同分辨率上的特征提取，这是尺度空间思想的主要理论基础。尺度空间方法将传统的单尺度视觉信息处理技术纳入尺度不断变化的动态分析框架中，因此更容易获得图像的本质特征。尺度空间中各尺度图像的模糊程度逐渐变大，能够模拟人在距离目标由近到远时目标在视网膜上的形成过程。研究表明，高斯核是实现尺度变换的唯一变换核，并且高斯卷积核是实现尺度变换的唯一线性核。

1.尺度空间的生成　用函数$L(x, y, \sigma)$表示图像的尺度空间，这个函数是由一个变尺度的高斯函数$G(x, y, \sigma)$与图像卷积$I(x, y)$产生的：

$$L(x, y, \sigma) = G(x, y, \sigma) *I(x, y) \tag{2-37}$$

其中，(x, y)表示图像的像素位置，$L(x, y, \sigma)$表示图像的尺度空间，σ为尺度平滑因子，σ值越小则表示被平滑得越少，相应的尺度也就越小；σ值越大代表该图像被平滑得越大。大的尺度对应于图像的概貌特征，小的尺度对应于图像的细节特征。因此，建立尺度空间的关键就是选择合适的尺度平滑因子。$G(x, y, \sigma)$是高斯正态分布函数，即

$$G(x, y, \sigma) = \frac{1}{2\pi\sigma^2} e^{-(x^2+y^2)/2\sigma^2} \tag{2-38}$$

图2-12为高斯正态分布函数，在减小图像尺寸的场合经常使用高斯模糊。高斯模糊通常用来减小图像噪声以及降低图像层次。使用高斯模糊技术生成的图像，其视觉效果和使用一个半透明的屏幕观察图像很类似。一般来说，在对图像进行采样之前，先进行低通滤波处理，可以保证采样图像中不会出现虚假的高频信息。

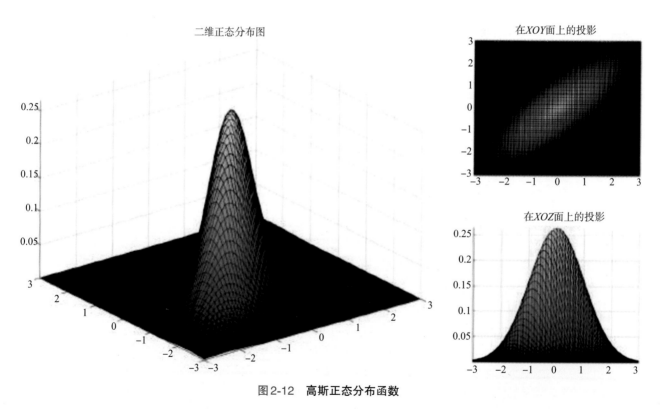

图2-12　高斯正态分布函数

在高斯尺度空间，同一类型特征点和边缘在不同的尺度上具有因果性。也即是说，当尺度变化时，新的特征点可能出现，而老的特征点可能移位或消失。这种因果性带来的含糊性是固有的，不可避免的，不能消除，但可以减小。然而，由于高斯核具有线性、平移不变性、旋转不变性等特性，可以证明，高斯核是实现尺度变换的唯一变换核。在生成尺度空间这一步骤中，主要是建立高斯金字塔和高斯差分（difference of gaussians，DOG）金字塔，然后在DOG金字塔里面进行极值检测，以确定特征点的位置和所在尺度。

建立高斯金字塔：为了得到不同尺度空间下的稳定特征点，将图像$I(x, y)$与不同尺度因子下的高斯

核进行卷积操作,构成高斯金字塔。高斯金字塔的构建过程可分为两步:第一步,对图像做高斯平滑;第二步,对图像做亚采样。

为了体现尺度的连续性,需要在亚采样图像上增加高斯滤波,由此可以从一幅图像得到几组(octave)图像。而一组图像包括几层(interval)图像。高斯金字塔一般选择4阶,每一阶有层尺度图像,一般选择3～5层。高斯金字塔的构成如图2-13所示。

由上图可知,高斯金字塔共o组,s层,那么有

$$\sigma(o,s) = \sigma_0 \cdot 2^{\frac{s}{S}} \qquad (2\text{-}39)$$

其中,σ代表尺度空间坐标,s表示sub-level层坐标,$s \in [0, \cdots, S+1]$,σ_0代表初始空间尺度坐标,S代表每阶金字塔的层数。图2-14是针对同一幅原图像,不同σ取值下的结果。

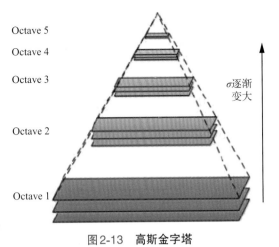

图2-13　高斯金字塔

引自章菲菲. 基于改进SIFT算法的目标识别与跟踪技术研究. 北京理工大学硕士学位论文. 2015.

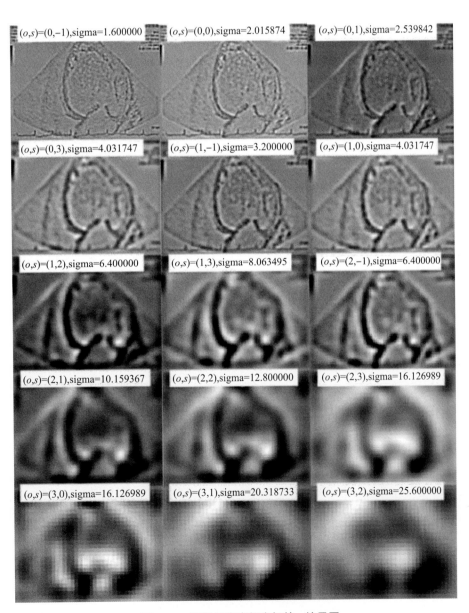

图2-14　不同尺度空间坐标的σ结果图

当用相机拍摄图像时，其实相机镜头已经对图像进行了一次初始的模糊，那么高斯金字塔的初始尺度可定义为

$$\sigma_0 = \sqrt{\sigma_{init} \times \sigma_{init} - \sigma_{pre} \times \sigma_{pre}} \qquad (2\text{-}40)$$

其中，σ_{init} 表示第0层尺度，σ_{pre} 表示被相机镜头模糊后的尺度。

我们引入组内尺度和组间尺度的概念以更好地了解高斯金字塔的构造关系。这里的组内尺度是指同一组内的尺度关系；组间尺度是指不同组直接的尺度关系。

$$\sigma_{o+1}(s) = \sigma_0 \cdot 2^{(s+S)/S} \qquad (2\text{-}41)$$

$$\sigma_o \cdot 2^{(s+S)/S} = 2\sigma_0 \cdot 2^{s/S} \qquad (2\text{-}42)$$

由此可见，相邻两组的同一层尺度是2倍的关系。最后，可将组内和组间尺度归纳为

$$2^{i-1}(\sigma, k\sigma, k^2\sigma, \cdots, k^{n-1}\sigma) \qquad (2\text{-}43)$$

上式中 $k = 2^{1/s}$，i 表示金字塔组数，n 表示每一组的层数。另外，在高斯金字塔的构成中要注意的是，第1阶的第1层是放大2倍的原始图像，其目的是为了得到更多的特征点；同一阶中相邻两层的尺度因子比例系数是 k，则第1阶第2层的尺度因子是 $k\sigma$。其他层以此类推；第2阶的第1层由第一阶的中间层尺度图像进行子抽样获得，其尺度因子是 $k^2\sigma$，然后第2阶的第2层的尺度因子是第1层的 k 倍即 $k^3\sigma$。第3阶的第1层由第2阶的中间层尺度图像进行子抽样获得，其他阶构成以此类推。

以上分析表明，上一组图像的底层是由前一组图像的倒数第2层图像隔点采样生成的，这样可以保持尺度的连续性。

建立DOG金字塔：利用不同尺度的高斯差分核与图像做卷积，可以在尺度空间中有效地检测到稳定的关键点。卷积的结果得到一个高斯差分（difference of gaussians，DOG）的响应值图像。然后，通过对响应值图像 $G(x, y, \sigma)$ 进行局部极大值搜索，在位置空间和尺度空间中定位特征点。

$$G(x, y, \sigma) = [G(x, y, k\sigma) - G(x, y, \sigma)] \cdot I(x, y) = L(x, y, k\sigma) - L(x, y, \sigma) \qquad (2\text{-}44)$$

其中，k 为两相邻尺度空间倍数的常数。DOG在计算上只需对相邻尺度的高斯平滑后的图像相减，因此简化了计算。DOG金字塔第1层的尺度因子与高斯金字塔的第1层是一致的，其他阶也有类似结果。

2.极值点检测　通过比较同一组内各个DOG的相邻层可以完成极值点的检测。这是因为DOG空间的局部极值点组成了图像的特征点。可以通过对每一个像素点和它所有的相邻点进行比较，看其是否比它的图像域和尺度域的相邻点大或者小，从而可以得到DOG函数的极值点。如图2-15所示，中间的检测点与其相同尺度的8个相邻点以及上下相邻尺度对应的 9×2 个点进行比较，以确保在尺度空间和二维图像位置空间都能检测到极值点，即比较是在一个 3×3 的立方体内进行。搜索过程从每组的第2层开始，以第2层为当前层，对第2层中的每个点取一个 3×3 的立方体，立方体上下层为第1层和第3层。这样，搜索得到的极值点既有位置坐标（DOG的图像坐标），又有空间尺度坐标（层坐标）。当第2层搜索完成后，再以第3层作为当前层，其过程与第2层的搜索类似。

在图2-15中，如果标记为叉号的像素比相邻26素的值都大或都小，则该点将作为一个局部极值点，记下它的位置和对应尺度。

上述极值点是在离散空间进行搜索的，由此提取到的极值点并非真正意义上的极值点。图2-16所示为连续空间检测到的极值点与二维函数离散空间检测到的极值点之间的差别。

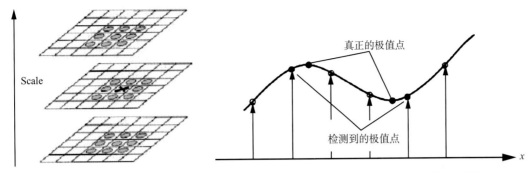

图2-15　DOG尺度空间局部极值点检测　　图2-16　离散空间极值点与连续空间极值点之间的关系

图2-15、图2-16引自屈有佳. 基于SIFT特征的关键帧提取算法研究. 北京交通大学硕士学位论文. 2015.

（二）特征点的精确定位

一般来说，通过上述DOG尺度空间检测到的局部极值点还要经过进一步的检测才能精确定位为特征点，原因是DOG值对噪声和边缘较为敏感。通过对局部极值点进行三维二次函数拟合的方法，可以精确确定特征点的位置和尺度，尺度空间函数 $G(x, y, \sigma)$ 在局部极值点 $D(x_0, y_0, \sigma_0)$ 处的泰勒展开式：

$$G(x, y, \sigma) = D(x_0, y_0, \sigma_0) + \frac{\partial D^T}{\partial X} X + \frac{1}{2} X^T \frac{\partial^2 D}{\partial X^2} X \qquad (2\text{-}45)$$

式中，$x(x, y, \sigma)^T$ 为关键点的偏移量，$D(x_0, y_0, \sigma_0)$ 是 $D(x, y, \sigma)$ 在图像局部极值点处的值。

一阶导数和二阶导数是通过附近区域的差分来近似求出的，列出其中的几个，其他二阶导数以此类推。通过对公式求导，并令 $\frac{\partial D(X)}{X} = 0$，得出精确的极值位置 $\hat{X}$ 如下：

$$\hat{X} = -\frac{\partial^2 D^{-1} \partial D}{\partial X^2 \partial X} \qquad (2\text{-}46)$$

一般来说，当 $\hat{X}$ 在任一方向上的偏移大于0.5时，就意味着该关键点与另一检测点非常接近，这样的点就要删除。同时，我们需要去掉低对比度的特征点和不稳定的边缘响应点，目的是提高匹配的稳定性及抗噪声能力。

1. 低对比度的特征点的去除　把公式（2-45）代入公式（2-46）中，只保留前两项，得到公式（2-47）：

$$D(\hat{X}) = D + \frac{1}{2} X^T \frac{\partial D^T}{\partial X} \hat{X} \qquad (2\text{-}47)$$

利用（2-47）可计算出 $D(\hat{X})$，$D(\hat{X})$ 可以用来衡量特征点的对比度。如果 $|D(\hat{X})| \leqslant \theta$，则该点为不稳定的特征点，应该被删除。$\theta$ 的经验值为0.03。

2. 不稳定的边缘响应点的去除　仅仅删除低对比度的极值点对于提高特征点稳定性是远远不够的。DOG函数在图像边缘有较强的边缘响应，因此还需要排除边缘响应。一个平坦的DOG响应峰值一般会在横跨边缘的地方有较大的主曲率，而在垂直边缘的方向有较小的主曲率。

上述确定的特征点处的偏导数可以构成一个Hessian矩阵：

$$H = \begin{Bmatrix} D_{xx} & D_{xy} \\ D_{xy} & D_{yy} \end{Bmatrix} \qquad (2\text{-}48)$$

其中，D_{xx} 表示DOG金字塔中某一尺度下的图像，在 x 方向上连续两次求导。我们可以用一个 2×2 的Hessian矩阵来计算主曲率，由于 D 的主曲率与Hessian矩阵的特征值成比例，所以不需要具体求特征值，只需求其比例（ratio）即可。设 α 是最大幅值，β 是最小特征值，$r = \frac{\alpha}{\beta}$，则ratio可采用下式计算：

$$\text{ratio} = \frac{Tr(H)^2}{Det(H)} = \frac{(\alpha + \beta)^2}{\alpha\beta} = \frac{(r+1)^2}{r} \qquad (2\text{-}49)$$

其中，$Tr\ (H)\ =D_{xx}+D_{yy}$，$Det\ (H)\ =D_{xx}\times D_{yy}-D_{xy}\times D_{xy}$。ratio值在两特征值相等时达最小，随$r$的增长而增长。通常$r=10$，若$\text{ratio}=\dfrac{Tr\ (H)^2}{De\ (H)}<\dfrac{(r+1)^2}{r}$将特征点保留，反之，则作为边缘点删除。

（三）特征点方向匹配

通过尺度不变性求极值点，可以使其具有缩放不变的性质，利用关键点邻域像素的梯度方向分布特性，可以为每个关键点指定参数方向，从而使描述子对图像旋转具有不变性。

根据提取到的特征点的局部图像区域求得一个基准方向，从而实现图像旋转的不变性。一般采用图像梯度的方法求取这个局部结构的稳定方向。对于已经检测到的特征点，我们知道该特征点的尺度值，因此根据这一尺度值，可以得到最接近这一尺度值的高斯图像：

$$L\ (x,\ y,\ \sigma)\ =G\ (x,\ y,\ \sigma)\ *I\ (x,\ y) \tag{2-50}$$

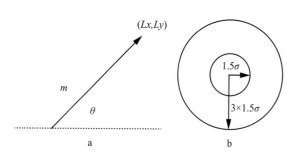

图 2-17　以 3×1.5σ 为半径的区域内图像梯度的幅角和幅值

然后使用有限差分，计算以特征点为中心，以 3×1.5σ 为半径的区域内图像梯度的幅角（梯度方向）和幅值（梯度模值）。如图 2-17 所示，图 a 表示图像梯度的方向和阈值；图 b 表示以特征点为中心，计算高斯图像的方向和梯度 grad$I\ (x,\ y)$。以下为特征点的梯度以及幅值 m、幅角 θ 的计算公式：

$$\text{grad}I\ (x,\ y)\ =\left(\frac{\partial I}{\partial x},\ \frac{\partial I}{\partial y}\right) \tag{2-51}$$

$$m\ (x,\ y)\ =\sqrt{\left[L\ (x+1,\ y)\ -L\ (x-1,\ y)\right]^2+\left[L\ (x,\ y+1)\ -L\ (x,\ y-1)\right]^2} \tag{2-52}$$

幅角 θ 计算公式：
$$\theta\ (x,\ y)\ =\arctan\left[\frac{L\ (x,\ y+1)\ -L\ (x,\ y-1)}{L\ (x+1,\ y)\ -L\ (x-1,\ y)}\right] \tag{2-53}$$

在得到特征点邻域的高斯图像梯度之后，通过直方图来统计邻域内像素的幅值与梯度方向。梯度方向直方图的横坐标代表梯度方向角，纵坐标代表梯度方向角相应的梯度幅值累加值。为了确定关键点的方向，一般采用梯度直方图统计法，统计以关键点为原点，一定区域内的图像像素点对关键点方向生成所做的贡献，如图 2-18 所示。

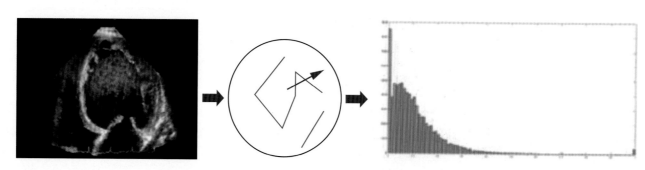

图 2-18　梯度方向直方图

引自屈有佳. 基于 SIFT 特征的关键帧提取算法研究. 北京交通大学硕士学位论文. 2015.

在得到图像特征点的主方向后，每个特征点含有位置、尺度、方向三个有用信息 $(x,\ y,\ \theta,\ \sigma)$，可以使用 SIFT 算法获得前两个信息。由此，我们可以确定一个 SIFT 特征区域。通常使用一个带箭头的圆或直接使用箭头来表示 SIFT 区域的三个值，其中，圆的中心表示特征点的位置，圆的半径表示特征点的尺度（$r=2.5\sigma$），圆半径的箭头表示特征点的主方向，如图 2-19 所示。

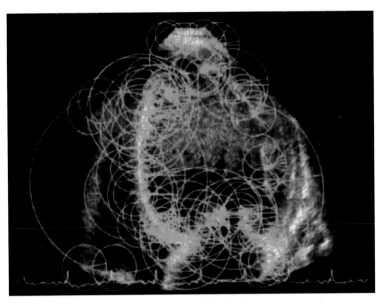

图2-19 SIFT特征点显示

（四）特征点特征矢量的生成

特征矢量描述的目的是在特征计算后，用一组向量将这个特征点描述出来，这个描述子不但包括特征点，也包括特征点周围对其有贡献的像素点。特征矢量不但可以用来作为进一步目标匹配的依据，也可使得特征点具有更多的不变特性，如光照变化、3D视点变化等。

生成特征点特征矢量的思路是：通过对特征点周围图像区域分块，计算出每块区域图像内的梯度直方图，并生成具有独特性的向量，这个向量就是该区域图像信息的一种抽象，具有唯一性。

SIFT特征矢量是对特征点附近邻域内高斯图像梯度累计的一种描述，它实质上是一个三维阵列，一般将它描述成一个矢量。这个特征矢量是由三维阵列按一定规律进行排列得到的。由于特征描述矢量与特征点所在的尺度空间相关，所以应在特征点对应的高斯图像上对梯度进行求取。将特征点附近邻域划分成 $B_p \times B_p$ 个区域，每个子区域的尺寸为 m_σ 个像元，其中 $m = 3$，$B_p = 4$，σ 为特征点的尺度值。

以图像特征点为中心，将特征点附近邻域内图像梯度的位置和方向旋转一个方向角 θ，从而保证了特征矢量具有旋转不变性。

图2-20是一个SIFT特征矢量的实例。其中，特征矢量由 $2 \times 2 \times 8$ 维的向量表征，也就是由 2×2 个8方向的方向直方图组成。图a的种子点由单元组成。每一个小格都代表了特征点邻域所在的尺度空间的一个像素，箭头方向代表了像素梯度方向，箭头长度代表了该像素的幅值。然后在 4×4 的窗口内计算8个方向的梯度方向直方图。绘制每个梯度方向的累加可形成一个种子点，如图b所示：一个特征点由4个种子点

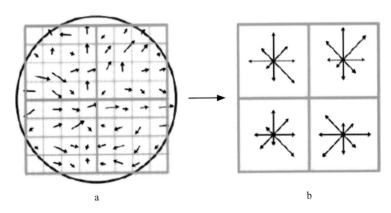

a   b

图2-20 SIFT特征描述矢量

引自 Lowe DG. Object recognition from local scale-invariant features. iniccv 1999, vol. 99, No. 2, pp. 1150-1157.

的信息组成。

在特征点附近领域图像梯度的位置和角点旋转后,再以特征点为中心,取一个$m\sigma B_p \times m\sigma B_p$大小的图像区域,并将它等间隔划分成$B_p \times B_p$个子区域,每个间隔为$m\sigma$像元。针对每个子区域计算出8个方向的梯度方向直方图,统计每个梯度方向的累加值,得到一个种子点,这样每个子区域的梯度方向直方图将$0° \sim 360°$划分为每个范围$45°$的8个方向范围,每个种子点共有8个方向的梯度强度信息。图2-21中的特征点通过了4×4共16个种子点来描述,每个种子点含有8个方向的向量信息,由于存在$B_p \times B_p$个子区域,所以,共有$B_p \times B_p$个数据,最后得到了$4\times4\times8=128$维的SIFT特征矢量。

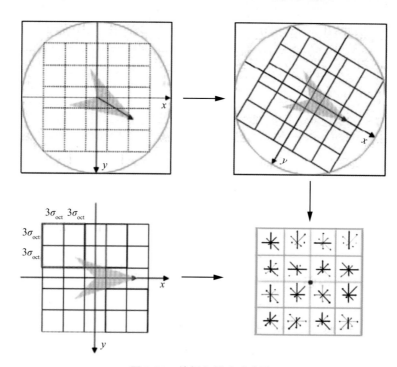

图2-21   特征矢量生成步骤

引自章菲菲. 基于改进SIFT算法的目标识别与跟踪技术研究. 北京理工大学硕士学位论文. 2015.

Lowe教授的实验结果表明:特征矢量采用$4\times4\times8=128$维向量表征的综合效果最优,具有不变性与独特性。128维特征矢量的生成步骤如下:

(1)确定计算描述子所需的图像区域:特征矢量梯度方向直方图由关键点所在尺度的模糊图像计算产生。图像区域的半径通过下式计算:

$$\text{radius} = \frac{3\sigma_{\text{oct}} \times \sqrt{2} + (d+1) + 1}{2} \tag{2-54}$$

其中,σ_{oct}是特征点所在组的组内尺度,$d=4$。

(2)将坐标移到特征点方向:移动过程如图2-22所示,移动后得到旋转角度新的坐标:

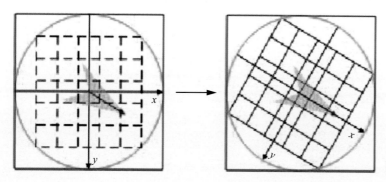

图2-22   旋转坐标

引自章菲菲. 基于改进SIFT算法的目标识别与跟踪技术研究. 北京理工大学硕士学位论文. 2015.

$$\begin{pmatrix} \hat{x} \\ \hat{y} \end{pmatrix} = \begin{pmatrix} \cos\theta & -\sin\theta \\ \sin\theta & \cos\theta \end{pmatrix} \times \begin{pmatrix} x \\ y \end{pmatrix} \tag{2-55}$$

（3）生成方向直方图：在图像半径区域内对每个像素点求其梯度幅值和方向，然后对每个梯度幅值乘以高斯权重参数，生成方向直方图，如图2-23所示。

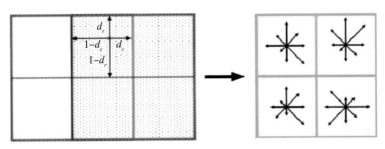

图2-23　生成方向直方图

引自章菲菲. 基于改进SIFT算法的目标识别与跟踪技术研究. 北京理工大学硕士学位论文. 2015.

$$\text{weight} = \left| \text{grad} \left[I_\sigma (x, y) \right] \right| \times \exp\left(-\frac{x_k^2 + y_k^2}{2\sigma_w}\right) \times (1 - d_r) \times (1 - d_c) \times (1 - d_o) \tag{2-56}$$

（4）生成种子点：在窗口宽度为2×2的区域内计算8个方向的梯度方向直方图，绘制每个梯度方向的累加值，即可形成一个种子点。然后再在下一个2×2的区域内进行直方图统计，形成下一个种子点，共生成16个种子点。

（5）特征矢量规范化：描述子向量元素门限化及门限化后的描述子向量规范化。描述子向量元素门限化即方向直方图每个方向上梯度幅值限制在一定门限值以下（门限一般取0.2）。

描述子向量规范化。

$$l_j = w_j \bigg/ \sqrt{\left(\sum_{i=1}^{128} w_i \ (j = 1, 2, \cdots, 128)\right)} \tag{2-57}$$

$W = (w_1, w_2, \cdots, w_{128})$ 为得到的128维的特征矢量，$L = (l_1, l_2, \cdots, l_{128})$ 为规范化后的向量。关键点描述子向量的规范化正是可去除满足此模型的光照影响。对于图像灰度值的整体漂移，因图像各点的梯度由邻域像素相减得到，所以也能去除。

（五）特征点的初匹配

特征描述子的表现形式是特征矢量，它主要用于两幅图像之间的相互匹配，当两幅图像的特征矢量生成后，一般采用特征点的特征矢量的欧氏距离作为两幅图像中特征点的相似度判定度量。

常用的SIFT特征匹配策略：根据最近邻特征点距离与次近邻特征点距离之比d确定匹配点对。假设待匹配的两个图像分别为M和N，而且两个图像经SIFT算法提取特征点后，图像M的特征点集合为$F_m = \{f(m)_1, f(m)_2, \cdots, f(m)_{L_m}\}$，图像$N$的特征点集合为$F_n = \{f(n)_1, f(n)_2, \cdots, f(n)_{Ln}\}$，其中$L_m$和$L_n$分别为图像和的特征点数据。当SIFT特征向量的维度为k时，欧式距离为

$$d(F_m, F_n) = \sqrt{\sum_{i-1}^{k} \left[f(m)_i - f(n)_i\right]^2} \tag{2-58}$$

按距离比率准则进行特征匹配，即对于某一特征点，设另一图像中与其最近的欧氏距离为d_1，次近欧氏距离为d_2，且定义d_1与d_2的比率为$\text{ratio} = d_1/d_2$。评判是否与特征点匹配的定义为

$$\begin{cases} \text{If ratio} < \varepsilon, & \textit{success} \\ \text{Else}, & \textit{failure} \end{cases} \tag{2-59}$$

其中，ε为预先设定的阈值，Lowe试验中采用值为0.44。也就是说当距离比率大于某一阈值时，认为特征点成功匹配，相反，则认为与特征点不匹配。

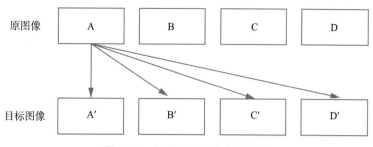

图2-24　穷举匹配法的实现过程

采用穷举法策略时的取值很重要，当*d*较高时匹配点对的数量很大，但易产生弱匹配点，减弱主要匹配点对在计算中的权值，从而影响匹配效果和计算速度；当*d*较小时，匹配点对的数量较少，可能会集中在影像的局部区域，影响其他区域的匹配效果（图2-24）。

为避免人为取值的影响，将双向匹配约束条件引入到SIFT特征匹配过程中进行初匹配，在此之前需要确定特征点的最近邻点，所以，如何快速有效地搜索到特征点的最近邻点是SIFT特征匹配的关键问题，虽然穷举法能找到最精确的最近邻点，但是如果特征点数目很大时，计算量会以指数级别增长，实用性不强。

由于SIFT特征向量的维数高达128维，故需一种高效的数据结构以达到快速搜索的目的，K-D树（K-dimension tree，K-D树中K表示K个维度）搜索算法是二叉搜索树的一种扩展，能避免穷举法的不足而快速找到最近邻点。对于K-D树的每个节点而言，每个节点都代表一个维度的分割，其左子树之节点都小于或等于其代表的值，而右子树皆大于其值。若父节点为第$i+1$个维度的分割，则子节点代表第$i+1$个维度的分割。当一个节点中的点数少于给定的最大点数时，K-D树的分割结束，K-D树的时间复杂度为O，其中*n*为点的个数。

在这里以二维树为例，介绍树数据组织结构的建立步骤：

（1）对*n*个*k*维向量$(x_{11}, x_{12}, \cdots, x_{1k})$，$(x_{21}, x_{22}, \cdots, x_{2k})$，$\cdots$，$(x_{n1}, x_{n2}, \cdots, x_{nk})$按第*i*个维度的大小排序。

（2）取排序后的中位数*v*，将点集分为左右两部分，左子树节点的第*i*个维度小于*v*值，右子树节点的第*i*个维度大于*v*值。

（3）按上述步骤类推从$i+1$维度建立左点集的K-D树。

（4）同上从第$i+1$维度建立右点集的K-D树。

举例说明，如图2-25，图2-26，图2-27所示：假设有一点集为（2，3），（4，7），（8，1），（9，6），（5，4），（7，2）。

（1）将这一点集按照其坐标*x*排序为：（2，3），（4，7），（5，4），（7，2），（8，1），（9，6）。

（2）确定中位数为7后，将点集分割为左、右两子树，其中左子树为（2，3），（4，7），（5，4），而右子树为（8，1），（9，6）。

（3）将左子树按*y*坐标排序为（2，3），（4，7），（5，4）确定中位数为4，此时K-D树为（2，3），（4，7），按照*x*排序建立K-D树，此时左子树分割完成。

（4）按照上一步骤，完成右子树的建立。

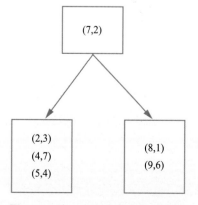

图2-25　左、右两子树（按*x*排序）

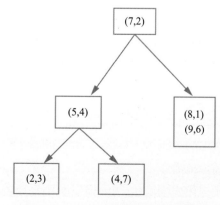

图2-26　左、右两子树（按*y*排序）

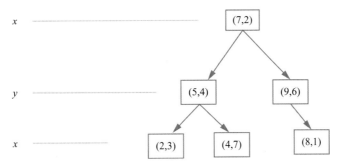

图 2-27　K-D 树对应的平面分割（$k=2$）

小维度数组的树搜索十分高效，但是随着其维度的提高，树的搜索效率会降低。

第四节　三维超声斑点跟踪技术

斑点追踪在评估心肌功能障碍如心肌梗死和心肌缺血方面特别有价值。二维（2-D）跟踪已经常规用于心脏应变成像。然而，变形引起的位移本质上是三维的（3-D），需要 3-D 方法来估计全位移矢量并导出应变张量的相关分量，捕获由于疾病过程引起的区域心脏力学的变化。虽然将传统的 1-D/2-D 斑点追踪扩展到 3-D 很简单，但处理大量完全采样的体积数据非常耗时，这使得其常规临床使用具有挑战性。

J.Luo 等基于 1-D 和 2-D 相关的块匹配算法，提出了减少相关运算的快速方法。目前，很多文献已经提出了各种三维散斑追踪方法，其计算负荷不考虑 3-D 块匹配，但实际上也有学者已经提出了具有大大减少计算的替代跟踪方法，其导出的位移场的空间分辨率通常远低于块匹配算法的空间分辨率。由于块匹配中使用的基本算术运算与块的大小、搜索字段的大小及密度相关，其算术运算复杂度与空间维度呈二次方倍增，即使计算机的计算能力成倍增长，也难以满足当前 3-D 块匹配的临床应用。

另外，3-D 斑点跟踪性能是一个较困难的问题，主要是因为与传统的 2-D 速率相比，其帧速率降低太多。由于低信噪比，有限的景深，样本体积内的运动梯度和组织变形，这可以引起显著的散斑去相关（即用于跟踪的两个帧之间的斑点不相似）。散斑去相关是位移估计误差的主要原因，它增加了峰值跳跃伪像（即错误估计）的可能性，其选择次要伪相关峰值作为最高相关值，导致位移估计出现显著误差。最小化这些伪像的有效方法是短时间（即小内核大小）归一化互相关（NCC），然后用该方法设计相关滤波器应用于相邻像素。小内核可以良好抑制引起去相关的大部分干扰因素，而跨越多个内核的相关滤波器可以在很小的空间分辨率下抑制峰值跳变。该方案可有效地应用于小应变引起的散斑去相关。然而，由于大的帧间位移和应变，峰值跳跃伪像仍存在于心脏图像的低帧率 3-D 散斑跟踪中。

将搜索区域进行初始粗略分解，细分为几个局部搜索区域，然后在这些有限区域上进行高分辨率搜索，有助于提高计算效率并减少 3-D 跟踪的峰值跳跃伪像。J.Jiang 等提出首先对通过中心扫描线的纵向位移进行估计，然后向外传播以估计横向位移。它假设空间相关的运动连续性，具有一定合理性，可应用于准静态的场合，如乳房和甲状腺弹性成像。然而，可否将其应用于心脏成像尚不清楚，因为心脏局部应变变化是显著的，所以这种假设可能不成立。C.Pellot-Barakat 等的方法是采用在第一遍中使用大相关内核和搜索区域进行由粗到细的两遍跟踪。首先获得低分辨率位移估计，然后用于引导具有小得多的相关内核的更高分辨率的搜索。因为没有关于运动模式的假设，所以可以将其应用于心脏成像，但是可能需要一些初始估计来保证良好的整体性能。

最近，一种基于随机搜索的算法 Patch Match 被开发用于图像编辑和计算机视觉，以加速找到两个不同图像或视频之间的对应关系，它也被应用于医学成像。基于超声模拟数据，Patch Match 的性能可与广泛搜索相媲美，但需要更多临床数据来进一步测试可行性。除了减少计算负荷之外，Patch Match 隐含地强制相邻体素中的位移估计的平滑性，这减少了峰值跳跃伪像。因此，将 Patch Match 结合到多通道跟踪中有可能改善粗到精跟踪，其中可靠的初始位移估计是至关重要的。

（高建彬　蒋体钢　谢盛华）

参 考 文 献

高建彬，2012．盲源分离算法及相关理论研究．成都：电子科技大学．

胡佳．2008．基于斑点跟踪的心脏二维超声图像运动分析．南京理工大学硕士学位论文．

屈有佳．2015．基于SIFT特征的关键帧提取算法研究．北京交通大学硕士学位论文．

孙静萍，詹姆斯·托马斯，2005．组织多普勒超声心动图．北京：人民卫生出版社．

章菲菲．2015．基于改进SIFT算法的目标识别与跟踪技术研究．北京理工大学硕士学位论文．

Alessandrini M，Heyde B，Queiros S，et al，2016．Detailed evaluation of five 3D speckle tracking algorithms using synthetic echocardiographic recordings．IEEE Trans Med Imag，35（8）：1915-1926．

Amundsen BH，Helle-Valle T，Edvardsen T，et al，2006．Noninvasive myocardial strain measurement by speckle tracking echocardiography Validation against sonomicrometry and tagged magnetic resonance imaging．J Am Coll Cardiol，47（4）：789-793．

Andrade J，Cortez LD，Campos O，et al，2011．Left ventricular twist：comparison between two-and three-dimensional speckle-tracking echocardiography in healthy volunteers．Eur J Echocardiogr，12（1）：76-79．

Barbosa D，Dietenbeck T，Heyde B，et al，2013．Fast and fully automatic 3D echocardiographic segmentation using B-spline explicit active surfaces：feasibility study and validation in a clinical setting．Ultrasound Med Biol，39（1）：89-101．

Barnes C，Shechtman E，Finkelstein A，et al，2009．PatchMatch：a randomized correspondence algorithm for structural image editing．ACM Trans Graph，28（3）：24．

Barnes C，Shechtman E，Goldman DB，et al，2010．The generalized PatchMatch correspondence algorithm．Proc ECCV：29-43．

Biswas M，Sudhakar S，Nanda NC，et al，2013．Two-and three-dimensional speckle tracking echocardiography：clinical applications and future directions．Echocardiography，30（1）：88-105．

Bohs LN，Geiman BJ，Anderson ME，et al，2000．Speckle tracking for multi-dimensional flow estimation．Ultrasonics，38（1-8）：369-375．

Caselles V，Haro G，SaPiro G，et al，2008．On geometric variational models for inpainting surface holes．ComPuter Vision and Image Understanding，111（3）：351-373．

Chen X，Xie H，Erkamp R，et al，2005．3-D correlation-based speckle tracking．Ultrason Imaging，27（1）：21-36．

Compas CB，wong EY，Huang XJ，et al，2014．Radial basis functions for combining shape and speckle tracking in 4D echocardiography．IEEE Trans Med Imag，33（6）：1275-1289．

Coupé P，Manjón JV，Fonov V，et al，2011．Patch-based segmentation using expert priors：application to hippocampus and ventricle segmentation．NeuroImage，54（2）：940-954．

Crosby J，Amundsen BH，Hergum T，et al，2009．3-D speckle tracking for assessment of regional left ventricular function．Ultrasound Med Biol，35（3）：458-471．

Duan Q，Angelini ED，Herz SL，et al，2009．Region-based endocardium tracking on real-time three-dimensional ultrasound．Ultrasound Med Biol，35（2）：256-265．

Elen A，Choi HF，Loeckx D，et al，2008．Three-dimensional cardiac strain estimation using spatio-temporal elastic registration of ultrasound images：a feasibility study．IEEE Trans Med Imag，27（11）：1580-1591．

Farsalinos KE，Daraban AM，Ünlü S，et al，2015．Head-to-head comparison of global longitudinal strain measurements among nine different vendors：The EACVI/ASE inter-vendor comparison study．J Am Soc Echocardiogr，28（10）：1171-1181．

Friemel BH，Bohs LN，Nightingale KR，et al，1988．Speckle decorrelation due to two-dimensional flow gradients．IEEE Trans Ultrason Ferroelectr Freq Control，45（2）：317-327．

Helle-Valle T，Crosby J，Edvardsen T，et al，2005．New nonivasive method for asseeement of left ventricular rotation speckle tracking echocardiography．Circulation，112（20）：3149-3156．

Heyde B，Alessandrini M，Hermans J，et al，2016．Anatomical image registration using volume conservation to assess cardiac deformation from 3D ultrasound recordings．IEEE Trans Med Imag，35（2）：501-511．

Heyde B，Bouchez S，Thierens，et al，2013．Elastic image registration to quantify 3-D regional myocardial deformation from volumetric ultrasound：experimental validation in an animal model．Ultrasound Med Biol，39（9）：1688-1697．

Huang LY，Petrank Y，Huang SW，et al，2009，Phase rotation methods in filtering correlation coefficients for ultrasound speckle tracking．IEEE Trans Ultrason Ferroelectr Freq Control，56（7）：1368-1382．

Huang SW，Rubin JM，Xie H，et al，2008．Analysis of correlation coefficient filtering in elasticity imaging．IEEE Trans

Ultrason Ferroelectr Freq Control, 55（11）: 2426-2441.

Hung CL, Verma A, Uno H, et al, 2010. Longitudinal and circumferential strain rate, left ventricular remodeling, and prognosis after myocardial infarction. J Am Coll Cardiol, 56（22）: 1812-1822.

Jasaityte R, Heyde B, D'hooge J, 2013. Current state of three-dimensional myocardial strain estimation using echocardiography. Am Soc Echocardiogr, 26（1）: 15-28.

Jeng GS, Zontak M, Parajuli N, et al, 2018. Efficient Two-Pass 3-D Speckle Tracking for Ultrasound Imaging. IEEE Access, 6: 17415-17428.

Jia C, Kim K, Kolias TJ, et al, 2007. 10B-5 4D Elasticity imaging of PVA LV phantom integrated with pulsatile circulation system using 2-D phased array. Proc IEEE Ultrason Symp: 876-879.

Jia C, Olafsson R, Huang S W, et al, 2010. Comparison of 2-D speckle tracking and tissue Doppler imaging in an isolated rabbit heart model. IEEE Trans Ultrason Ferroelectr Freq Control, 57（11）: 2491-2502.

Jiang J, Hall TJ, 2007. A parallelizable real-time motion tracking algorithm with applications to ultrasonic strain imaging. Phys Med Biol, 52（13）: 3773-3790.

Ledesma-carbayo MJ, Kybic J, Desco M, et al, 2005.Spatio-temporal nonrigid registration for ultrasound cardiac motion estimation. IEEE Trans Med Imag, 24（9）: 1113-1126.

Leung KY, van stralen M, Nemes A, et al, 2008. Sparse registration for three-dimensional stress echocardiography. IEEE Trans Med Imag, 27（11）: 1568-1579.

Lin N, Duncan JS, 2004. Generalized robust point matching using an extended free-form deformation model: Application to cardiac images. Proc IEEE Int Symp Biomed Imag, Nano Macro: 320-323.

Lopata RG, Nillesen MM, Thijssen JM, et al, 2011. Three-dimensional cardiac strain imaging in healthy children using RF-data. Ultrasound Med Biol, 37（9）: 1399-1408.

Luo J, Konofagou E, 2010. A fast normalized cross-correlation calculation method for motion estimation. IEEE Trans Ultrason Ferroelectr Freq Control, 57（6）: 1347-1357.

Magnotta VA, Bockholt HJ, Johnson HJ, et al, 2003. Subcortical, cerebellar, and magnetic resonance based consistent brain image registration. Neuroimage, 19（2Pt1）: 233-245.

Mukherjee R, Sprouse C, Pinheiro A, et al, 2012. Computing myocardial motion in 4-dimensional echocardiography. Ultrasound Med Biol, 38（7）: 1284-1297.

Nesser HJ, Mor-Avi V, Gorissen W, et al, 2009. Quantification of left ventricular volumes using three-dimensional echocardiographic speckle tracking: comparison with MRI. Eur Heart J, 30（13）: 1565-1573.

Pellot-Barakat C, Frouin F, Insana MF, et al, 2004. Ultrasound elastography based on multiscale estimations of regularized displacement fields. IEEE Trans Med Imag, 23（2）: 153-163.

Petrank Y, Huang L O'Donnell M, 2009, Reduced peak-hopping artifacts in ultrasonic strain estimation using the Viterbi algorithm. IEEE Trans Ultrason Ferroelectr Freq Control, 56（7）: 1359-1367.

Queirós S, Vilaça J L, Morais P, et al, 2015. Fast left ventricle tracking in CMR images using localized anatomical affine optical flow. Proc SPIE, 9413: 941306-1-941306-7.

Seo Y, Ishizu T, Enomoto Y, et al, 2009. Validation of 3-dimensional speckle tracking imaging to quantify regional myocardial deformation. Circ Cardiovasc Imag, 2（6）: 451-459.

Shi W, Caballero J, Ledig C, et al, 2013. Cardiac image super-resolution with global correspondence using multi-atlas PatchMatch. Med Image Comput Comput Assist Interv, 16（pt3）: 9-16.

Skovoroda AR, Lubinski LA, Emelianov SY, et al, 1999. Reconstructive elasticity imaging for large deformations. IEEE Trans Ultrason Ferroelectr Freq Control, 46（3）: 523-535.

Somphone O Craene M D, Ardon R, et al, 2013 Fast myocardial motion and strain estimation in 3D cardiac ultrasound with sparse demons. Proc IEEE 10th Int Symp Biomed Imag（ISBI）: 1182-1185.

Weidemann F, Dommke C, Bijnens B, et al, 2003. Defining the transmurality of a chronic myocardial infarction by ultrasonic strain-rate imaging: implications for identifying intramural viability: an experimental study. Circulation, 107（6）: 883-888.

Zhu Y, Hall TJ, 2002. A modified block matching method for real-time freehand strain imaging. Ultrason Imag, 24（3）: 161-176.

Zontak M, O'Donnell M, 2016. Speeding up 3-D speckle tracking using PatchMatch. Proc SPIE, 9784: 97843W.

第3章
心肌力学动物基础实验与分析

第一节　常见比格犬心脏疾病模型的制备

在现代医学研究中，以患病的人作为研究对象，研究人类疾病的性质和变化规律受到多种限制，虽然临床研究积累的医学知识和经验很多，但还是有很大的局限性。人类疾病动物模型研究，作为一种实验方法可以在较短时间内获得大量具有可比性、有价值的疾病资料，有助于全面提示疾病的性质和发展规律。因此，人类疾病动物模型是现代医学常用的有效而不可替代的实验方法或手段。

一、建立开胸比格犬心包吊篮模型

（一）前期准备

手术室温度 23 ～ 26℃，相对湿度 55% ～ 60%。健康比格犬，体重 10 ～ 15kg，雌雄不限。术前禁食、禁饮 12h。备皮：将脱毛膏涂于颈部双侧、四肢、左侧胸壁和背部，待毛脱完后，用清水擦洗脱毛区至脱毛膏洗净。诱导麻醉肌内注射氯丙嗪（10 ～ 15mg/kg）和阿托品（0.05mg/kg），15min 后肌内注射氯胺酮 2 支（每支 0.1g）、芬太尼 1 支（每支 0.1mg），待比格犬进入麻醉状态（无角膜反射），仰卧位并固定四肢，气管插管（带气囊低压气管内套管）固定位置后连接呼吸机进行正压通气，潮气量 10 ～ 15ml/（kg·min），呼吸频率 20 次 / 分，同步心电监护。建立两条外周静脉通路，用于维持麻醉和补充体液。

（二）手术过程

左侧第 3 肋间隙切开胸部皮肤，切口长约 10cm，分离皮下组织、肋间外肌、肋间内肌，用咬骨钳咬断第 2 肋骨、第 3 肋骨（咬骨钳位置放于靠近肋软骨处），一般上、下各留两根肋骨，达到充分暴露心包；用温盐水纱布遮盖第 2、第 3 肋骨游离端，然后放置胸廓撑开器（注意避免损伤肺组织）；沿心底至心尖方向切开心包，显露心脏，用丝线将心包缝合于胸壁肌肉上。分离犬左侧颈总动脉，剥离筋膜，尽量靠近切口两端放置两根结扎线，结扎远心端，提起近心端结扎线，在近心端结扎线远方做一斜形切口（注意不要离断血管），先用肝素注入颈总动脉，再缓慢插入血管鞘管，同时边松开血管钳，丝线结扎固定血管鞘管，鞘管末端缝合结扎固定于皮肤上；经颈动脉逆行插管将测压导管头端置于左心室心腔并连接电生理仪器，同步记录心室内压力时间变化曲线。

二、建立开胸比格犬急性心肌缺血、缺血再灌注模型

（一）分离左冠状动脉

左冠状动脉第一对角支起始于左前降支，距前降支和回旋支分出 0.5 ～ 1.0cm，走行指向心脏钝缘。左冠状动脉第一对角支供血区域内有向回旋方向发出的 3 ～ 4 支侧支及回旋支发出的 3 ～ 4 支侧支。结扎前预防性给予利多卡因（静脉滴注 5mg/kg）。用无损伤缝线在第一对角支起点以下左冠状动脉前降支主干或分支穿一根丝线，冠状动脉表面放置一个塑料空心软管（与要结扎冠状动脉直径相似或稍粗），用丝线将冠状动脉和短软管一起结扎 5min，此时冠状动脉血流阻断或缩小，开放 5min，重复 3 次，共 30min 左右，使心脏对缺血适应，造成 3cm×4cm 大小的缺血区。密切观察心电图，ST 段明显抬高，T 波高耸或倒置；肉眼观察出现心外膜下心肌颜色变暗、变紫，运动不协调；超声心动图显示心肌运动幅度降低、低平或矛

盾运动，证实已造成急性心肌缺血。当需要缺血再灌注时（缺血再灌注容易诱发恶性心律失常，之前可预防性使用胺碘酮，每次给予5mg/kg或450～600mg加于5%葡萄糖溶液500ml中静脉滴注），将塑料软管抽出，暂时保持结扎线状态，使冠状动脉部分血流恢复，稳定5min后，彻底松开结扎线（预防再灌注诱发心律失常），使冠状动脉血流重新恢复，心电图逐渐恢复正常，左心室前壁缺血区发绀消失。模型观察结束后，迅速取出心脏，经固定后做常规组织切片、染色、镜下观察。

（二）模型特点

本模型制备方法可重复性与稳定性好，简便易行；在血管上方垫塑料软管减少了对心脏表面的机械损伤；冠状动脉病变的部位相对恒定，可以控制缺血时间和再灌注时间。通过观察冠状动脉流量结合病理解剖判断缺血程度，指标客观。

（三）比较医学

国内外文献报道的犬急性心肌缺血模型制备主要有3种：冠状动脉的Eppendorf环套法、前降支双重结扎、导管栓塞。但实践证明，上述几种方法均不理想，而该实验方法的优势是手术安全可靠，不需要特殊的设备，实验模型个体差异小，是理想的制备急性心肌缺血模型的方法。但破坏了动物胸腔的完整性，实验结果缺乏临床相似性；同时需行开胸手术并以呼吸机辅助呼吸，创伤大，且缺血程度及再灌注程度不易控制。

三、建立开胸比格犬心肌梗死模型

（一）分离左冠状动脉

左冠状动脉第一对角支起始于左前降支，距前降支和回旋支分出0.5～1.0cm，走行指向心脏钝缘。采用Harris两步结扎法：结扎前预防性给予利多卡因（静脉滴注5mg/kg），用无损伤缝线在第一对角支起点以下左冠状动脉前降支主干或分支穿一根丝线，冠状动脉表面放置一个塑料空心软管（与要结扎冠状动脉直径相似或稍粗），用丝线将冠状动脉和塑料短软管一起结扎，密切观察心电图，预防性给予胺碘酮5mg/kg或450～600mg加于5%葡萄糖溶液500ml中静脉滴注，稳定后去掉塑料段软管，20min后将冠状动脉扎紧。密切观察心电图变化，各点ST段位移总和值和ST段位移≥2mV的心电导联数。超声心动图观察梗死区室壁明显变薄膨出，室壁瘤形成。超过3h后处死动物，迅速取出心脏，切去心房及右心室，放入冰箱速冻1h，在冠状动脉结扎线下平行于冠状沟将左心室等切成5片，放入0.1%硝基四氮唑蓝中，于37℃恒温水浴振摇染色10min，正常心肌染色为暗蓝色，梗死心肌不着色或为浅红色，利用软件计算梗死区面积占左心室面积的百分比。部分心脏切片经固定后做常规组织切片、染色、镜下观察。冠状动脉结扎前后可采集动脉血，在实验中监测乳酸脱氢酶和肌酸脱氢酶。

（二）模型特点

开胸结扎冠状动脉左前降支所致的急性心肌梗死模型，动物易发生室性心律失常导致心室颤动，需密切监护和除颤，需于结扎前给予利多卡因预防严重性心律失常的发生。其定位准确、模型成功率高、稳定性好，但创伤大，动物成本较高。

（三）比较医学

临床研究表明，几乎所有心肌梗死特别是老年患者都主要是动脉粥样硬化所致，少数是冠状动脉痉挛、炎症、先天性畸形、心肌桥等原因造成。85%～95%的急性心肌梗死尸检病例，在冠状动脉内均能发现闭塞性血栓。而开胸结扎冠脉左前降支或其分支所致的急性心肌梗死模型与临床的发病机制存在差距，且开胸手术本身也引起动物出现一系列病理生理变化，但其心肌病理改变和心电图改变与临床相似。

四、建立开胸比格犬起搏模型

（一）起搏设置

起搏参数电压为2V，起搏频率为160次/分（完全夺获窦性心律），起搏方式采用心外膜下起搏。起搏位点的选择：右心室心尖起搏、左心室前侧壁起搏、左心室心尖起搏、左心室缺血与非缺血交接区起搏。每种起搏模式稳定5min后，实施血流动力学和力学分析。

（二）模型特点

实验可以比较精确地定量，固定电刺激参数，同一动物反复刺激的阈值比较稳定，可以多次重复起搏。缺点是模型制备方法较为复杂，手术开胸对动物损伤较大。

（三）比较医学

心脏起搏术是用低能量电脉冲暂时或长期刺激心脏产生动作电位，达到使心脏收缩的治疗目的。近年来，随着心脏起搏技术的不断发展以及心律失常机制研究的不断深入，心脏起搏术开始用于治疗非心动过缓疾病，如预防颈动脉窦晕厥、肥厚型梗阻性心肌病、先天性长 Q-T 间期综合征及慢性心律失常。目前临床上绝大多数采用心内膜电极起搏，而本实验方法是在没有心律异常的情况下实施心外膜下起搏，与临床有些差异。

五、开胸比格犬心脏超声图像的采集

（一）耦合剂准备

耦合剂加温，取适量放入安全套中，尽量避免其中混有空气。耦合剂太多对心外膜造成挤压，产生类似心脏压塞；耦合剂太少，影响近场图像质量。

（二）基本图像采集

经心外膜采集常规二维超声心动图和各瓣口血流频谱，使用局部放大和谐波成像技术，调整图像帧频至 50～90Hz，分别采集 3～5 个完整心动周期，标准二尖瓣口、乳头肌、心尖水平左心室短轴切面，以及心尖四腔心切面（定位解剖标志为获取心尖四腔心切面后确认心尖左心室腔形态尖锐，无冠状窦壁结构出现）、心尖三腔心切面（定位解剖标志为获取心尖左心室长轴切面后确认心尖左心室腔形态尖锐，主动脉口结构完整）、心尖二腔心切面（定位解剖标志为获取心尖两腔心切面后确认心尖左心室腔形态尖锐，无主动脉口结构出现）。根据实验要求可采集三维或四维心脏图像。

（三）分别将不同干预状态下采集的超声动态声像图导入工作站进行离线图像分析

一般采用左心室 16～18 节段划分法，同步心电图 R 波起始到 T 波终点确定左心室收缩期，根据左心室心内膜及心外膜的弯曲程度平均取 7～11 个点，软件依据勾画点自动跟踪心内膜和心外膜运动轨迹，稳定追踪时显示各心动周期的速度-时间变化曲线一致、相对基线无漂移；如追踪不稳定则重新描记心内膜和心外膜边界，计算 3 个连续心动周期的平均峰值。

动物模型的建立本身不是目的，研发和建立动脉模型的主要目的是应用它帮助解决人类疾病的诊断和治疗问题，还有一部分动物模型工作带有学术探索性。动物实验的宗旨是在对应人类疾病进行细致而深入的比较医学的研究中，探索某种疾病的病因、病理、发病机制和转归。因此，建立心脏常见疾病动物模型是现代医学常用的有效而不可替代的实验方法。

第二节　健康比格犬心肌力学分析

一、健康比格犬左心室壁生物力学特征的超声速度向量成像

生物力学是力学和生命科学的交叉科学，以力作用的生物学效应为研究对象。心脏生物力学对生命科学的发展，对医学的基础和临床研究均具有重要的科学价值和实际应用价值。超声速度向量成像技术能够同步获取左心室壁心内膜和心外膜下心肌的应变和旋转等心脏生物力学特征定量参数。本研究应用该技术评价开胸犬左心室壁不同短轴水平及各短轴切面不同节段心内膜和心外膜下心肌的生物力学特征并探讨其跨壁差异与左心室壁厚度变化的关系，为阐明近似犬的哺乳类动物左心室壁厚度周期性变化的生物力学机制提供基础实验数据。

左心室二尖瓣、乳头肌、心尖 3 个不同短轴水平和 18 个不同节段心内膜和心外膜下心肌的径向位移、周向应变和旋转角等时间序列参数。左心室壁心内膜和心外膜下心肌径向位移、周向应变和旋转角等时间序列参数的对子数（n）在不同时间点上一一对应；一个完整心动周期内获取对子数的多少由实时声像图

的采集帧频（f）和犬的心率（HR）决定，$n=f\times60/\text{HR}$。计算一个完整心动周期内左心室壁心内膜和心外膜下心肌的最大径向位移（RD_{max}）、最大周向应变（CS_{max}）和最大旋转角（RA_{max}）；计算一个完整心动周期内的左心室壁最大净增厚值（ΔT_{max}），以同一短轴水平或同一节段心内膜下心肌径向位移时间序列参数减去对应的心外膜下心肌径向位移时间序列参数得到左心室壁厚度增减变化的时间序列参数并用其最大值减去最小值得到ΔT_{max}；计算一个完整心动周期内左心室壁心内膜和心外膜下心肌最大周向应变差（ΔCS_{max}）及心内膜和心外膜下心肌最大旋转角差（ΔRA_{max}），先分别以同一短轴水平或同一节段心内膜下心肌周向应变、旋转角时间序列参数减去对应的心外膜下心肌周向应变、旋转角时间序列参数得到跨壁周向应变差、旋转角差时间序列参数，并分别用其最大值减去最小值得到ΔCS_{max}和ΔRA_{max}；计算左心室射血压力，以一个完整心动周期中左心室流出道的压力最大值减去最小值。

左心室壁的应变与位移是力作用的生物学效应，能定量反映左心室壁心肌生物力学特征。陆景等发现左心室心内膜下心肌径向位移、环向应变和旋转角的变化幅度大于心外膜下心肌，考虑与左心室壁心肌构筑特征有关。①左心室壁内层心肌的细胞排列以及细胞间的闰盘结构和连接模式都比外层心肌复杂，正常心室壁增厚并产生收缩力主要依赖于闰盘对单个心肌细胞收缩力的整合与传导。②左心室心尖部的ΔRA_{max}最大，这可能与心尖部以斜行排列的心肌纤维为主有关。③乳头肌水平左心室壁的ΔT_{max}、ΔCS_{max}最大，其解剖学依据为：环状排列的心肌纤维出现在左心室基底和中部室壁（包括室间隔）的中层，而心尖部与右心室游离壁缺乏；环状排列的心肌纤维与心室做功能力密切相关，法洛四联症患者的右心室游离壁出现环状排列的心肌纤维就是有力的旁证；二尖瓣水平左心室壁的ΔT_{max}、ΔCS_{max}均小于乳头肌水平心肌。Takayama等也有类似发现，他们推测左心室壁基底部心肌的力学行为可能受到某种限制。左心室基底部室壁的内、外层心肌与心肌纤维支架连接紧密，这种结构可能影响左心室基底部心肌的形变能力。心脏实现泵血过程中左心室壁周期性的厚度变化与左心室做功能力密切相关，探讨左心室壁厚度变化的生物力学机制备受关注。Feneis于1943年首次提出左心室的室壁厚度变化不能单纯用心肌细胞形态变化产生的效应来解释，同时认为左心室壁内心肌细胞在一个心动周期中的排列变化可能与室壁厚度变化有关。目前认为心肌纤维缩短产生的"力学放大效应"是导致左心室壁增厚的主要机制："心肌薄片"在收缩期延长、增厚、剪切（滑动）是除心肌细胞增粗之外左心室壁增厚的3大力学要素。有学者指出左心室壁内不同层面"心肌薄片"滑动对左心室壁厚度变化的贡献可达90%，左心室壁内1/3层的贡献>50%。但值得注意的是"心肌薄片"被定义为由3、4个心肌细胞堆砌的相对独立结构，而现有技术手段还无法直接观察到活体内的"心肌薄片"结构，且有学者指出真实的左心室壁心肌构筑并不存在所谓的"心肌薄片"。不论"心肌薄片"结构是否存在，已有的研究结果均提示左心室壁厚度变化过程中室壁不同层面心肌组织存在三维空间上的相对剪切运动。本研究应用VVI技术获取左心室壁心内膜和心外膜下心肌旋转角差时间序列参数，实现了对左心室壁厚度变化过程中左心室壁心内膜和心外膜下心肌在二维空间周向剪切运动的定量分析。左心室壁周向节段心肌的ΔT_{max}与ΔRA_{max}呈正相关，提示左心室壁心膜和心内外膜下心肌间的周向相对剪切运动幅度增大与左心室壁增厚相伴随，但这种跨壁周向剪切运动对左心室壁厚度变化起多大作用还不能确定。此外，心内膜下心肌环向应变变化幅度大于心外膜下心肌，有利于左心室壁的向心性增厚。本研究发现左心室壁的ΔCS_{max}与ΔT_{max}呈正相关，提示左心室壁最大跨壁周向应变差是反映左心室心肌做功的初始力学参数。研究还发现二尖瓣、乳头肌、心尖短轴水平左心室壁ΔT_{max}均与左心室射血压力呈直线相关，贡献大小表现为心尖>乳头肌>二尖瓣水平。左心室壁不同部位的增厚能力与左心室射血压力的内在关系较为复杂，有待进一步阐明。总之，左心室壁心内膜和心外膜下心肌间的周向剪切运动与左心室壁厚度变化有关。

二、健康比格犬左心室心肌三维、径向及纵向位移

实时三维超声斑点跟踪技术是一种快速、简单的定量评价心肌整体和局部力学状态的方法，它不依赖于任何假设，能够全面表述心肌的力学功能状态，在一个心动周期内同一时间同一位置获得完整全面的动态信息，保证获取左心室三维容积数据并精确、可重复地评价左心室的形态和收缩功能，是评价心肌收缩功能最理想的选择。二维超声心动图基于左心室形态几何假设，较少受到周围组织运动的影响，但观察者

和观察者内部之间波动较大，因此多数研究认为实时三维是评价左心室收缩功能最优的方法之一，已经有效地应用于临床疾病的诊断。因此，采用实时三维位移和径向位移、纵向位移力学参数及其相互之间的变化相关性，量化评价左心室心肌的机械运动能力及整体收缩功能，可以进一步探讨左心室心肌的运动状态及变化规律。

心脏是基于复杂的心肌构造和功能的泵器官，因此应尽可能建立一种简单、符合生理状态的心肌力学评价方式，能够恰当有效地评估心肌的收缩功能，不仅用于诊断疾病还将成为疾病治疗及预后评价的重要指标。随着影像诊断技术的不断改进，时间和空间分辨率的提高，三维超声技术已经成为一个有力的诊断工具，广泛应用于基础研究和临床研究，但是否三维技术可以完全取代二维技术，还是两者可以互相弥补不足，从而更加有效准确地评价左心室心肌的收缩功能，尚没有统一的结论，因此，探索左心室心肌三维位移、径向位移、纵向位移的变化规律及其相关性，量化健康比格犬左心室心肌位移的力学变化特征，更恰当地应用位移力学参数评价左心室心肌的收缩功能，探讨心肌超声位移参数在临床应用的价值。

心肌力学状态的变化是理解心脏疾病心肌收缩和舒张功能受损的机制之一，左心室径向位移和纵向位移分别表示心肌在径向和纵向的运动距离，反映心肌运动幅度的有效性和方向性。正常状态左心室心内膜下和心外膜下的纵斜行心肌纤维主要导致心肌纵向的伸长和缩短，中层环形心肌纤维主要导致心肌径向的增厚和变薄。近年来，关于左心室中层心肌的大量研究揭示了中层心肌细胞动作电位持续时间明显要长于其他心肌细胞，说明左心室收缩功能更多依赖于中层心肌，推测径向位移比纵向能够更准确地反映心肌的收缩功能。

Decloedt等的研究认为，心肌收缩功能早期受损表现为心肌纵向缩短程度降低，在传统的超声诊断指标出现之前纵向运动就已经出现异常，说明纵向运动最能反映早期微小的心肌功能损伤，根本原因是心内膜下的纵向心肌纤维具有非常高的易损性，但环向心肌纤维不易受到损害影响并可以弥补纵向纤维的损伤来维持正常的心室收缩功能，因此推测径向位移能够更有效地反映心肌的运动状态，纵向位移能够更早期地反映心肌功能损伤。

Mizuquchi Y等的研究也认为左心室的收缩和充盈功能依赖于心肌的径向和纵向运动，当心肌灌注逐渐降低时，首先纵向运动发生改变，心内膜下心肌的纵向纤维易受缺血、血流动力学、负荷及年龄相关因素的影响，导致径向纤维发生重新排列。早期左心室收缩功能受损、纵向缩短的减低主要由径向心肌的增厚来补偿，以维持正常的收缩功能。Schwarzwald等研究认为径向位移可以表达心肌整体和各节段径向的运动状态，能够客观地评价急性心肌缺血后顿抑心肌、梗死心肌的变形程度，可靠有效地反映左心室整体和各节段的收缩功能，并可推断疾病的进展或治疗效果。

Chetboul等认为左心室峰值径向应变和应变率高于纵向运动，与短轴缩短率呈正相关，而纵向应变和应变率与短轴缩短率出现负相关，说明左心室的径向运动比纵向运动更能准确地反映左心室收缩功能。左心室心肌收缩是复杂的运动过程，包括纵向、径向和周向的缩短、扭转和剪切力，由于心肌跨壁厚度和应力梯度的存在，心肌剪切力和扭转的发生是心肌机械能和心肌位置的移动变化而引起的。由于心肌组织的不可压缩性，在任何一个方向的运动都需要另外两个方向实施补偿运动，心肌收缩过程中各个方向心肌发挥的作用必然出现差异，单一方面评价心肌运动是片面的、不完整的，心肌纤维方向的再定位、电活动和同步化的连续性决定了心肌机械位移的时序性，说明三维位移能够准确反映左心室心肌实际的运动轨迹，径向位移是三维结构形变和力学变化的主要表现形式。

虽然目前三维超声技术应用不是非常广泛，但其评价心脏各节段和整体心肌变形及运动轨迹是非常可靠的，可以更准确地评估心肌复杂的运动机制。

第三节　急性心肌缺血力学分析

正常心脏通过神经和体液的调节，使心肌运动耗氧和冠状动脉的供氧保持动态平衡。当冠状动脉管腔狭窄达到50%～75%，可造成心肌需氧和供氧间的不平衡，心肌因缺氧使高能磷酸化合物产生和储备降低，心肌力学运动发生变化。短暂的反复缺血发作可使心肌对随后发生的缺血产生保护作用以减少心肌坏死范围或延缓心肌细胞死亡。缺血再灌注后，虽然血流和氧气已恢复，但仍存在心肌功能异常伴功能恢复延迟，称为"心肌顿抑"（myocardial stunning）。而心肌在长期慢性缺血状态下，心肌功能下调以减少能量消耗，维持心肌细胞存活，避免心肌坏死的发生；当供血恢复后，心肌功能可完全恢复正常（可能有延迟），此现象称为"心肌冬眠"（myocardial hibernation），属于心肌的自身保护机制。持续而严重的心肌缺血则导致不可逆的细胞损伤和心脏功能异常。本节主要阐述超声心动图技术在诊断急性心肌缺血心肌力学改变中的应用。

一、评价比格犬急性心肌缺血左心室三维位移

采用健康比格犬开胸模型结扎左冠状动脉左前降支，诱导产生急性心肌缺血，应用斑点跟踪成像技术测量左心室心肌基础状态和急性缺血状态三维峰值位移、位移达峰时间以及位移同步化指数变化，分析心肌基础状态和急性缺血状态三维位移的时序分布规律。比格犬急性心肌缺血状态与基础状态比较，左心室各节段心肌三维位移均呈下降趋势，左心室各节段心肌位移达峰时间发生明显延迟，而左心室心肌位移同步化指数增大（图3-1，图3-2）。李文华等基于实时三维斑点跟踪技术获取了更加真实的急性心肌缺血后左心室的三维峰值位移及离散度情况，进一步了解急性心肌缺血左心室心肌力学的功能状态。

已有的理论和实验研究结果证实，急性缺血状态的心肌构造和功能改变必将导致心室壁节段运动和心肌力学的异常。目前，增强MRI、CT及多巴酚丁胺负荷试验只能提供定性的诊断，缺乏对左心室跨壁心肌的定量诊断。脉冲序列MRI技术能够准确地提供冠状动脉疾病导致的心内膜下心肌的变化，是较为先进的量化评价局部和跨壁心肌变化的显像技术，但其空间分辨率受层厚、层间距、扫描矩阵、视野等因素而影响图像质量。随着超声影像诊断技术的不断改进，时间分辨率和空间分辨率的提高，三维位移超声技术克服了二维及M型超声显像在评价心肌功能方面受到左心室容积和结构形态变化的局限，已经成为非常有力的临床诊断工具。

动物实验结扎冠状动脉左前降支造成急性心肌缺血后，其主要供应左心室底前壁、中前壁和尖前壁、尖下壁、尖下侧壁等节段的径向位移降低，而其余节段的径向位移增高。正常状态下，环行心肌纤维主要导致心肌径向的增厚和变薄，说明心肌的径向变化以中层心肌为主，反映了心肌径向运动的有效性和

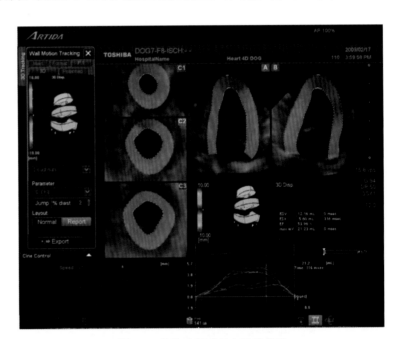

图3-1　比格犬基础状态三维位移

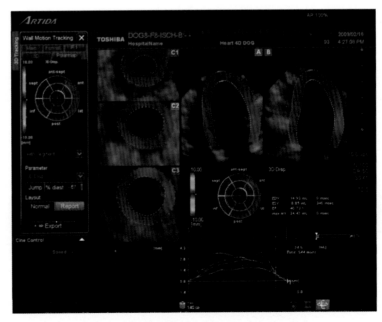

图3-2　比格犬急性心肌缺血状态三维位移

方向性。急性缺血后，急性心肌缺血节段径向运动明显降低，而非缺血节段径向运动代偿性增高，可维持心肌有效的力学状态。考虑可能是由于心肌组织的不可压缩性，任何在一个方向的运动都需要另两个方向的补偿运动，而单一方面运动方向的分析是不全面的，因此出现了早期二维超声研究结果非缺血节段心肌的径向位移与三维应变不一致的现象。二维超声研究仅考虑到心肌位置的移动，并没有充分认识到室壁厚度的不均一性，跨壁心肌位移分布的不一致性，不能准确地提供心肌力学特性的跨壁分布信息。随着缺血时间延长，被动张力逐渐升高，主动张力逐渐下降，再灌注时这种改变愈加明显，提示心肌收缩功能减退，导致心肌运动位移降低。已有的基础理论研究表明急性心肌缺血心肌细胞内三磷酸腺苷、肌酸含量迅速下降，作为心肌最直接的能量储备的肌酸下降尤为明显，进一步加重了对心肌细胞的损害，有可能导致左心室心肌各节段三维位移不同程度下降。冠状动脉狭窄或闭塞引起的心肌缺血性损伤往往呈不均质的跨壁分布，心肌缺血与非缺血区的功能异常状态不仅可由电活动异常引起而且包括缺血心肌与正常心肌间的机械作用。因此，心肌纤维方向的再定位、电活动的传导性以及运动同步化的连续性决定了心肌机械运动位移的时序性，说明三维超声斑点跟踪显像能够更加真实地反映心肌三维空间的运动特征。

　　心肌收缩是复杂的三个方向的运动过程，包括纵向、径向和环向的缩短、扭转及剪切力。由于心肌跨壁应力梯度的存在，心肌纤维方向的再定位和电活动同步化的连续性决定了心肌位移的时序性。考虑主要是由于电活动的异常导致缺血区心肌收缩功能降低，兴奋性减低，传导速度减慢，不应期延长，跨壁梯度消失以及运动位移降低，缺血区域甚至可能发生传导阻滞。同时，急性心肌缺血后，左心室心外膜下心肌比心内膜下心肌的兴奋和传导下降得更快，心内膜下心肌不能直接传导到不应期较长的中层心肌和心外膜下心肌，表现出电活动传导阻力加大，传导时间延迟，从而导致心肌三维位移达峰时间的延迟。电活动形成过程中各种离子通道随膜电位水平及动作电位时程的延续而激活、失活、复活，它们既是电压依赖性通道又具有时间依从性，不但影响收缩功能而且影响缺血与非缺血区间的机械运动，从而导致心肌各节段运动的不同步。高分辨率MRI显示：缺血区心肌结构非常复杂，往往是非透壁性的，伴有侧支循环的建立、电活动的延迟和心肌运动速度及位移的降低。在收缩期心内膜下心肌的缩短程度大于心外膜下心肌相同的节段，舒张期心肌的重叠程度降低，心肌变薄，导致左心室压力的降低，心肌剪切力和扭转的变化与心肌机械能的增加和心肌位置的移动紧密相关。因此，实验研究的目的是获得更加真实的急性心肌缺血后心肌不同节段三维位移变化的时序性，更好地指导临床缺血心肌的治疗，实现心肌运动的同步性以及降低发病率和死亡率。

　　实时三维峰值位移作为终点力学参数能够敏感地反映急性心肌缺血状态左心室异常的结构和力学状态，有助于深入揭示急性心肌缺血后左心室的运动状态，可以更加真实地反映心肌三维空间的运动特征。

二、评价犬急性心肌缺血左心室心内膜下心肌应变与位移

　　哺乳动物心室心肌纤维独特的三维构造是环向纤维、纵向纤维以及从基底至心尖斜形排列的纤维形成的螺旋状结构。心外膜下心肌左手螺旋到心肌中层的环向肌纤维（近心尖处稀疏，基底处最密集）再到心内膜下心肌右手螺旋，心肌纤维方向不断地变化，这种结构成为影响心室机械性能（包括扭转、应变、应力和结构适应）的关键因素。

　　正常情况下，收缩期纤维应力、应变和心肌灌注均匀地跨壁分布，心脏各部分协调一致的收缩产生有效的心室射血。局部心肌血流灌注减低导致心肌缺血，诱导应力、应变重新分布，刺激神经激素和细胞因子活化，引起缺血区域心肌细胞变性坏死，导致心脏功能减低。近年来的研究已发现缺血心肌局部的生物力学变化早于心室整体功能（如：射血分数、室壁增厚）的变化，因而通过评价局部心肌运动及形变能够更为及时、准确地检测出缺血损害心肌。心肌缺血时由于运动障碍、运动功能减退、运动功能亢进的毗邻区域相互动态影响，使得临床准确评价局部心肌功能显得较为困难。速度向量成像技术是基于斑点追踪成像原理，无角度依赖性，不受周围组织被动牵拉运动和左心室整体运动的影响，能更准确定量评价局部及整体心肌功能。

　　心内膜下心肌对缺血更敏感，而心内膜下心肌纤维又以纵向排列为主。因此，多数学者侧重于研究心内膜下心肌纵向运动和形变。临床研究已证实整体纵向应变能独立、较强地预测冠状动脉等疾病中患者发

生不良心血管事件的价值。整体纵向应变除了能敏感检测出缺血心肌，还可以预测缺血面积大小以及区别透壁和非透壁心肌梗死。然而，心肌是一个复杂的结构，心肌纤维的走行分层不是绝对一致的，存在各向异性。纤维间由密集的胶原纤维形成网络状分布将心肌圈合成一个密不可分的整体。缺血心肌血流的跨壁和局部梯度发生变化，导致更为复杂的三维方向上心肌功能的改变。因此，只有从不同层次和方向全面评价心肌功能才能完整理解缺血状态心肌生物力学机制。

采用速度向量成像技术分析开胸犬基础状态和左冠状动脉前降支主干结扎20min后，左心室18节段以及各短轴水平心内膜下心肌整体平均收缩期峰值周向应变、径向应变和径向位移的变化特征。基础状态下，各室壁心内膜下心肌节段及整体平均收缩期峰值周向应变、径向应变在短轴不同水平之间差异无统计学意义。目前对正常情况下收缩期心肌应变沿长轴和短轴方向的分布是否均一还存在争议。有学者认为心肌是由一整条肌束螺旋缠绕而成，相同压力下，应变分布应均衡，不受空间位置的影响。该研究也观察到收缩期峰值周向应变绝对值从基底段到心尖段呈现一定的规律性趋势，即基底段＜中间段＜心尖段（差异无统计学意义），这与国外学者磁共振研究结果相似。国内李嵘娟等运用三维斑点追踪技术分析冠状动脉造影正常者收缩期左心室短轴应变时也发现这一规律。推测这个现象可能与左心室特殊的心肌纤维排列方式有关。收缩时外层斜行的螺旋纤维形自心基底部向心尖方向推动，从而导致心室腔纵向缩短，心尖部产生巨大的环向形变以保证最大能效的射血，故心尖部所产生的周向应变最大。张晓娟等认为心尖部圆周应变和应变率大于心底部可能与心肌带降段与升段在心尖部纤维交叉的角度比心底部大有关。心肌收缩时由于心外膜下心肌纤维扭转力量占优势，产生"绞"、"拧"式的运动引起左心室内部肌纤维的重新排列，可以部分解释为收缩期室壁厚度和径向位移的增加。因此，位移与应变一样可以间接反映左心室心肌整体平移和旋转的结果。基础状态下径向位移绝对值在不同水平节段差异无统计学意义。

心肌发生缺血或梗死时，该处心肌节段变薄，心肌各个方向上的运动和形变明显减低，甚至反转。缺血状态下，心肌受累节段收缩期峰值周向应变、径向应变、径向位移明显低于基础状态相应节段（图3-3，图3-4）。缺血后室壁各节段径向位移表现出心尖段＜中间段＜基底段，心尖段明显小于基底段和中间段。这可能是由于左前降支支配心尖大部分区域，一旦这些部位血供发生障碍，局部心肌的运动和收缩能力很快降低，表现为径向位移减小。周向应变对缺血较为敏感，能检测出左前降支参与供血的9个心肌节段

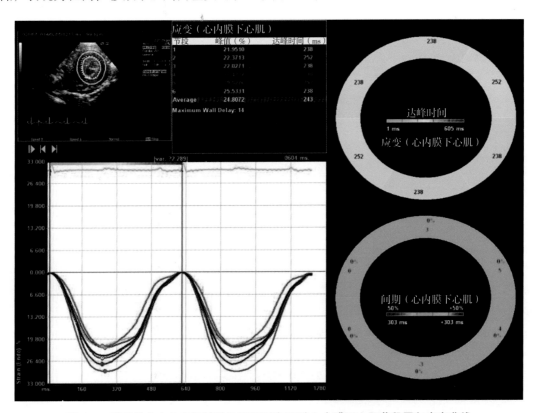

图3-3　基础状态左心室短轴乳头肌切面各室壁心内膜下心肌节段周向应变曲线

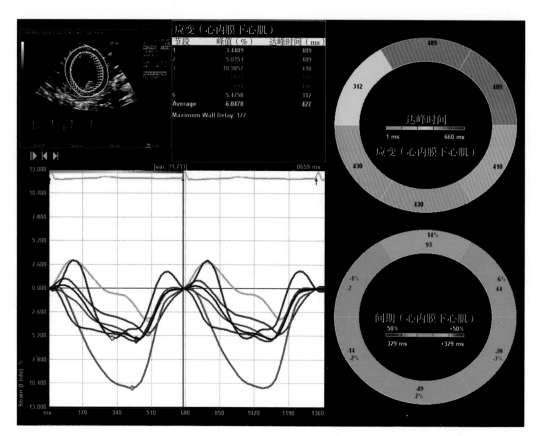

图3-4 缺血状态左心室短轴乳头肌切面各室壁心内膜下心肌节段周向应变曲线

（下壁间隔中间段、心尖段，前侧壁心尖段，前壁基底段、中间段、心尖段，前间隔基底段、中间段、心尖段）受损，径向位移能检测左前降支供血的6个心肌节段（前间隔中间段、心尖段，前壁、前侧壁心尖段，下壁间隔中间段、心尖段），而径向应变仅能检测出3个心肌节段（前壁中间段、心尖段及前侧壁心尖段）。Winter等在文章中提到几个研究均表明心肌周向（旋转）运动在检测心肌缺血方面是一个有用和敏感的工具。心肌缺血时由心内膜层向心外膜层扩展，冠状动脉轻度狭窄时，心肌缺血仅限于心内膜下心肌，中层环形肌束受累不明显，圆周应变无明显改变；当冠状动脉严重狭窄或完全闭塞时发生透壁性心肌梗死，心肌三层结构均受累，圆周运动明显减弱。所以，周向应变能敏感地反映缺血心肌的跨壁力学状态。但国外学者采用超声斑点跟踪成像技术研究猪急性心尖缺血时心肌分层应变，发现纵向应变比周向应变、径向应变更敏感。在非左前降支供血节段也发现周向应变、径向应变、径向位移存在不同程度减低，这与既往心肌力学理论推测非缺血区心肌收缩功能代偿性增强的结果不同。黄慧贤、Azevedoa等在临床试验及动物实验中也发现非梗死节段应变和应变率显著减低，推测是否与急性完全阻断左前降支血流，侧支循环很快开放，发生"窃血现象"有关，也有可能与机械应变在梗死心肌相邻正常节段产生活性氧类物质诱导心肌凋亡以及活化基质金属蛋白酶从而引起胶原降解和纤维变性有关。Rodriguez等研究发现，冠状动脉回旋支中段阻塞仅70s时，缺血相邻节段透壁心脏应变及纤维-薄片应变就发生改变，推测这一现象可能发生在分子重构以前。此外，室壁僵硬度增加被认为是导致心脏收缩功能降低的因素之一，已有实验和临床研究进一步表明在非梗死区域室壁僵硬度也是增加的。

左冠状动脉前降支供应心尖环降段（下部由右冠状动脉供应）和升段（后部由左冠状动脉回旋支供应）大部分区域，急性闭塞后，心尖大部分区域缺血，心肌能量供应障碍，不能维持心室有效的射血和充盈，导致心脏收缩和舒张功能降低。短轴切面整体平均收缩期峰值周向应变和径向位移（乳头肌及心尖水平）以及径向应变（心尖水平）明显低于基础状态（$P < 0.05$）；左心室舒张末期容积、收缩末期容积显著增加，射血分数显著降低。Firstenberg等证实左冠状动脉前降支闭塞30s，应变率与射血分数均明显下降。有研究将左心室18个节段以及各短轴切面整体平均周向应变、径向应变分别与径向位移作相关分析，结果

发现周向应变不仅在各个局部节段而且在各短轴切面整体方向上都与径向位移呈现良好相关性。这种径向位移同时伴随周向应变增大或减小的直线变化趋势，表明左心室心内膜下心肌在周向上的形变可能是导致径向位移变化的主要力学因素。正常情况下，心肌纤维最大缩短方向是接近周向的，这个缩短常伴发室壁增厚，而急性心肌缺血后，纤维最大伸展方向从一个以径向为主的方向转变成以周向、纵向为主的方向，或者说缺血后左心室扩大，导致了更接近周向上纤维的重排。研究者基于先前理论分析，认为左心室18个节段及各短轴切面整体平均径向应变也应与径向位移有较好的相关性。但研究发现只有较少节段径向应变与径向位移呈现显著相关，考虑径向应变测值受到种属、开胸模型的影响。此外，有研究显示径向改变与容积变化相关，但在犬急性心肌缺血左心室心内膜下心肌应变与位移的研究中，基础和缺血状态下均未建立起径向位移与每搏量、射血分数的相关性，考虑与复杂的心脏收缩运动有关。心肌纤维协调有序的缩短导致心室壁向心性运动从而实现心室射血，而这一过程正是通过各种不同但密切相关的宏观机制，如室壁增厚、周向及纵向缩短来完成。因此，该实验仅研究径向位移与每搏量、射血分数之间的关系，未考虑纵向位移与径向位移总体效应的变化。

近年来有研究显示环周应变的改变对维持心肌整体收缩功能的影响较大。王姿等采用磁共振分析高血压心肌肥厚和肥厚型心肌病患者的心肌分层应变，发现内层或心内膜下心肌环周应变与左心室射血分数的相关性高于其外层或心外膜下心肌。心内膜下心肌环周应变的改变有可能是维持肥厚型心肌病心肌收缩力呈现高水平的主要动力。周盟等研究发现，心肌梗死后乳头肌水平心肌整体的圆周应变和应变率与射血分数均有较好的相关性，整体周向应变及应变率的下降均可反映左心室收缩功能的变化。付倩等运用二维超声斑点追踪成像技术发现正常大鼠基础和负荷状态时射血分数和左心室整体峰值径向应变和环向应变均有良好的相关性。

心肌收缩力降低、延迟收缩、非同步运动等均是心肌收缩功能受损的表现。采用峰值应变/位移及各参数达峰时间和左心室18节段各参数达峰时间的标准差（同步化指数）综合评价缺血心肌在周向和径向上的力学特征，能准确、全面反映心肌收缩功能变化。研究显示,缺血后左心室心肌节段应变/位移曲线紊乱,达峰时间延迟。与基础状态相比，周向应变达峰时间、径向位移达峰时间和绝大部分节段径向应变达峰时间有延长趋势，但差异无统计学意义（除下壁中段径向应变达峰时间,前间隔心尖段径向位移达峰时间外）。而缺血状态下左心室18节段周向应变同步化指数显著高于基础状态，表明缺血后心内膜下心肌主要在周向上存在显著收缩不同步。Winter在研究中也发现缺血引起逆时针方向周向运动改变在时间领域似乎比单纯径向运动更可靠、更显著。Helm等采用磁共振标记成像评价心衰犬左心室机械不同步，结果发现测量周向上不同步参数比纵向更敏感。研究结果同时也表明同步化指数似乎比峰值时间更能敏感反映心室收缩不同步。正常的房室收缩顺序、左右心室和心室内心肌的电-机械同步性都是保证心脏舒缩在时间上协调一致的重要因素。心肌缺血后同步化指数和峰值时间时限不同程度延迟，表明心肌缺血导致心肌电传导-收缩功能发生障碍，从而表现为室壁运动不协调，延迟收缩。

心内膜下心肌的应变和位移可以敏感反映急性心肌缺血状态局部和整体心肌收缩功能变化。左心室收缩期心内膜下心肌的周向应变可能是产生径向位移的主要力学动力。急性心肌缺血时左心室心内膜下心肌主要在周向上存在显著收缩不同步。

三、评价急性心肌缺血犬左心室心内膜下心肌力学状态

心脏的正常力学做功依赖于心脏的空间结构、心肌细胞及细胞间质协调一致的结构和功能状态。心肌缺血后局部心肌发生一系列复杂的生物力学变化，结构上主要表现为局部心肌变薄以及室壁瘤的形成，功能上表现为节段性室壁运动异常以及左心室血流动力学改变。心室心肌的空间运动表现为纵向缩短、径向增厚和周向旋转。现代影像技术的发展使得研究心肌的运动从纵向、横向到立体空间运动方向的变化成为可能。超声速度向量成像（veloctiy vector imaging，VVI）技术通过跟踪节段心肌在帧与帧之间的像素运动轨迹来计算心肌的运动速度，在此基础上运算出节段心肌的周向应变、位移、旋转角度等力学参数，无角度依赖性，能够全面地评价节段心肌在纵向、周向及径向方向上运动变化。笔者采用VVI技术，通过结扎健康比格犬心脏的左前降支制作急性心肌缺血模型，获取犬急性心肌缺血前、后左心室在收缩期内，其节

段心内膜下心肌周向应变、径向应变、旋转角度、径向位移参数的变化，在此基础上计算相邻两个节段间的周向应变差值并与节段心肌旋转角度、径向位移进行相关性分析，探讨急性心肌缺血前、后左心室节段心内膜下心肌力学状态与局部不同层次心肌纤维构造的时空关系和局部心肌在不同方向上的收缩特性，为临床救治急性心肌梗死提供实验依据和理论依据。

（一）缺血前、后左心室心内膜下心肌力学参数特征

1.缺血前　健康比格犬同一室壁收缩期心内膜下心肌周向应变、旋转角度自基底水平至心尖段呈依次增大趋势；径向应变其基底段均低于乳头肌段和心尖段；径向位移其乳头肌水平节段均大于基底水平和心尖水平径向位移。国外学者的研究显示心外膜下心肌纤维到心内膜下心肌纤维倾斜角度为−60°～60°。从左心室短轴上看，心尖段水平肌纤维排列是由心外膜下心肌纤维顺时针以急剧变化的角度环绕翻转成心内膜下心肌纤维，形成螺旋状结构。在乳头肌中段水平，环形的中层纤维占主要部分，平行环绕在心内膜和心外膜边缘，倾斜的心内膜下心肌纤维构成乳头肌和肌小梁，在左心室游离壁由大于45°的纤维组成。在二尖瓣口水平，与乳头肌水平基本相似，螺旋状结构也不明显。从左心室腔长轴切面上看，室壁的内层和外层是倾斜的纤维，中层是水平的纤维，肌小梁处纤维与致密的心室肌纤维不同，几乎是水平走行。左心室各节段纵向的曲率半径从基底到心尖依次增大；相反，左心室各节段周向的曲率半径从基底到心尖则依次降低；心肌纤维从基底段到心尖段螺旋走行决定了左心室的运动整体表现为心尖段逆时针旋转、基底段顺时针旋转的扭转运动。Legrice等提出心肌薄片（myolaminar sheet）学说，认为肌束膜包绕肌细胞形成2～4个肌细胞厚的薄片，是心肌进行力学做功的基本单位。心肌薄片的伸长、增厚，长轴径向剪切力及层间滑动是收缩期室壁增厚的重要力学机制。Dou等研究发现正常人心肌交互纤维薄片所受的切应力、薄片的拉长及薄片的增厚是室壁增厚的主要原因。推测左心室在收缩过程中，其心内膜下心肌乳头肌段与基底段周向方向上发生的收缩缩短触发该节段心肌发生纵向缩短，而剪切力的作用使乳头肌段心内膜下心肌在径向方向发生收缩，心肌增厚，导致左心室心内膜下心肌产生径向位移。左心室在收缩期内，其心内膜下心肌同一室壁从基底段到心尖段的纵向弯曲程度是形成周向应变的从基底段到心尖段依次增大梯度变化的主要原因。而左心室心内膜下心肌各节段周向的曲率半径变化趋势与纵向相反，说明同一心内膜下心肌通过周向和纵向曲率半径的调整使节段心肌形成径向方向上均匀的应力状态，有助于减少心肌做功时的能量消耗。

2.缺血后　左心室心内膜下心肌同一室壁的周向应变与旋转角度从基底到心尖依次增大的力学状态发生改变，所有节段心肌的周向应变、径向应变及旋转角度、径向位移均较缺血前降低。急性心肌缺血引起左心室心内膜下心肌的功能障碍主要表现为受损节段心肌的运动功能减退、反向运动等。说明急性心肌缺血早期，左心室心内膜下心肌通过调整节段心肌应力、应变的再分布来维持有效的泵功能。国内外的研究显示，急性心肌缺血引起的心室扩张可导致节段室壁动态应力改变，而缺血节段心肌应变降低与两种钙处理蛋白（一种是肌浆网Ca^{2+}三磷酸腺苷酶亚型，另一种是受磷酸蛋白）表达下调相关。心肌梗死后，左心室心肌所有节段均发现线粒体呼吸功能障碍及糖原积累的减少、间质淋巴管结构重构和功能障碍，导致心肌水肿；缺血区域周边处于"顿抑"区心肌细胞周围胶原网络发生断裂，细胞间的相互协调偶联作用被破坏，梗死区心肌弹性纤维明显降低、Ⅰ型和Ⅲ型胶原蛋白明显升高、纤维排列明显发生改变等心肌微观结构均发生明显变化，梗死早期局部心肌应力-应变状态发生改变，且向周边心肌及远端心肌呈非均一的状态扩张，与此相伴随的梗死区内出现收缩非同步状态，进而造成左心室空间几何形态和力学状态发生改变，而肌纤维的重排有助于维持心脏的泵功能，左心室发生结构重构。

（二）缺血前、后相邻两个节段间周向应变差值与旋转角度、径向位移之间的关系

缺血前左心室心内膜下心肌在心尖水平切面内，相邻两个节段周向应变差值与对应节段心肌旋转角度间：前壁、下侧壁及室间隔的旋转角度分别与其相邻节段心肌的周向应变差值呈线性相关；左心室心内膜下心肌同一室壁乳头肌水平与基底水平节段间的周向应变差值和乳头肌节段的径向位移均呈线性相关，与基底段心肌径向位移和乳头肌节段心肌的旋转角度均无相关性，心尖节段与乳头肌节段心肌的周向应变差值与对应节段心肌的径向位移、旋转角度均无线性相关。缺血后这种相关性发生变化。Aumentado-Armstrong的研究显示心肌纤维的螺旋状排列方式有助于电信号传导的同步性和最大限度地减少传导方向的偏差，保持心肌收缩的同步性。左心室心内膜下心肌在心尖水平切面前壁、下侧壁及室间隔的心肌纤维

薄片排列方向在收缩过程中发生重排，导致相邻两个节段心肌的肌小节之间沿周向方向发生滑动，这种滑动助推节段心肌发生旋转运动，从而形成左心室心内膜下心肌整体上表现为心尖段呈逆时针旋转运动，此旋转结果使舒张期从左心室流入道流入的血流方向发生逆转流向左心室流出道。缺血后左心室心内膜下节段心肌周向应变与旋转角度相关性分析以及同一切面内相邻两个节段心肌周向应变差值与其旋转角度相关性的改变表明急性心肌缺血早期即可出现心肌纤维排列方向的改变，国外学者的研究表明心肌梗死后其瘢痕区的心肌纤维方向与有活力的心肌区的纤维方向有较大的角度偏差，心脏的力学做功主要依赖于正常的心肌纤维三维结构和细胞形态。心肌纤维排列方向的改变使心肌纤维的三维空间构象发生改变，是心脏电传导异常的基础，也是左心室功能障碍的结构基础。国外学者研究报道心肌梗死后，梗死区内心肌呈低电压、电传导速度明显减慢；局部心肌处于最后被电活动激活的状态，整体心肌出现收缩非同步化状态，是心脏功能受损的原因之一；通过改变梗死区心肌细胞胶原构成、胶原纤维方向，抑制梗死区向周边扩展，有助于心脏整体功能的恢复。Vendelin等运用数字模型研究显示心肌缺血后，心室维持有效的射血与做功不是心肌消耗ATP的增加，而是心肌纤维排列方向的改变，急性心肌缺血早期左心室节段心肌应力、应变的重新分布可以使左心室维持有效的射血与做功。

四、小剂量多巴酚丁胺负荷超声斑点追踪成像评价顿抑心肌力学功能

心肌顿抑是心脏病学临床和实验中较为常见的病理现象。近年来，心肌顿抑相关研究方向主要集中在心肌顿抑的分子生物机制和临床应用上，影像可视化研究较少。唐磊等拟采用小剂量多巴酚丁胺负荷试验结合超声二维斑点追踪成像评价顿抑心肌力学状态改变特征，观察顿抑心肌与相邻正常心肌不同状态间的力学参数差异，同时探讨上述力学状态差异产生的病理生理机制。

唐磊等采用剂量多巴酚丁胺应用比格犬后，其基础状态、急性缺血再灌注后、多巴酚丁胺剂量负荷第一级和第二级状态之间的比较，见图3-5，左心室收缩末期内径、舒张末期内径、射血分数、心率和主动脉瓣口前向血流速度时间积分共五种参数的均数在四种状态间均无统计学差异（$P > 0.05$）。左心室短轴切面前壁心尖段和中间段心内外膜下周向应变、径向位移收缩期峰值均数在急性缺血再灌注后与基础

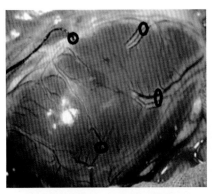
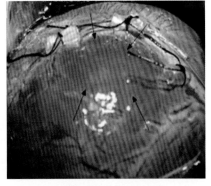

a.冠状动脉结扎示意图（图中黑圈处）　　　　b.冠状动脉结扎15min后

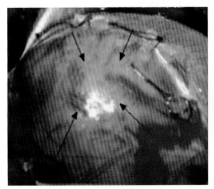
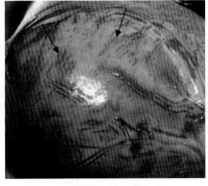
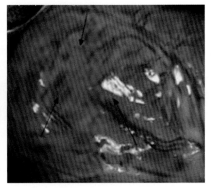

c.冠状动脉结扎60min后　　　　d.取消结扎开始再灌注时　　　　e.取消结扎再灌注90min后

图3-5　冠状动脉结扎位置示意图及结扎冠状动脉后犬心脏外观变化图

状态相比明显减小，多巴酚丁胺剂量负荷第一级状态与急性缺血再灌注后相比峰值均数明显增大，多巴酚丁胺剂量负荷第一级和第二级与基础状态间比较，周向应变和径向位移收缩期峰值均数没有统计学差异。左心室短轴切面前壁基底段心内外膜下周向应变和径向位移收缩期峰值均数在基础状态、急性缺血再灌注后、多巴酚丁胺剂量负荷第一级和第二级状态间比较没有统计学差异（$P > 0.05$）。左心室短轴切面乳头肌水平前侧壁心内膜下心肌径向位移收缩期峰值均数同前壁一样，在急性缺血再灌注后出现了一定程度的下降，多巴酚丁胺剂量负荷第一级时出现相应增大；前侧壁心外膜下心肌径向位移收缩期峰值均数在四种状态间没有改变，见图3-6。左心室短轴切面乳头肌水平前间隔心外膜下心肌周向应变收缩期峰值均数同前壁一样，在急性缺血再灌注后出现了一定程度的下降，多巴酚丁胺剂量负荷第一级时出现相应增大；前间隔心内膜下心肌和前侧壁心内外膜下心肌周向应变收缩期峰值均数在四种状态间没有改变。

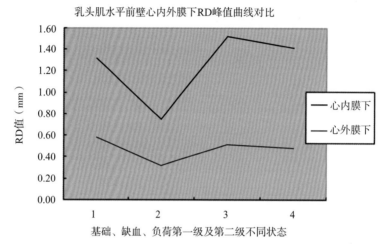

图3-6　左心室短轴切面乳头肌水平前壁心内外膜下径向位移（RD）收缩期峰值均数在基础状态、急性缺血再灌注后、多巴酚丁胺剂量负荷第一级和第二级状态间走势对比

Braunwald 等在1982年相继提出了心肌顿抑的概念，其定义是心肌经历短暂急性缺血后血流恢复正常或接近正常，但此时仍存留有心肌收缩功能障碍的状态，在这种状态下，虽不至于发生心肌坏死，但会引起心肌结构、代谢及功能的改变，即使在恢复有效的灌注后功能也需要数小时、数周，甚至数月才能恢复，又称缺血后心肌功能障碍。因此，顿抑心肌的诊断需具备几个条件：①心肌存在持续时间较短（几分钟到几十分钟）的急性缺血；②心肌急性缺血后已经恢复血流灌注；③心肌急性缺血后出现收缩功能障碍，但未坏死，且这种收缩功能障碍可以恢复。

目前，判断心肌活性或心肌收缩储备的检测方法较多。小剂量多巴酚丁胺负荷超声心动图（DSE）、心肌核素成像、小剂量多巴酚丁胺负荷磁共振心肌成像、小剂量多巴酚丁胺负荷心肌声学造影等是目前判断心肌存活性较为准确和常用的方法，但都存在价格昂贵、操作繁琐等缺点。文献报道可用小剂量多巴酚丁胺负荷结合应变成像检测心肌活性，且操作方便、价格低廉，但应变成像的检测参数较多。选择参数周向应变和径向位移收缩期峰值对实验犬的左心室短轴切面前壁心尖段、中间段和基底段进行检测，发现左心室短轴切面前壁心尖段和中间段心内外膜下周向应变和径向位移收缩期峰值均数有一致表现，共同表现为：急性出血再灌注后与基础状态相比明显减小，5μg/（kg·min）多巴酚丁胺负荷状态与缺血再灌注后相比明显增大，基础状态、5μg/（kg·min）和10μg/（kg·min）多巴酚丁胺负荷状态间无明显差异。上述表现说明5μg/（kg·min）多巴酚丁胺负荷后，缺血再灌注区域心肌明显减小的周向应变和径向位移收缩期峰值已恢复到基础状态水平，根据顿抑心肌的定义和诊断条件，左心室短轴切面前壁心尖段和中间段缺血再灌注区域即为顿抑心肌区域。多巴酚丁胺负荷剂量增大到10μg/（kg·min）后，顿抑心肌的周向应变和径向位移收缩期峰值没有继续发生改变。左心室短轴切面前壁基底段心内膜下心肌及心外膜下心肌周向应变和径向位移收缩期峰值均数在四种状态间的比较均无统计学差异，可能与结扎冠状动脉近左心室前壁中间部和心尖部，未造成基底部缺血有关。结果说明小剂量多巴酚丁胺负荷结合超声二维斑点追踪应变成像能准确判断心肌活性，检测出顿抑心肌的存在，同文献报道一致。

Langer等报道动物实验中冠状动脉左旋支急性闭塞后，邻近闭塞区域的心肌周向应变值下降、周-径向剪切应变增加；而冠状动脉左前降支急性闭塞后，邻近闭塞区域的心肌周向应变值仍然正常、周-径向剪切应变反向，并且纵-径向剪切应变下降；不同血管急性闭塞造成了邻近闭塞区域心肌的不同力学改变。为探索冠状动脉左前降支急性缺血再灌注形成顿抑心肌后，顿抑心肌与相邻正常心肌不同状态间力学参数差异，取左心室短轴切面乳头肌水平数据，观察左心室短轴切面乳头肌水平前壁中间段顿抑心肌与相邻节段前侧壁和前间隔心内外膜下周向应变和径向位移收缩期峰值均数在不同状态间的差异，发现左心室短轴切面乳头肌水平前壁中间段顿抑心肌出现后，相邻心肌内膜下径向位移和外膜下周向应变收缩期峰值均数出现一定程度下降；5μg/（kg·min）剂量多巴酚丁胺负荷后恢复到基础状态，增大到10μg/（kg·min）剂量多巴酚丁胺负荷后没有明显变化；相邻心肌心内膜下心肌周向应变和心外膜下心肌径向位移收缩期峰值均数在基础状态、缺血再灌注后、5μg/（kg·min）和10μg/（kg·min）剂量多巴酚丁胺负荷状态间没有明显变化。

顿抑心肌相邻节段心内膜下心肌径向位移收缩期峰值均数随顿抑心肌出现一定程度下降，可能的机制包含以下几个方面。一方面，缺血再灌注将导致心肌细胞肿胀和肌纤维水肿，而肌纤维水肿可能会导致肌动蛋白丝收缩力减弱。心肌毛细血管在缺血后会发生渗漏，再灌注后毛细血管静水压将恢复，这些渗漏会导致心肌间质水肿，而间质液的低渗导致了心肌细胞肿胀和肌纤维水肿，肌纤维水肿会增加肌球蛋白和肌动蛋白微丝之间的距离。在心肌细胞的微细结构六角晶格中，只有在一个有限的晶格间距内，收缩机制才能有效运作，肌球蛋白和肌动蛋白微丝间的距离增大导致了肌球蛋白头闭锁不当或闭锁失败，引起肌动蛋白丝动力减弱；因此，在左心室前壁出现顿抑心肌后，相邻的前间隔和前侧壁心肌心内膜下心肌径向位移收缩期峰值均数出现了相应的下降。另一方面，心肌缺血后侧支循环形成可能造成了顿抑心肌相邻节段的相对性缺血，引起收缩力下降。冠状动脉并非终末动脉，无论是否发生心肌缺血，都存在侧支血管，正常情况下均处于关闭状态，不形成循环。侧支循环的形成是物理因素和生物活性物质共同作用的结果。当主要供血的冠状动脉明显狭窄导致血流动力学障碍时，狭窄远端的动脉压力下降，连接高压力区与低压力区的前存侧支动脉两端形成一定的压力梯度，使血流重新分布，增加前存侧支动脉的血流速度和切变应力，在切变应力变化的部位可激活内皮细胞，分泌许多活性因子促进血管形态改变，血管发生重建，前存侧支动脉变成侧支循环。侧支循环必须在冠状动脉存在一定程度狭窄时才会形成，文献报道形成侧支循环的冠状动脉狭窄程度都在75%以上。唐磊等在实验研究中完全结扎了左冠状动脉前降支心尖部和最靠近心尖部的对角支60min，在造成左心室前壁的急性缺血过程中也必然使得前壁相邻节段前间隔和前侧壁的侧支血管部分开放形成侧支循环，这样前侧壁和前间隔的血供相应减少，造成相对性缺血，引发心内膜下心肌径向位移收缩期峰值均数的相应下降。此外，心肌急性缺血再灌注后引起血管内皮损伤，继发的炎症反应可能是导致顿抑心肌相邻节段心肌收缩力减弱的原因之一。心肌急性缺血会引起冠状动脉微血管内皮损伤和内皮依赖性血管扩张障碍，其损伤的严重程度受缺血持续时间影响，微血管内皮损伤后必然诱导活性氧类物质的产生，缺血心肌再灌注后，冠状动脉与其侧支循环间压差随之改变，部分活性氧类物质随血液进入相邻冠状动脉微血管，引发炎症反应，诱导心肌凋亡及活化基质金属蛋白酶，引起胶原降解和纤维变性，从而引起顿抑心肌相邻节段心内膜下心肌径向位移收缩期峰值均数的相应下降。

唐磊等研究结果认为，小剂量多巴酚丁胺负荷超声二维斑点追踪成像能准确检测出顿抑心肌异常力学状态。心肌顿抑后，相邻正常心内膜下心肌径向位移收缩期峰值出现一定程度下降、相邻正常心内膜下心肌周向应变和心外膜下心肌径向位移收缩期峰值正常、心外膜下心肌周向应变收缩期峰值出现一定程度下降。

第四节　起搏状态心肌力学分析

一、比格犬心室起搏状态左心室心肌三维位移的超声研究

三维显像技术被多数研究者认为是未来影像发展的必然趋势，它能够实现更加真实、准确的心室容积、质量、射血分数以及心腔内瓣膜构造评价并自动逐帧探测心肌各节段的运动信息。更为重要的是，全容积实时三维超声斑点跟踪技术实现了左心室心肌所有运动信息在同一个心动周期内获得，能够更为可靠地进行心室壁不同节段心肌结构和力学状态评价，可以获得更加真实的左心室心肌在同一心动周期中的峰值位移及其离散度情况，了解心肌三维位移变化过程，更好地指导临床再同步化治疗。

近年来，许多学者集中研究心肌结构和功能的生物学关联性，发现跨壁和整体心肌从基底到心尖在心肌电活动中离子通道和转运载体的不同表达具有显著的相关性。但是基于复杂的心肌构造和功能表达，要求我们尽可能建立一种简单、符合生理要求的心肌力学评价方式。由于影像诊断技术的改进和时间分辨率的提高，三维技术已经成为一个有力的诊断工具，可作为基础研究手段并在未来得到广泛临床应用。尽管目前实时三维成像存在相对较低的时间分辨率，但已有研究将此技术应用于心肌功能评价和同步化治疗。李文华等研究认为左心室起搏导致心肌力学终点力学参数三维位移减低，是因为不恰当的左心室起搏影响了心肌各节段心内膜下心肌、中层心肌和心外膜下心肌之间的夹角，导致跨壁的剪切力、心肌旋转角度降低，最终产生心肌运动有效性降低。同时，由于左心室心肌心尖旋转角度大于心底，当心肌缺血、心肌代谢或电活动异常时，收缩和舒张功能降低，主要表现为心肌扭转角度和运动幅度降低，也就是心尖旋转角度降低。左心室起搏主要对左心室乳头肌水平和心尖水平段心肌位移造成严重影响，间接推断心室不同起搏状态左心室心肌三维位移的有效性是由左心室乳头肌水平和心尖水平决定的，在径向峰值位移的有效性是由中层心肌决定的，考虑主要与左心室的构造有关。从心肌构造和纤维力学机制方面分析，心肌支架主要集中于心底部，心室肌走行起于纤维支架并止于纤维支架，心肌收缩时均向着心底的方向运动，因此乳头肌水平和心尖水平心肌的三维位移比基底水平变化大，当电扩布异常时，将导致心肌运动异常。左心室前侧壁起搏和左心室心尖起搏状态比较，左心室三维位移之间差异无统计学意义，说明左心室选择性两种起搏状态在反映心肌终点力学的有效性方面没有差异。

大量前瞻性研究表明，对左心室不同起搏位点及其起搏模式的心肌力学状态进行量化评价有利于人工心脏起搏心肌力学状态和血流动力学的优化改进。已知采用左心室起搏模式能够降低肺毛细血管楔压并增加心排血量，缩短心室QRS间期，改进心室壁机械同步化程度。传统组织多普勒显像技术可以提供心肌整体功能信息，但由于其技术局限性，对不同起搏位点进一步做节段整体和节段跨壁心肌运动特征的量化分析受到限制。结扎冠状动脉左前降支造成急性心肌缺血后，其主要供血区左心室二尖瓣和乳头肌短轴切面前壁以及心尖短轴切面节段整体和节段跨壁三层心肌径向位移均降低，而其余节段径向位移增高，或者某些急性缺血心肌节段出现反向运动。结果显示，缺血后左心室不同起搏位点节段整体和节段跨壁各层心肌的径向位移差异无统计学意义，表明广泛前壁心肌缺血或心肌坏死纤维化造成心室结构及心肌细胞超微结构发生变化，导致心肌运动力学状态改变，即使采用标准化高度选择性起搏模式，仍不能恢复心肌力学状态的有效性。心肌缺血后左心室的电传导顺序紊乱，各节段心肌收缩在时间和空间上出现不同步，不同层次心肌产生矛盾运动，局部心肌收缩功能降低，使左心室最佳起搏位点更难以确定。急性心肌缺血后及缺血后不同起搏位点左心室壁部分节段出现矛盾运动，提示径向位移作为心肌终点力学参数有可能更为敏感地反映局部心肌节段整体和节段跨壁径向运动的有效性和方向性。李文华等研究认为缺血后进行左心室缺血交接区起搏，左心室心肌同步化明显改善，同时降低了二尖瓣反流及增强了左心室收缩和舒张功能，但其长期效果仍需要进一步研究确认。急性心肌缺血后左心室前侧壁起搏和左心室缺血交接区起搏状态对左心室收缩功能障碍和左束支传导阻滞的改进作用相似，能够恢复心肌运动的同步性。急性心肌缺血左心室心尖起搏状态可进一步造成心尖部心肌结构和功能紊乱，减少左心室充盈时间和径向心肌变形，增加收缩后收缩，较高的起搏频率产生"需求缺血"，导致心肌收缩运动不同步或加重原有心肌不同步程度。亦有

研究认为，左心室心尖起搏状态血流动力学影响优于双心室起搏，从心尖到基底顺序起搏同步化程度明显改善，更符合左心室血流动力学原理。

组织多普勒成像技术具有较高的时间和空间分辨率，但不可避免的角度依赖性限制了其广泛应用。三维位移的研究测量值往往大于组织多普勒成像心肌组织运动峰值径向位移，可能与跨壁心肌位移分布不一致，由内膜下到外膜下心肌逐渐降低有关。还有可能是在心动周期中，心肌剪切力和扭转的发生是由心肌机械能和心肌位置移动变化而引起的。由于心肌组织的不可压缩性，任何在一个方向的运动都需要另外两个方向的补偿运动，因此单方面运动方向的分析是不全面的。心肌纤维方向的再定位、电活动和同步化的连续性决定了心肌机械位移的时序性。

基础状态左心室三维峰值位移达峰时间主要发生于舒张早期，而心室不同起搏状态左心室三维峰值位移达峰时间前移于收缩期的中晚期。基础状态左心室肌跨壁各层次具有不同电生理特点，如中层心肌动作电位持续时间长于心内膜下心肌和心外膜下心肌，并且由心内膜下心肌向心外膜下心肌逐层传导，但在快速起搏过程中心动周期缩短这种现象将会减弱或消失，说明心肌机械同步性改善并不完全需要电活动同步性。左心室心外膜起搏已经证实可延长Q-T间期和诱发扭转型室性心动过速。心室肌存在内在的异质性，当心室壁激动方式变化后，这种异质性更加突显。心外膜起搏增大了跨壁复极化，因为心外膜动作电位复极化早，中层心肌细胞的动作电位持续时间最长，额外的传导延缓在中层心肌和心外膜心肌之间相遇，导致了跨壁复极的延长。传统的右心室心尖起搏可以短时改善心肌的不同步，但临床的后期效果并不理想。相反，有研究表明伴有心室间传导紊乱而进行左心室起搏可获得心肌整体功能的改善：存在左心室容积和二尖瓣反流情况，同时伴有二尖瓣E峰减速时间增大的情况下，左心室起搏能够明显改善左心室的收缩和舒张功能，其病理生理学机制尚不清楚。心肌电活动因素不但影响收缩功能而且阻碍缺血与非缺血区间的机械运动，从而导致运动的不同步。因此，实现心肌同步化治疗主要目标就是改善心肌运动的同步性及降低发病率和死亡率。右心室心尖起搏状态能够维持左心室心肌运动有效性和同步性；左心室前侧壁起搏和左心室缺血交界区起搏状态均减低了正常左心室心肌三维运动的同步性，同时降低了左心室心尖水平和乳头肌水平节段心肌运动的有效性。对基础状态及心室不同起搏状态左心室心肌三维状态的力学超声评价，有助于深入揭示更为真实的心室不同起搏状态的左心室心肌力学异常。

应用实时三维超声斑点跟踪技术描记心肌运动轨迹是在一个心动周期内完成的，能够更加准确地评估不同部位心肌的力学状态，为高度选择性起搏方式提供了更加全面的力学依据，丰富了心肌功能评价的力学体系。目前三维超声斑点跟踪技术仍存在较大的局限性，图像帧频较低，当二维图像不佳，心肌心内膜及心外膜显示欠清晰时，三维成像质量会明显降低。

二、健康比格犬心脏起搏状态左心室综合应变向量的超声研究

应变在物理学上指物体的相对形变，心肌应变反映了心肌在张力作用下发生变形的能力。线性应变可用Lagrangian公式表示为$S = \Delta L/L_0 = (L - L_0)/L_0$，$S$为应变，$L_0$为初始长度，$L$为改变后的长度值，$\Delta L$为长度的改变量。心肌应变指心肌在外力作用下极小的变形。根据以上应变的计算公式可知，应变获取的是相邻心肌之间发生形变的信息，这样在观察和分析节段性室壁运动时就能排除心脏的整体运动及非缺血室壁节段运动对缺血室壁节段运动的影响，得到该节段相邻心肌相对运动的准确信息，从而反映左心室局部的收缩和舒张功能。另外，应变技术需要高帧频成像技术，这样就大大提高了图像的时间分辨率，可以精确地反映心肌瞬时运动功能，评价局部心肌的收缩与舒张功能、血供情况、心肌活力等。

但众所周知，心脏的心肌力学功能表达是一个极其复杂的不断动态变化的空间三维生理现象，传统的VVI技术使用的应变参数侧重于心肌某一时间点某一方向的分量（纵向、径向或周向），不可避免地损失了一些关于空间与整体的参数，带有一定的片面性和不可控因素。虽然在二维及三维速度向量成像技术中存在整体应变的概念，但是该整体应变所关注的应变值为在一个超声切面内的所有灰阶像素的应变平均值，为超声切面内所有心肌的整体应变值，而针对心肌各节段的整体的综合应变并未涉及。

空间任一区域的心肌都同时具备相互垂直为90°的三个方向的应变：径向应变（radial strain，RS）、周向应

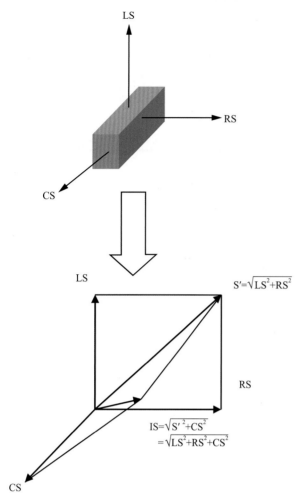

变（circumferential strain，CS）和纵向应变（longitudinal strain，LS），由此通过数学公式$\sqrt{RS^2+CS^2+LS^2}$，可以建立起心肌各节段综合应变向量（integrated strain，IS）（图3-7），并进行心脏起搏状态下左心室各节段心肌综合应变功能的评价，能够更为准确地评估心脏机械力学状态。

应用VVI技术工作站可以得到以Excel电子表格形式表现的左心室18个不同节段心内膜和心外膜下心肌的径向应变、周向应变和纵向应变时间序列参数。将每个心动周期使用线性内插法（linear interpolation）分成60个时刻点，总共59等份，获取3个心动周期共178个时刻点，左心室壁心内膜和心外膜下心肌时间序列参数的对子数（n）在不同时间点上一一对应。

综合应变向量的定性观察：根据左心室壁心内膜和心外膜下心肌径向应变、周向应变和纵向应变等时间序列参数推导出IS的时间序列参数，可以描绘出综合应变向量-时间变化曲线，见图3-8。从图中可以直观看出蓝色的综合应变向量应变参数在不同心脏起搏状态多数时间点绝对数值较其他常规应变量绝对数值变化大，在应变-时间曲线上变化更为明显。

综合应变向量定量数据分析结果：综合应变向量与径向应变、周向应变和轴向应变在不同起搏状态下的综合应变向量峰值和基础状态下有统计学差异的心肌节段数有统计学差异，而且通过秩和检验证明综合应变向量较径向应变、周向应变和纵向应变均更为敏感、可靠。分析可能的原因：综合应变向量是针对节段心肌的整体应变变化，反映的是一个心肌节段的应变"总量"。而相对来说传统应变向量相当于综合应变向量各方向的"分量"，在体现心肌节段力学变化的过程中，"整体"的综合应变向量较各个"分量"更为直接地反映了力学变化的趋势和状态。该结果可能说明综合应变向量在反映左心室心肌机械力学状态上更为接近室壁力学状态的真实情况。

图3-7　空间中相互垂直的三个方向的应变RS、LS和CS推导出IS：
①$S'=\sqrt{LS^2+RS^2}$　②$IS=\sqrt{S'^2+CS^2}=\sqrt{LS^2+RS^2+CS^2}$

基础状态下左心室壁心内膜下18个不同心肌节段的综合应变向量峰值除与中前侧壁等节段中起搏状态的综合应变向量峰值无统计学差异之外，与其余节段均有2～3种状态的综合应变向量峰值有差异；基础状态下左心室壁心外膜下18个不同心肌节段的综合应变向量峰值除与基底下壁、基底前侧壁、中前侧壁、心尖前间隔等节段中3种起搏状态的综合应变向量峰值无统计学差异之外，与其余节段均有1～3种状态的综合应变向量峰值有差异，说明综合应变向量对于局部心肌力学状态的改变有较为敏感的反映。在心肌状态发生改变之后，多数心肌节段的综合应变向量发生了具有统计学意义的改变，可以作为评估心肌机械力学状态的参数。综合应变向量峰值在心肌中下侧壁中3种起搏状态下（右心室心尖起搏、左心室心尖起搏和左心室前侧壁起搏）的心内膜、心外膜均具有统计学差异，可能说明心肌中下侧壁综合应变向量峰值对心肌机械力学状态的改变更为敏感，而这种改变也较为稳定，但仍需要更进一步的研究和探讨。

综合应变向量重复获取的数值相对较稳定。因为综合应变向量使用传统的应变向量公式推导而得出，所以相对来说，在正确操作VVI分析软件和获得的二维图像清晰度一致的情况下，获得的"整体"综合应变向量较为稳定和一致。因为综合向量的"总量"的性质，在评估心肌机械力学状态时，相对于各个"分量"的径向应变、周向应变和纵向应变，在数学上可以很容易得出测量的相对误差缩小的结果。综合应变向量作为新的心肌力学评估参数，更可以在相对较为低端的超声仪器上实现一些高端仪器的功能。不论是

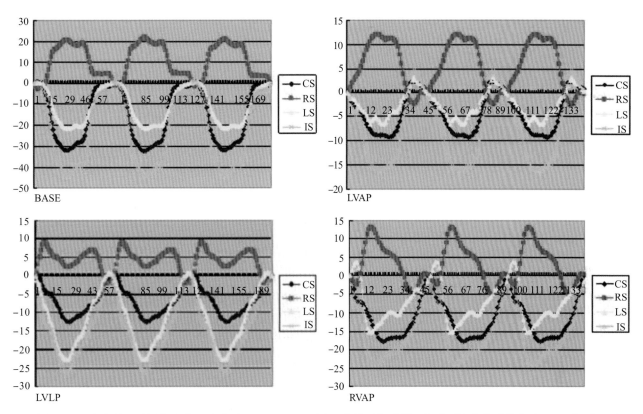

图3-8　三个完整心动周期内左心室室壁RS、CS、LS及IS变化时间曲线。图分别取自基础状态（BASE）、右心室心尖起搏（RVAP）、左心室心尖起搏（LVAP）和左心室前侧壁起搏（LVLP）状态下

在推广应用的基础上，还是从经济上来说，都值得进一步深入研究。

综合应变向量虽然在体现心肌力学状态上有更为敏感和可靠的作用，但由于综合应变向量不是现阶段影像技术手段能直接测量和取得的参数，需要通过其他参数利用数学公式推导而得出，这样既增加了数据的敏感性，同时也产生了一定的风险，对传统应变向量获取的过程提出了更高的要求，需要操作者不仅要能熟练操作超声诊断仪采集图像，更要能较为熟练地严格按照使用说明书使用超声图像分析应用软件，这样才能保证推导出的综合应变向量的准确和稳定。综合应变向量是通过两次采集不同切面的二维灰阶图像分别测得径向应变、周向应变和纵向应变的数值推导而出，这就更需要在采集图像时，超声仪器设置参数不能改变，并且应该尽量在心率不发生波动的情况下熟练、快速地采集图像，以保障两次采集的图像的参数基本一致。这无疑增大了采集图像的难度以及采集过程中出现采集和测量偏差的可能性。也许采用实时三维探头采集图像，有望能解决这一问题。

左心室壁的综合心肌力学状态是一个综合、复杂的系统。左心室壁各节段心、内外膜下心肌综合应变向量参数的建立，是从一个新的角度去评估心室力学机械性质，更为敏感和可靠，有可能较传统的径向应变、周向应变和纵向应变参数能更为可靠完整地评价左心室壁局部心肌的生物力学状态。

三、超声三维斑点追踪评价不同心脏起搏方式对健康犬左心室功能的影响

（一）不同心脏起搏方式对左心室功能的影响

人工心脏起搏治疗的目标是充分利用残存的正常心脏传导系统诱导并控制心脏各个部位产生与正常窦性心律尽可能一致的心脏机械兴奋过程，而不恰当的人工心脏起搏方式会导致医源性心脏解剖和功能损伤。有研究提示，左心室壁机械同步性的改善能有效增强左心室功能，并且无须左心室壁的电活动同步。但从生理学角度考虑，以左心室壁机械同步性为基础的最佳心脏功能的实现必然依赖于心脏协调有序的电活动。自从人工心脏起搏治疗成为有症状缓慢性心律失常患者的唯一长期有效的方法以来，右心室心尖被作为常规起搏位点在临床广泛应用。右心室心尖起搏方式是一把"双刃剑"，该方式造成的"起搏器综合

征"、心室重塑、心脏功能恶化等不利一面逐渐被临床认识和关注。

人工心脏起搏位点的恰当选择是心脏再同步化治疗成败的关键，也是实现真正生理性起搏治疗的必由之路。因此，探索更符合"生理性"的人工心脏起搏位点注定是人工心脏起搏治疗研究领域的热点课题。有研究指出左心室心尖起搏更符合生理性起搏治疗目标，理由是其人工电信号可能沿浦肯野纤维由左心室心尖部向左心室基底方向传导，更有利于维护左心室壁有序的电机械活动。但是对左心室前侧壁起搏方式利弊的研究则表明：无论起搏位点位于心外膜下还是心内膜下心肌，均只能通过工作心肌细胞间的缝隙连接缓慢传导电信号并导致左心室壁不同心肌节段的收缩与舒张不同步。因此，尽管有学者认为左心室心尖起搏在维护和改善左心室壁机械同步性和左心室功能方面优于右心室心尖起搏，但是这一结论似乎缺乏可靠的心脏电生理学依据，其正确性值得进一步探讨和验证。

全面精确评价不同心脏起搏方式对左心室节段与整体功能的影响是判断人工心脏起搏是否符合"生理性"的前提。应用最佳的超声技术评价体系对左心室壁机械运动同步性和左心室功能的准确观测与量化分析是现代超声心脏电生理学的重要研究内容之一。基于全容积实时三维超声心动图的超声三维斑点追踪成像技术可以同步显示左心室壁不同心肌节段的三维运动与形变，同时能够方便地获取反映左心室壁生物力学特征和左心室容量变化的多种心室功能参数。

（二）不同心脏起搏方式对左心室壁机械同步性的影响

充分利用残存的正常传导系统诱导并控制心脏各个部位产生与正常窦性心律尽可能一致的心脏机械兴奋过程是实现生理性起搏治疗成功的关键。超声三维斑点追踪技术的左心室功能多参数成像优势为判断不同心脏起搏方式是否接近或达到生理性起搏治疗目标提供了便利。不同心脏起搏方式的人工电信号传导通路与左心室壁不同心肌节段的机械运动同步程度密切相关。Wyman 等发现右心室心尖起搏时左心室壁具有快速和缓慢两种电信号传导通路，而左心室前侧壁起搏时仅呈现单一的缓慢电信号传导。Faris 等的研究进一步表明无论左心室前侧壁的起搏位点位于心外膜下还是心内膜下心肌，均只能通过工作细胞的缝隙连接缓慢传导电信号。通过工作细胞的缝隙连接传导电信号使左心室壁不同心肌节段的激动时间出现明显差异从而导致不同心肌节段收缩与舒张不同步：早激动的区域先收缩，晚激动的区域延迟收缩。Lafitte 等发现左心室侧壁起搏时左心室壁电机械延迟离散程度小于右心室心尖起搏，但 Helmer 等却发现左心室前侧壁起搏导致左心室壁激动延迟的范围更广，机械运动不同步更明显。有研究表明，左心室心尖起搏能很好地维护左心室壁机械同步性，比右心室心尖起搏和左心室前侧壁心尖起搏更符合理性起搏目的，理由是左心室心尖起搏的人工电信号可能沿浦肯野纤维由左心室心尖部向左心室基底方向传导。陆景等研究不同心室位点单点双极起搏均导致健康犬左心室壁机械运动同步性破坏，且左心室心尖起搏或左心室前侧壁起搏对左心室壁机械运动同步性的破坏强度和范围超过右心室心尖起搏。可能的解释是：右心室心尖起搏的人工电信号可能部分整合入左心室壁的传导系统，对左心室壁机械同步性的破坏相对较小；而左心室心尖起搏或左心室前侧壁起搏则可能完全不能将人工电信号及时有效地整合入左心室壁的传导系统，对左心室壁的机械同步性破坏更大。

（三）不同心脏起搏方式对左心室壁节段收缩功能的影响

目前认为导致左心室壁机械不同步的心室单点起搏方式损害左心室壁不同心肌节段收缩功能的主要机制是：①起搏位点周围未充分舒张的心肌在舒张期就出现局部室壁应力增加，导致该区域血液灌注减少、收缩力减低；②起搏位点周围心肌提早激动收缩并将相对远离起搏位点的晚激动部位心肌拉长，当晚激动部位心肌收缩时又将早激动部位心肌拉长，从而相互牵制并导致左心室壁增厚能力减低、无效做功明显；③晚激动部位的心肌收缩可发生在二尖瓣开放后，导致舒张期左心室壁增厚并妨碍左心室舒张充盈。因心室位点人工心脏起搏而提前激动并导致收缩力减低的左心室壁范围与起搏位点周围心肌纤维排列模式和缝隙连接的构造、功能状态等因素有关。陆景等发现不同位点心室单点双极起搏均可导致健康犬左心室壁部分心肌节段峰值整体应变显著减低，且左心室心尖起搏或左心室前侧壁起搏状态下左心室壁峰值整体应变显著减低的心肌节段数明显多于右心室心尖起搏，提示左心室心尖起搏或左心室前侧壁起搏导致左心室壁电机械延迟离散程度超过右心室心尖起搏。陆景等研究显示右心室心尖起搏状态左心室壁基底下间隔和基底下壁应变减低与 Kavanagh 等的发现不一致，需要进一步研究验证。有研究发现心室起搏时晚激动部位的心肌纤维将被提早激动收缩的心肌牵拉而预伸长并通过异长调节机制增强收缩力和做功能力。此外，心室单点起搏能够通过加快心率而增强左心室壁心肌收缩力；这一点可以用阶梯（Treppe）现象或鲍迪奇（Bowditch）效应解释：在最佳心率范围内，增加心率使心肌收缩力和心室收缩功能增强，并且心率增快导致的心室充盈时间缩短和每搏量减少尚不能拮抗收缩力-频率效应。犬最佳心率范围通常为 120～160次/分，起搏后为 160 次/分，考虑心脏起搏后收缩力-频率效应可能在增强左心室壁心肌收缩力方面发挥一定作用。尽管如此，与基础状态比较，不同起搏状态左心室壁各心肌节段的峰值整体应变均未出现具有统计学意义的增加。该结果与笔者课题组前期的研究发现一致，提示晚激动部位的心肌收缩力并未明显增强。可能的解释是：①二尖瓣关闭之前，左心室起搏位点周围心肌提早收缩产生的收缩力会传递给心腔内血流，因而不一定导致远离起搏位点的心肌充分预伸长；②本研究未控制房室延迟时间，心室位点人工心脏起搏引起心室相对过早的激动收缩很可能导致整个左心室壁心肌均不能充分舒张；③晚激动部位心肌收缩时可将早激动部位心肌拉长，因相互牵制而妨碍左心室壁增厚。

（四）不同心脏起搏方式对左心室整体功能的影响

基于超声三维斑点追踪的左心室整体功能评价，结果显示不同位点的心室单点双极起搏方式均会损害原本正常的左心室整体功能，且左心室心尖起搏或左心室前侧壁起搏的损害作用较右心室心尖起搏显著。但陆景等同时也发现不同起搏状态的左心室射血压力和 dP/dt_{max} 差异无统计学意义。通常认为心导管技术获取的心室功能参数是评价心室功能的"金标准"，但该技术所获参数的可靠性受下述因素影响：①左心室内血液流动的边界条件特殊、流场复杂、腔内不同位点的压力存在显著差异；②流体的文丘里效应（Venturi effect）也会对心导管获取的压力参数大小造成影响；③二尖瓣前叶、腱索对导管头端开口的阻挡和心导管内血栓形成等影响因素。

虽然右心室心尖起搏的消极作用备受临床关注，且有研究提出左心室心尖起搏更符合"生理性"；但是本研究应用超声三维斑点追踪成像技术发现左心室心尖起搏或左心室前侧壁起搏对健康犬左心室壁机械同步性、左心室节段和整体功能的损害超过右心室心尖起搏。超声三维斑点追踪成像技术为医学工作者洞察左心室功能状态提供了新视窗，有望在心脏疾病电生理治疗的基础研究和临床应用方面发挥重要作用。基于超声三维斑点追踪的左心室功能评价提示：不同位点心室单点双极起搏均会破坏健康犬左心室壁各心肌节段的机械运动同步性，且左心室心尖或前侧壁起搏的破坏作用较右心室心尖起搏明显。不同位点心室单点双极起搏均导致左心室壁部分心肌节段收缩功能减低，且左心室心尖或前侧壁起搏导致左心室壁心肌节段收缩功能减低的范围更广。左心室心尖或前侧壁起搏对健康犬左心室功能的损害超过右心室心尖起搏，心室位点人工起搏信号只能依靠工作心肌间缝隙连接缓慢传导，从而导致左心室壁运动不同步和心室功能减低；但不能否定在心脏传导系统存在异常的情况下心室位点人工起搏可能会在一定程度上改善左心室壁机械同步性和左心室功能。纯种比格犬间的左冠状动脉第一对角支的解剖学位置存在个体差异，实验设计中应该尽量避免选择可能存在位置变异的组织结构作为解剖学定位标记。依据本研究结果可以对心室功能评价的"金标准"——心导管测压提出质疑，同时提示开展心腔内流场研究有利于探索和发现新的心脏功能评价"金标准"。

（五）超声三维斑点追踪技术的优势与不足及研究局限性

超声三维斑点追踪技术克服了二维斑点追踪"跨平面失追踪"的技术局限性，同时具备多参数成像、能同步提供大量心脏功能信息等特点。该技术在全面、准确地反映左心室壁机械同步性、左心室节段和整体功能方面的特殊优势有望在超声心脏电生理学的基础研究和临床应用方面发挥重要作用。超声三维斑点追踪成像技术在评价心室壁机械同步性和左心室功能方面的可靠性与不足之处包括：①运动参照点（虚拟探头位置）的选定是评判左心室壁机械同步性的前提，因为从不同角度观察得到的左心室壁节段机械同步性完全不同。以心脏收缩的中心点为参照点观察正常左心室壁运动，发现从该点观察到的左心室壁各心肌节段向心性运动最同步；因此，心脏收缩的中心点是观察左心室壁机械运动时空同步性的最佳观察参照点。但心脏收缩的中心点会随心脏的收缩、舒张、扭转而不断变化，以致观察左心室壁机械运动时空同步性的最佳参照点很难确定。精确确定最佳观察参照点的难题可能是阻碍超声斑点追踪技术用于评价左心室壁机械同步性的"瓶颈"。陆景等研究发现基础状态左心室壁各心肌节段径向三维应变时空变化呈"有序不同步"可能与该技术采用固定观察参照点分析左心室壁机械同步性有关。②实现实时动态三维超声成像的最低帧频是 24 帧/秒，而目前的超声三维斑点追踪成像技术的帧频仅在 30 帧/秒左右。因此，可能会遗漏对心肌大幅度快速运动的追踪。③超声三维斑点追踪成像技术采用的探头较大，不利于取图。心脏电生理学发展的最高目标是精确且完全修复由各类心脏疾病导致的心脏电机械兴奋和传导异常，同时最大限度恢复受损的心脏功能和血流动力学。要接近这一目标还需要做大量的研究。心脏对电信号的传导恰似人耳听觉形成过程中的声波传导，传导系统传导电信号正如声波的"气传导"而工作心肌细胞间的缝隙连接传导电信号正如声波的"骨传导"。如果心脏的"气传导"系统受损（传导系统因疾病等受损），"骨传导"可能起到有益的代偿作用。因为实验对象是健康犬，所以本研究不能否定在心脏传导系统存在异常的情况下心室位点人工起搏可能会在一定程度上改善左心室壁机械同步性和左心室功能。进一步对不同病理生理状态的动物模型进行实验研究以全面揭示不同位点心室单点起搏的利弊很有必要。此外，临床上单点人工心脏起搏主要应用于各种原因导致的心动过缓，而多点起搏主要应用于心脏再同步化治疗。因此，进一步优化实验方案以提高临床实用价值很有必要，比如采用心室多位点人工心脏起搏方式来均衡单一位点起搏带来的消极作用具有重要的研究价值和临床意义。虽然超声三维斑点追踪获取的左心室壁的三维应变比二维应变、位移等参数更能准确反映心肌的生物力学特征，是评价左心室功能的可靠指标，但是，对左心室壁应变、位移、扭转等生物力学参数及其达峰时间的全面定量分析有利于发掘左心室功能评价的最佳参数体系。因此，对于以多参数成像为优势的超声三维斑点追踪技术而言，后续的分析工作刻不容缓。在今后的实验设计中尽量避免选择可能存在解剖位置变异的组织结构作为解剖学定位标记也是一个值得重视的问题。尽管心导管技术获取的心室功能参数的准确性受到流场等因素的影响，但目前仍然是评价心室功能的"金标准"。

四、急性心肌缺血单点双极起搏犬左心室功能的超声三维斑点追踪

优化左心室壁心肌的机械兴奋顺序和同步性并实现心脏功能和血流动力学的最大限度恢复是心室单点或多点高度选择性起搏治疗的最高目标。动物实验表明缺血后心室单点起搏不能有效改善缺血区心肌灌注和左心室壁机械运动不同步状态。本研究应用超声三维斑点追踪成像技术评价不同位点心室单点双极起搏对急性心肌缺血犬左心室壁心肌力学状态和左心室功能的影响，为进一步明确心肌缺血状态心室单点起搏的利弊提供基础实验依据。

急性心肌缺血状态与基础状态比较：急性心肌缺血状态左心室壁 16 个节段心肌的 PRS（三维峰值径向应变）减低；急性心肌缺血状态左心室壁 PGRS（峰值整体径向应变）、LVSV（左心室每搏输出量）、LVEF（左心室射血分数）、LVCO（左心室输出量）、LVEP（左心室射血压力）和 dP/dt_{max}（左心室收缩期压力最大上升速率）减低，LVESV（左心室收缩末期容积）和 LVEDV（左心室舒张末期容积）增大。缺血后心室起搏状态与急性心肌缺血状态比较：缺血后右心室心尖起搏状态左心室壁除中前间隔、基底前侧壁、中前壁外的所有节段心肌的 PRS 增大，缺血后左心室心尖起搏状态左心室壁 16 个节段心肌的 PRS 增大。缺血后左心室前侧壁起搏状态左心室壁 16 个节段除基底下侧壁、基底前侧壁、中前壁、心尖前壁、心尖前侧壁外心肌的 PRS 增大但中前侧壁减低；缺血后心室起搏状态左心室壁 PGRS 增大，而左心室容量参数、压力参数差异无统计学意义。急性心肌缺血后右心室心尖起搏、左心室心尖起搏和左心室前侧壁起搏状态两两比较，左心室壁 PGRS、LVEDV、LVESV、LVSV、LVEF、LVCO、LVEP 和 dP/dt_{max} 差异均无统计学意义。不同状态左心室壁 PGRS 与 LVSV、LVEF 和 LVCO 呈线性正相关，但与左心室压力参数间未能建立直线相关关系。

急性心肌缺血会立即导致心肌电、机械和生化异常并损害心肌功能，结扎犬左冠状动脉前降支后左心室壁峰值径向应变降低的范围远远超过该动脉的供血区且远离左冠状动脉前降支供血区心肌的峰值径向应变并未出现代偿性增大。可能的原因为急性心肌缺血犬的心率明显低于基础状态，心率收缩力-频率效应可能导致整个心室壁心肌的收缩力减低。犬的冠状动脉分布与人类不同，其左冠状动脉占优势，左回旋支粗大且分布较广，3 个冠状动脉分支之间的吻合支丰富，侧支循环发达。结扎犬左冠状动脉前降支除了损害该动脉供血区心肌的功能外，左前降支供血区以外的心肌功能可能因"窃血"而受损。心室壁运动与心

室壁应变的意义不同：尽管都是表征心室肌力学状态的指标，但只有三维应变才能真正准确地反映心室肌的生物力学特征。因此，既往观察到左心室壁非缺血区的代偿性运动增强也许并不能鉴别该区域心肌功能的真实损害情况。

心室壁单点人工起搏将导致人为的心室壁机械运动不同步：起搏位点周围未充分舒张的心肌提前激动、收缩力减低，远离起搏位点的心肌收缩延迟、收缩力增强。但心室单点起搏能够通过加快心率而增强左心室壁心肌收缩力，这一点可以用阶梯（Treppe）现象或鲍迪奇（Bowditch）效应解释：在最佳心率范围内，增加心率使心肌收缩力和心室收缩功能增强，并且心率增快导致的心室充盈时间缩短和每搏量减少尚不能拮抗收缩力-频率效应。尽管如此，陆景等研究认为缺血后起搏仍未能改善急性心肌缺血左心室整体功能，提示缺血后不同位点心室单点起搏均加重了左心室壁机械运动的不同步程度，从而抵消了左心室壁心肌收缩力增强可能带来的益处，同时超声三维斑点追踪技术获取的不同状态左心室壁峰值整体径向应变与左心室每搏量、射血分数和心排血量呈线性正相关，能够比较准确地反映左心室整体功能且具有较好的可重复性。陆景等研究认为心肌缺血所致心力衰竭患者心脏起搏治疗应给予最适宜的人工起搏频率。人工心脏起搏能按需增加与心肌缺血并存的缓慢心率，优化心率和收缩力-频率关系可以增强心室壁心肌收缩力；但过快的心率将加重缺血心肌的血液供需失衡并可能增加致命性心律失常的发生概率。急性心肌缺血使心肌跨室壁复极离散度增大，容易出现室性心律失常。缺血后心室起搏将进一步导致左心室壁应力分布不均和电生理异常恶化，本研究中 2 只犬心室颤动死亡考虑与上述原因有关。因心肌缺血导致的心力衰竭患者在接受高度选择性心室人工起搏治疗时应选择最恰当的起搏位点数及起搏部位。已有动物实验研究提示左心室多点起搏可有效改善急性心肌缺血导致的左心室壁机械运动不同步和电机械兴奋顺序异常并能很好地恢复受损的左心室功能，但起搏位点选择在左心室壁缺血区则不能获得满意疗效。此外，缺血区人工心脏起搏有致死的潜在危险。心肌缺血所致心力衰竭患者的人工心脏起搏治疗的疗效评价必须权衡左心室壁心肌的收缩力、机械运动兴奋顺序性和同步有效性。急性心肌缺血后心室单点起搏进一步破坏左心室壁机械运动同步性和心肌力学状态是其不利的一面，但本研究结果并不能完全否认其潜在的益处。已有研究发现左心室壁缺血区边缘或非缺血区的单点或多点起搏能减小缺血区心的应力、氧耗，甚至增加其血流灌注，从而有效改善急性心肌缺血患者的预后和心室功能。超声三维斑点追踪的技术优势有望在心脏再同步化治疗的患者选择、术中和术后疗效评价中发挥重要作用。临床上单点人工心脏起搏主要应用于各种原因导致的心动过缓，而多点起搏主要应用于心脏再同步化治疗。本研究对急性心肌缺血状态犬进行不同位点心室单点起搏实验，与上述两种情况均有一定差距。因此，进一步优化试验方案以提高潜在的临床应用价值很有必要。心肌三维应变来源于超声斑点追踪，心肌缺血导致心室壁回声改变有可能影响参数准确性。应用超声三维斑点追踪成像仪获取的全容积实时灰阶图像帧频约为 20 帧，时间分辨率较低。实验过程中心导管头端不能固定在同一个"标准"位置可能对 LVEP 和 dP/dt_{max} 的取值造成影响。应用超声三维斑点追踪成像技术发现心室单点双极起搏能够增强缺血状态左心室壁心肌收缩力，但同时导致左心室壁机械运动不同步程度加重，不能有效改善因急性心肌缺血受损的左心室整体功能。

五、不同激动顺序犬左心室收缩期跨壁扭转运动的超声试验

心脏由一条肌纤维带螺旋缠绕而成，形成基底环及心尖环，两者走向相反，心肌纤维呈螺旋状排列，心内膜下心肌呈右手螺旋走行，心外膜下心肌呈左手螺旋走行，这样的排列方式使心脏收缩时左心室心尖呈逆时针旋转，心底呈顺时针旋转，心尖部相对于基底部的旋转称为扭转。目前评价心室扭转运动的影像手段主要为组织多普勒技术、斑点追踪成像技术等，评价指标主要包括收缩期心内膜下和心外膜下心肌的最大旋转角度、峰值旋转速率、峰值旋转离散度、圆周应变、圆周应变率等。斑点追踪成像是一种新的超声定量分析方法，克服了组织多普勒模式成像的角度依赖性，能够客观定量局部及整体心功能。

（一）正常房室激动顺序下左心室收缩期跨壁扭转特征

钟毓等运用斑点追踪成像技术对比格犬不同起搏状态下，心室扭转运动进行了实验研究。研究发现，正常激动顺序及右心耳起搏状态下心尖水平心肌呈逆时针旋转，基底水平心肌呈顺时针旋转，心内外膜下心肌及同一水平整体心肌旋转角度均在收缩末期统一时间达到峰值，见图 3-9。基底水平各节段周向旋转

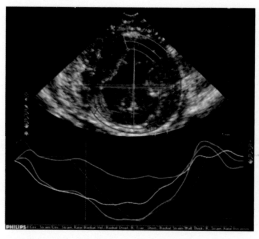
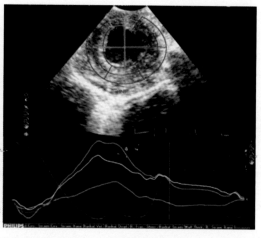

图3-9　正常状态下左心室基底水平旋转时间曲线，收缩期呈顺时针旋转，内外膜及整体曲线形态一致（左图）；正常状态下左心室心尖水平旋转时间曲线，收缩期呈顺时针旋转，内外膜及整体曲线形态一致（右图）

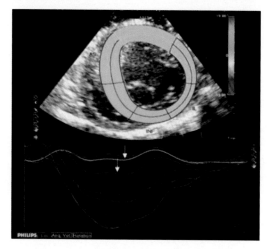

图3-10　正常状态下左心室基底水平角位移曲线，各阶段曲线形态达峰时间基本一致，前壁、侧壁角位移峰值较低

运动存在不均一性，左心室下壁、前间壁、后间壁旋转运动幅度较大，前壁、前侧壁、下侧壁运动幅度较小，见图3-10，心尖水平各节段间旋转运动幅度未见差异。左心室基底部周向旋转运动的不均一性可能有利于维持左心室流出道几何形态的稳定和射血功能的实现。同时，正常激动顺序下，心内膜下旋转角度显著大于心外膜下心肌，心内外膜下心肌扭转及旋转运动存在跨壁梯度，基底水平心肌节段旋转角度在周向上存在节段间差异，局部心肌的有序不均匀机械运动是正常心室的力学特征。

（二）心室起搏对左心室收缩期扭转运动的影响

肌带理论认为心室心肌由一条心肌带组成，肌带从肺动脉和右心室转向左心室基底，向下到心尖后翻转升至心脏基底到达主动脉形成双螺旋环，并分为升段、降段及后段。三者顺序收缩、扭转及抽吸，导致相应顺序下的血流动力学效应。心脏功能的实现有赖于正常的心脏激动顺序与心脏机械运动的同步化。正常情况下，心脏的激动起源于窦房结，经结间束、房室交界组织、房室束、左右束支及浦肯野纤维和心室肌使全心激动。起搏状态下，异位起源的心室激动顺序，电兴奋通过心肌细胞传导，导致部分室壁收缩与舒张延迟，室壁运动不同步。Tomioka等研究表明，正常窦性心律左心室降段肌带组成的左心室前间隔心内膜侧心肌首先收缩，左心室前壁肌带缩短，左心室压力开始缓慢升高，然后左心室后段肌带收缩，左心室压力快速增高，此后升段肌带开始缩短。所有节段同时收缩时，左心室压力陡直升高达正向峰值，完成左心室射血功能。左心室起搏时，起搏节段（后段）缩短几乎与降段同时发生，随后升段缩短，肌带缩短终止也从后段开始，随后是降段与升段，后段肌带的提前缩短导致心室扭转作用的消失。右心室心尖起搏时，虽然降段心肌首先开始缩短，但升段心肌缩短较后段心肌提前，同样导致左心室扭转模式的消失或改变。

钟毓等对比格犬不同起搏位点激动顺序下左心室收缩期扭转运动做了相应研究。研究发现，左心耳起搏由于保持了正常的房室传导顺序，左心室扭转与正常激动顺序无差异，而不同部位的心室起搏后，左心室扭转及基底水平旋转运动受到抑制，左心室心尖及右心室心尖起搏抑制最明显。心室起搏后左心室扭转时间曲线在心室射血期出现方向相反的两个峰，收缩末期峰值降低甚至反向，见图3-11。各节段位移时间曲线形态出现多峰，部分节段方向及达峰时间不一致，见图3-12。由此可见，房室顺序收缩、心室间和心室内的同步和顺序收缩是维持左心室正常扭转运动的前提。异常的激动顺序导致左心室内、心室间的电机

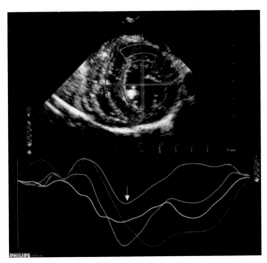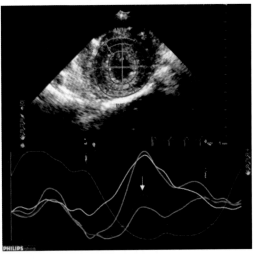

图3-11 右心室心尖起搏（RVAP）左心室基底水平旋转时间曲线，形态不规则，峰值减低（左图）；左心室心尖水平旋转时间曲线形态规则，峰值降低（右图）

械不同步，室内及室间的不同步运动导致节段及不同层次心肌旋转运动不同步，心尖-心底旋转峰值延迟，彼此产生相互抵消与牵制，左心室扭转运动减低。

正常状态下，心室电激动由左心室心尖间隔及前壁内膜心肌通过浦肯野纤维迅速到达基底，产生左心室同步有序收缩。然而起搏时激动由起搏位点沿心肌逐渐传播至对侧，传播速度远小于浦肯野纤维，导致心室内及心室间收缩不同步。笔者在不同激动顺序收缩期容积变化研究中发现，同一节律下左、右心室起搏后左心整体EF（射血分数）降低，不同步化指数增大，左心室收缩功能、同步化程度均小于心房起搏。心室起搏后，各节段角位移时间曲线形态出现多峰，节段间角位移方向及达峰时间不一致，不同步化程度增加。Sorger等对右心房起搏、右心室起搏和双心室起搏患者心脏扭转运动进行了比较，结果显示右心房起搏优于心室起搏，双心室起搏优于右心室起搏，表明室间运动不同步时

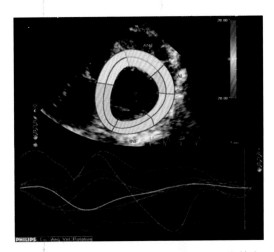

图3-12 右心室心尖起搏状态下左心室基底水平角位移曲线，各节段曲线形态，达峰时间不一致，部分节段反向

心脏扭转运动下降，再同步治疗后左心室扭转运动可明显提高。同样，临床发现人工起搏顺序与生理激动顺序不一致，长期右心室心尖部起搏会导致左心功能下降，左心增大，EF减低，房颤发病率增高。在右心室心尖、左心室心尖、左心室前侧壁三个左心室起搏位点中，左心室前侧壁起搏对左心室扭转运动影响较小。正常激动顺序下左心室前侧壁最先收缩，间隔最晚收缩与左心室前侧壁起搏心室内激动顺序较一致。笔者在不同激动顺序下左心室容积变化的研究中同样发现心室起搏位点中，对左心室EF的影响，依次是右心室心尖起搏＞左心室心尖起搏＞左心室前侧壁起搏，左心室前侧壁与正常房室激动顺序间左心室容积变化不同步指数无差异，左心室前侧壁起搏引起6个节段射血分数降低，其范围较右心室心尖起搏小，这可能也是导致左心室起搏左心收缩功能优于右心室起搏的原因。右心室心尖起搏右心室心尖最早激动，左心室前侧壁和右心室流出道最晚激动，左、右心室激动传播时间都明显延长，左心室平均激动时间较右心室更长，导致心室间、心室内的不同步收缩。右心室心尖起搏间壁及前壁径向应变达峰时间缩短，下侧壁及前侧壁达峰时间延长，室间隔首先激动，下壁及下侧壁较晚激动，室内心肌收缩不同步，左心室收缩不同步是右心室心尖起搏收缩功能减低的主要原因之一。

心室起搏后基底部心肌旋转运动较心尖部心肌减低明显。同样，Yamano等比较窦性心律状态下以及右心室不同部位起搏模式下的左心室扭转，结果表明左心室心尖扭转无变化，但起搏状态下的左心室基底

的扭转受到影响。由于左心室基底部与右心室紧密相连，心室起搏后，左、右心室间收缩不同步，相互牵制，抑制左心室基底水平旋转，而心尖部心肌富含肌小梁，心电传导旁路系统传导速度较快，心尖节段间收缩较同步。

（三）不同起搏状态左心室跨壁扭转特征

心肌纤维呈螺旋状排列，心内膜下心肌呈右手螺旋走行，心外膜下心肌呈左手螺旋走行，心内膜下心肌肌小节长度大于心外膜下心肌，心肌细胞越长，拉伸缩短效应越大，心内膜下心肌细胞内压力大于心外膜下心肌，产生形变的能力更大，收缩期心内膜下心肌轴向曲率半径减少大于心外膜下心肌。正常激动顺序下心脏心室心肌跨壁除极顺序由心内膜到心外膜，复极顺序与此相反，心内膜下心肌较早激动，右手螺旋走行的心内膜下心肌缩短伴随左手螺旋走行的心外膜下心肌反方向伸展，心肌内横桥被拉长，产生Frank-Starling机制增大收缩力量。Derumeaux等研究发现正常激动顺序下心内膜下心肌运动速度远大于心外膜下心肌。心室扭转和旋转运动同样存在跨壁梯度，心内膜下心肌旋转角度绝对值大于心外膜下心肌。心室心外膜下心肌起搏后，心肌跨壁激动顺序发生扭转，心肌跨壁扭转梯度消失。同时，心室起搏点附近节段心外膜心肌旋转角度减低。

（四）心室起搏对局部心肌旋转运动的影响

钟毓等发现右心耳起搏后，各节段心肌旋转角度与正常激动顺序没有差异。心室起搏后，心尖水平起搏位点附近节段外膜下心肌旋转角度减低。在不同激动顺序对左心室容积变化研究中同样发现，起搏位点附近节段射血分数减低，室壁收缩力下降明显，而远离起搏位点处节段室壁收缩力无改变。2004年Ashikags等首次发现心室心外膜起搏时，起搏处心室壁增厚率明显减低，推测其原因可能为心外膜起搏导致心肌薄片间剪切力降低，心肌形变能力下降。由于最先激动处心肌提早缩短，心肌内Ca^{2+}浓度较低，心肌收缩力下降，此时后激动部位心肌被拉长，当大部分心肌都激动后，左心室压力明显增加，后激动部位心肌又被拉长，随着左心室内压增高，晚激动部位心肌进一步被拉长，由于Frank-Starling机制，后激动部位有更强收缩力，因此晚激动部位受异常激动顺序影响较小。此外，心室起搏后，不同步的左心室收缩导致心室舒张期缩短，起搏位点较其他区域心肌提前激动，尚在舒张期局部室壁压力就增加，此区域血液灌注减少，导致相应的室壁收缩力变化，起搏位点附近节段心肌旋转角度减低。Prinzen等用MRI评价不同位点心室起搏左心功能，发现近起搏位点处心肌应变曲线在收缩早期出现负向改变，随后再逐渐回弹，进入第二个收缩阶段，近起搏位点处室壁做功明显减少，而远离起搏位点处室壁做功增加。

（五）起搏状态左心室扭转与左心收缩功能特征

与心肌的纵向及径向运动一样，心肌扭转也是构成心脏收缩功能的重要组成部分，心室扭转是反映心肌收缩形变的指标，与左心室射血分数密切相关，左心室的扭转运动，有赖于心肌独特的螺旋形结构，单纯的纵向或圆周缩短不足以维持心室的射血功能。Kim等研究发现，左心室整体扭转与左心室EF存在线性相关关系。左心室扭转不仅是反映心肌收缩力的敏感指标，而且与心室心肌去极化顺序有关。Bogaerrt研究发现，心内膜下心肌运动产生室壁增厚效应，而心外膜下心肌运动促成心室射血。笔者研究发现，正常房室激动顺序下左心室整体及心外膜下心肌扭转、基底水平旋转角度与左心室射血分数密切相关。正常房室激动顺序下左心室基底水平心肌间隔与下壁旋转占优势。间隔心肌由升段及降段心肌组成，两者纤维排列走向正交相反，共同收缩产生纵向缩短并伴随顺时针旋转，这是左心室射血的主要力量。这可能是基底水平心肌旋转与左心室射血分数相关性较高的原因。心室起搏后，心室基底水平心肌轴向节段不均一性消失，左心室扭转及心肌旋转与左心室射血分数相关性消失。

总之，心室扭转是反映心室正常收缩与舒张的运动方式，房室顺序收缩、心室间和心室内的同步和顺序收缩是维持左心室正常扭转运动的前提。接近生理模式的心室激动顺序更能保证心肌扭转及旋转运动的协调同步有效性。

六、评价犬右心室心尖负荷起搏等容收缩期局部心肌力学状态重构

正常心肌构筑是心肌功能正常的基础。现有心脏起搏治疗多为非正常生理电机械传导，可引起心脏解剖结构和血流动力学的重构并最终导致心功能减低，但临床无法直接获取相关病理生理依据，与此同时基

础研究的时效性不够。

（一）犬右心室心尖负荷起搏后等容收缩期延长

等容收缩期心室内压力变化是心室除极并通过电机械偶联引起心肌耗能收缩的结果。而心肌纤维的形变和排列与心肌力学变化密切相关，因此等容收缩期心肌本身的运动特征与变化规律可能比心内的血流动力学变化能更早、更敏感地反映心脏功能状态。傅英等研究分别在基础状态和右心室心尖负荷起搏状态下确定等容收缩期测定及对应时间点，以组织多普勒频谱测量二尖瓣后瓣环基础状态和起搏状态下等容收缩期时间及等容收缩期1/2早期、1/2中期、1/2晚期对应时间点，根据所分析图像的心率对应等容收缩期分期时间点记录起搏前、后各参数值。研究发现，右心室心尖起搏后等容收缩期时间明显延长，与基础组比较差异有统计学意义，心动周期缩短，导致起搏后心室舒张期在整个心动周期中所占比例降低；但延长的等容收缩期是否为对舒张期的补偿有待进一步研究。

（二）犬右心室心尖负荷起搏后力学状态异常重构即刻产生并持续较长时间

心室起搏将导致心脏除极顺序紊乱和血流动力学异常。Morillo等在快速心房起搏犬模型中首次发现心房肌细胞超微结构改变，随后该结论被第三方证实。相关研究发现右心室心尖起搏对左心室的影响主要集中在室间隔侧和心尖，对心外膜下心肌、中层心肌影响较大，而对心内膜下心肌影响较小，也可能与动物实验中于比格犬右心尖处从外到内插入电极起搏有关，因为比格犬心尖处心肌较肥厚。心脏停搏后，从取出心脏到浸泡至固定液这个过程至少半个小时，但是从大体标本上观测心肌薄片及显微镜下观测病理切片上的心肌纤维排列，均符合起搏后心脏力学变化。

该研究发现，健康雌性比格犬在心包悬吊后心脏距左前降支分支点下方1.5～2.0cm处至心尖方向局部区域各标记点起搏前、后比较，周向应变值差异均有统计学意义（$P<0.05$），部分位点方向不同；在室间隔一侧心外膜下及中层心肌或靠近心尖处标记点各层次纵向应变值差异有统计学意义（$P<0.05$），室间隔一侧心内膜下心肌纵向应变值差异无统计学意义（$P>0.05$），但方向相反；左心室心前区基底段及中段标记点各层次径向应变起搏前、后应变值差异有统计学意义（$P<0.05$），基底段及中段标记点各层次径向应变方向相反。其余标记点应变值差异无统计学意义（$P>0.05$），部分位点方向不同。

该研究还发现，各层次心肌起搏前、后径向位移值差异有统计学意义（$P<0.05$），部分位点方向不同；在室间隔一侧心外膜下及中层心肌或靠近心尖各层次心肌起搏前、后纵向位移值差异有统计学意义（$P<0.05$），方向相反，室间隔一侧心内膜下心肌纵向位移值差异无统计学意义（$P>0.05$）；室间隔一侧标记点各层次心肌及靠近心尖处心外膜下及中层心肌起搏前、后径向位移值差异有统计学意义（$P<0.05$），大部分位点径向位移方向相反。

该研究发现心室起搏心肌力学状态发生重构，且具有可重复性，可为临床起搏器参数的设置、随访、制订个体优化起搏治疗提供参考。

七、犬右心耳和右心室心尖起搏左心室心肌力学状态的对比

心力衰竭（简称心衰）是各种原因所致心脏疾病终末阶段的一种病理生理状态，其症状复杂、预后不良，多年以来其有效治疗一直是临床医师所面临的难题。有研究表明，生理性起搏对于慢性心衰患者来说，不仅可以改善症状、降低再入院率，而且可以逆转心室重构。长期以来，常简单地将房室顺序起搏和频率反应性起搏认为是生理性起搏方式，可以为患者带来心脏功能和血流动力学益处。目前国内外大量的临床研究结果表明事实并非如此。因此，如何获取真正生理性心脏起搏仍然是该领域的重要研究方向。郭智宇等用基于斑点跟踪显像技术的长轴方向收缩应变和达峰时间来初步探讨急性心肌缺血前后右心耳和右心室心尖两种起搏模式下左心室心肌力学状态，进而为临床探寻更为生理性的起搏方式提供基础的数据参考。有研究表明，超声二维斑点跟踪显像技术可以定量评价心肌局部和整体心功能，而且通过与评价心肌收缩形式的金标准"组织标记磁共振成像"对比研究证实，二维斑点跟踪显像技术与组织标记磁共振成像在评价正常人和心肌梗死患者心肌应变变化方面均有良好的相关性。郭智宇等通过斑点追踪成像（STI）技术对比研究急性心肌缺血前后右心耳与右心室心尖两种起搏模式的左心室心肌力学状态，旨在为临床探

索生理性起搏方式提供可靠的数据支持。

（一）急性心肌缺血前右心耳起搏与右心室心尖起搏心肌力学状态比较

起搏治疗心衰是近几年国内外研究的热点，但是否传统的生理性起搏模式［如右心房起搏（AAI）、房室全能型起搏（DDD）等］要优于心室单腔起搏还存在很大争议。本研究发现，左心室长轴整体和节段收缩应变均小于基础状态，并且RVA-P（右心室心尖起搏）小于RAA-P（右心耳起搏）；节段收缩应变RAA-P尚能保持正常状态窦性心律（NSR）窦性心律时的间隔面大于其他节段的规律性，而RVA-P则在心尖和中间水平均表现为前壁应变最大，失去了间隔面在心脏射血中的主导作用；收缩应变达峰时间在RAA-P下，虽然心尖和中间水平应变峰时间均较NSR延长，但各室壁收缩仍呈负向达峰趋势，T_ε-18SD（18节段达峰时间标准差）为RAA-P＞NSR表明各水平节段收缩应变失去了一定的同步性，可见RAA-P保持了正常的房室收缩顺序，但室内机械收缩有一定的不同步，而且RAA-P可增加激动在右房内的传导时间，使左房激动延迟，因此可导致左侧房室延迟缩短，易引起房性快速性心律失常。RVA-P时各水平节段收缩应变达峰时间不一致，同时显示下壁心尖段应变首先达到峰值，室间隔基底段最后达到峰值，这与右心室心尖先被起搏脉冲所激动，扰乱了正常心肌电、机械激动顺序，而且引起左心室内、左右心室间及左侧心房与心室不同步有关。T_ε-18SD为RVA-P＞RAA-P也说明RVA-P引起的心肌收缩不同步程度较RAA-P更为严重。A.C.Skanes等研究单心室起搏与AAI起搏发现，AAI起搏比单心室起搏可大大减少慢性心房颤动的发生率，同时表明具有正常心脏结构的患者获益更大。结果也证实，在急性心肌缺血前，无论在心肌力学状态还是收缩顺序方面RAA-P明显优于RVA-P，但两种起搏方式还是对左心室功能有不同程度的损伤，因此对于具有正常心脏结构与心功能尚良好的患者如何选取最佳起搏位点从而降低因起搏导致的心功能损害是本课题组要深入研究的。

（二）急性心肌缺血后RAA-P与RVA-P心肌力学状态比较

急性心肌缺血后ISCH-RAA-P和ISCH-RVA-P左心室长轴整体应变和部分节段应变也低于NSR，甚至低于缺血状态窦性心律（ISCH-SR）状态，分析此种原因可能是由于急性心肌缺血致左心功能降低，在此基础上进行RAA和RVA起搏就使受损的左心室功能进一步发生恶化，尤其ISCH-RVA-P（缺血状态右心室心尖起搏）更为显著，这与RVA-P本身就是非生理性起搏，而且又是血流动力学表现最差的起搏部位有关。B.L.Wilkoff等研究表明，左心功能不全的心衰患者进行右心室心尖起搏时可加重已有心功能不全患者的心室收缩不一致，可见此部位的选择主要是基于起搏电极安置的稳定性而非获取最佳心肌力学与血流动力学方面的考虑。同时，两种起搏方式心尖水平均失去了NSR状态下室间隔应变最大的规律，而ISCH-RAA-P（缺血状态右心耳起搏）在中间和基底水平及ISCH-RVA-P在基底水平收缩应变均为室间隔最大，尚可维持间隔面在左心室射血过程中所起的主导作用，但失去了心尖＞中间＞基底水平应变梯度，导致心室射血功能减低，久之必将加重左心功能损害。

ISCH-RAA-P在心尖前壁及前侧壁提前激动与其他室壁收缩不同步导致心肌有效收缩降低，ISCH-RVA-P在三个水平上均可见收缩失去一致性。T_ε-18SD在ISCH-SR、ISCH-RAA-P和ISCH-RVA-P状态下无差异，说明ISCH-RAA-P和ISCH-RVA-P均不能恢复心肌收缩的同步性。余洋等应用应变率成像技术研究右心室心尖不同部位起搏临床患者发现右心室不同部位的起搏均引起了左心室收缩时序的变化，从而引起左心室的收缩不一致，导致心功能进一步恶化。本研究结果显示，两种起搏模式下的LVEF（左心室射血分数）均未表现出明显降低的趋势，但传统观点认为右心室起搏不仅导致心室激动异常而且也可降低左心室射血分数，一方面可能与起搏时间短暂并未进行长期起搏有关；另一方面，此时左心室射血分数主要代表整体心功能，并未能体现节段室壁收缩功能的变化情况。而心肌力学状态恶化程度和收缩顺序的改变要早于LVEF变化，因此对于LVEF变化不明显，但局部心肌节段收缩功能已发生恶化的心衰患者，心肌应变力学参数具有良好的敏感性和特异性。虽然ISCH-RAA-P是生理性起搏，但大量的临床试验表明在有左心室功能不全的患者应用此种起搏方式并不能恢复心脏正常的激动顺序和心肌收缩功能。而本研究结果也表明ISCH-RAA-P较ISCH-RVA-P所获益处并不显著的原因可能主要是由缺血后导致房室传导功能不正常或阻滞所引起，见图3-13。

以往临床主要应用LVEF和QRS波宽度来评价心衰患者起搏治疗效果，而忽略了心衰治疗中恢复正常

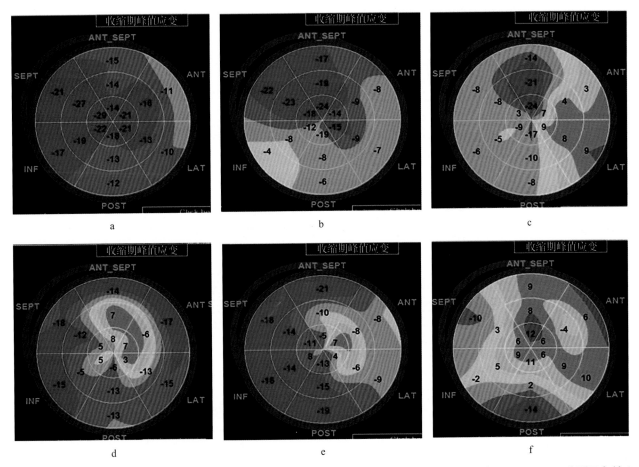

图3-13　a、b、c分别示急性心肌缺血前NSR、RAA-P和RVA-P左心室节段峰值应变牛眼图；d、e、f分别示急性心肌缺血后ISCH-SR、ISCH-RAA-P和ISCH-RVA-P左心室节段峰值应变牛眼图

的心肌力学状态和心室收缩顺序是更为重要的，很显然是不够全面的。L.Christophe等研究表明，心室内机械收缩不同步程度与左心室容量和射血分数改善紧密相关，并认为机械收缩不同步而非QRS离散度，是改善心功能最重要的因素。大量的临床报道也证实了这一点，有些起搏方式虽然获取了良好的血流动力学指标，但患者的生活质量和终点死亡率并未得到明显的改善。本研究结果证实基于超声二维斑点跟踪成像技术的左心室长轴应变不仅可以评价整体心功能，而且在评价局部节段功能方面具有较高的特异性和敏感性，尤其是对于那些整体心功能表现良好的心衰患者显得更为重要，同时在心脏激动顺序方面也提供了很好的参考价值。

郭智宇等的实验研究仅局限于左心室长轴方面，而心脏功能的实现不仅仅是长轴方向上的贡献，短轴方向上变化和心脏扭转等运动同样起到了重要作用。心脏是一个立体结构，心肌运动是一个相当复杂的过程，只有充分了解以上心脏各个方向上的变化，才能对心脏功能实现真正、有效的评价。因此，如何选择最佳位点和起搏模式，达到心脏收缩的一致性、顺序性和有效性，同时选取最佳评价心功能的参数及工具将有待于进一步深入研究。

（李文华　陆景　白艳　刘会若　钟毓　唐磊　龙滨　傅英　苏莉）

参考文献

白艳，尹立雪，王志刚，等，2008. 速度向量成像评价犬急性心肌缺血左心室心内膜下心肌应变与位移. 中华超声影像学杂志，17（9）：799-804.

付倩，谢明星，王新房，等，2010. 超声二维斑点追踪成像技术定量评价正常大鼠左心室整体和局部心肌功能. 中国医学影像技术，26（3）：405-409.

黄慧贤，胡大一，朱天刚，等，2006. 急性心肌梗死不同狭窄的非梗死相关血管局部心肌应力和应变率的变化. 中国医药导刊，8（1）：24-27.

李嵘娟，孙研，杨娅，等，2015. 基于三维斑点追踪成像的心肌形变特征分析——左心室短轴应变. 北京生物医学工程，34（6）：563-567.

李斯，张春来，卢峰，等，2018. 超声二维斑点追踪技术评价右心室不同部位起搏对左心室功能的影响. 中国超声医学杂志，34（2）：139-142.

李文华，尹立雪，刘望彭，等，2009a. 犬急性心肌缺血不同起搏位点跨壁径向位移的超声研究. 中华超声影像学杂志，18（7）：615-620.

李文华，尹立雪，刘望彭，等，2009b. 犬急性心肌缺血左心室跨壁径向位移的超声研究. 中华超声影像学杂志，18（4）：337-342.

李文华，尹立雪，陆景，等，2012. 超声对比格犬急性心肌缺血左心室三维位移的研究. 中华医学超声杂志（电子版），9（3）：268-273.

刘会若，尹立雪，李春梅，等，2008. 超声速度向量成像技术评价急性心肌缺血犬左心室心内膜下心肌力学状态. 中华医学超声杂志（电子版），5（4）：552-562.

王辰，王建安，2015a. 内科学. 第3版. 北京：人民卫生出版社：416-424.

王辰，王建安，2015b. 内科学. 第3版. 北京：人民卫生出版社：296-339.

王新房，2009. 超声心动图学. 第4版. 北京：人民卫生出版社：130-132.

王姿，冯泽豪，武睿，等，2018. 心肌肥厚性疾病的心肌环周应变与左心室功能的相关性. 中国医学影像学杂志，26（5）：341-346.

杨晶晶，张梅，张运，等，2009. 侧支循环对局部缺血心肌节段功能的影响. 中华超声影像学杂志，18（11）：921-924.

尹立雪，2004. 超声在心脏电机械矫正术中的应用. 中华医学超声杂志（电子版），1（2）：92-94.

尹立雪，2007. 现代超声心脏电生理学. 北京：人民军医出版社：103-104.

尹立雪，2009. 超声三维斑点跟踪成像与心肌力学评价. 中华医学超声杂志（电子版），6（5）：1-2.

余洋，尹立雪，李春梅，等. 2006. 右心室心尖不同部位起搏时左心室收缩时序的超声研究. 中华超声影像学杂志，15（7）：481-484.

张晓娟，智光，2011. 速度向量成像技术评价犬心肌缺血与梗死状态下左心室节段性旋转特征. 中华医学超声杂志（电子版），8（2）：262-267.

钟毓，尹立雪，王志刚，等，2009. 犬左心室不同激动顺序收缩容量与压力的超声研究. 中华超声影像学杂志，18（2）：153-158.

周光兴，高诚，徐平，等，2008. 人类疾病动物模型复制方法学. 上海：上海科学技术文献出版社：10-25.

周盟，武俊，冯园博，等，2017. 二维斑点追踪技术评价兔急、慢性心肌梗死心肌圆周应变. 中国临床医学影像杂志，28（6）：420-424.

Anderson RH, Ho SY, Sanchez-Quintana D, et al, 2006. Heuristic problems in defining the three-dimensional arrangement of the ventricular myocytes. Anat Rec A Discov Mol Cell Evol Biol, 288（6）：579-586.

Bansal M, Jeffriess L, Leano R, et al, 2010. Assessment of myocardial viability at dobutamine echocardiography by deformation analysis using tissue velocity and speckle-tracking. JACC Cardiovasc Imaging, 3（2）：121-131.

Cheng A, Nguyen TC, Malinowski M, et al, 2008. Heterogeneity of left ventricular wall thickening mechanisms. Circulation, 118（7）：713-721.

Covell JW, 2008. Tissue structure and ventricular wall mechanics. Circulation, 118（7）：699-701.

Crosby J, Amundsen BH, Hergum T, et al, 2009. 3-D speckle tracking for assessment of regional left ventricular function. Ultrasound Med Biol, 35（3）：458-471.

Cullen MW, Peltikka PA, 2011. Recent advances in stress echocardiography. Curr Opin Cardiol, 26（5）：379-384.

Cupps BP, Bree DR, Wollmuth JR, et al, 2008. Myocardial viability mapping by magnetic resonance-based multiparametric systolic strain analysis. Ann Thorac Surg, 86（5）：1546-1553.

Decloedt A, Verheyen T, Sys S, et al, 2011. Quantification of left ventricular longitudinal strain, strain rate, velocity, and displacement in healthy horses by 2-dimensional speckle tracking. J Vet Intern Med, 25：330-338.

Delfino JG, Johnson KR, Eisner RL, et al, 2008. Three-directional myocardial phase-contrast tissue velocity MR imaging with navigator-echo gating: in vivo and in vitro study. Radiology, 246（3）：917-925.

Galan DT, Bito V, Claus P, et al, 2016. Reduced mitochondrial respiration in the ischemic as well as in the remote nonischemic region in postmyocardial infarction remodeling. Am J Physiol Heart Circ Physiol, 311（5）：H1075-H1090.

Gerbaud E, Montaudon M, Coste P, 2011. Early detection of myocardial stunning using low-dose dobutamine magnetic resonance imaging. Arch Cardiovasc Dis, 104（2）：134-137.

Izumo M，Lancellotti P，Suzuki K，et al，2009. Three-dimensional echocardiographic assessments of exercise-induced changes in left ventricular shape and dyssycnhrony in patients with dynamic functional mitral regurgitation. Eur J Echocardiogr，10（8）：961-967.

Kawagishi T，2008. Speckle tracking for assessment of cardiac motion and dyssynchrony. Echocardiography，25（10）：1167-1171.

Kutty S，Deatsman SL，Nugent ML，et al，2008. Assessment of regional right ventricular velocities，strain，and displacement in normal children using velocity vector imaging. Echocardiography，25（3）：294-307.

Leung KY，Bosch JG，2010. Automated border detection in three-dimensional echocardiography：principles and promises. Eur J Echocardiogr，11（2）：97-108.

Lunkenheimer PP，Redmann K，Westermann P，et al，2006. The myocardium and its fibrous matrix working in concert as a spatially netted mesh：a critical review of the purported tertiary structure of the ventricular mass. Eur J Cardiothorac Surg，29（Suppl 1）：S41-S49.

Mehtotra R，Alagesan R，Srivastava S，2013. Quantitative assessment of left ventricular systolic function using 3-dimensional echocardiography. Indian Heart J，65（5）：620-628.

Pashakhanloo F，Herzka DA，Mori S，et al，2017. Submillimeter diffusion tensor imaging and late gadolinium enhancement cardiovascular magnetic resonance of chronic myocardial infarction. J Cardiovasc Magn Reson，19（1）：9.

Pirat B，Khoury DS，Hartley CJ，et al，2008. A novel feature-tracking echocardiographic method for the quantitation of regional myocardial function：validation in an animal model of ischemia-reperfusion. J Am Coll Cardiol，51（6）：651-659.

Urbano-Moral JA，Arias-Godinez JA，Ahmad R，et al，2013. Evaluation of myocardial mechanics with three dimensional speckle tracking echocardiography in heart transplant recipients：comparison with two-dimensional speckle tracking and relationship with clinical variables. Eur Heart J Cardiovasc Imaging，14（12）：1167-1173.

Winter R，Jussila R，Nowak J，et al，2007. Speckle tracking echocardiography is a sensitive tool for the detection of myocardial ischemia：a pilot study from the catheterization laboratory during percutaneous coronary intervention. J Am Soc Echocardiogr，20（8）：974-981.

Yu Y，Yin G，Bao S，et al，2018. Kinetic alterations of collagen and elastic fibres and their association with cardiac function in acute myocardial infarction. Mol Med Rep，17（3）：3519-3526.

Zouaoui W，Ouldzein H，Carrie D，2010. Assessment of myocardial viability in postinfarction and indications of revascularization. Ann Cardiol Angeiol（Paris），59（2）：79-85.

第4章
心肌力学超声分析临床应用

第一节　健康人左心室心肌力学运动特点

左心室心肌纵向运动力学特点

左心室心肌包括内、外层的螺旋形肌束和中层的环形肌束，70%的纵行心肌纤维为主要分布于心内膜下，30%的环行纤维主要分布于中层心肌。心肌的舒张、收缩运动是非常复杂的空间立体结构转化。目前已知的心脏运动包括纵向、径向、环向及旋转四个方向的运动。而越来越多的研究表明，左心室纵轴方向上的心肌纤维运动对维持正常心功能起着非常重要的作用。在正常情况下，收缩期心肌纵向运动有助于维持70%的心脏泵功能，这可能由其解剖特点所决定。所以，对于左心室心肌长轴方向运动的评估和深入研究日益得到中外学者的重视。

组织多普勒成像（DTI）是一种通过检测室壁收缩、舒张运动来判断左心室功能的技术，它广泛用于心室壁长轴方向运动上的研究。心肌纵向运动速度反映了左心室心肌纤维在纵轴方向上的力学变化特征。有研究表明：正常的左心室心肌长轴方向上从心底到心尖心肌运动速度 V_s 均逐渐降低，呈梯度变化，各节段间心肌运动速度存在明显差异。正常组左心室各室壁各节段间心肌运动速度存在差异，其中前侧壁速度最高，下侧壁次之。对健康人组各室壁节段运动速度测值的进一步研究发现，无论长轴、短轴方向，前壁、前间隔、下间隔的运动速度均显著低于下壁、下侧壁和前侧壁的运动速度，说明不同室壁的运动并不对称。研究者认为室间隔、前壁的运动受右心舒缩运动牵制，而左心室下侧壁及前侧壁属游离壁，这可能是造成前间壁运动低于下侧壁及前侧壁的原因。

而同一室壁TVI值由瓣环部向心尖段呈逐渐降低的趋势，有学者认为该表现可能与由心底至心尖斜行分布的心室内、外螺旋形肌束的收缩强度由心底至心尖逐渐降低有关。

在PW-DTI速度图上，研究显示健康成年人6个室壁各节段长轴运动频谱曲线均相似：收缩期室壁运动速度朝向探头，S波向上，舒张期室壁运动速度背离探头，E波与A波向下。Erbel等运用PW-DTI取心尖四腔切面对正常人左心室壁运动研究显示，无论是否进行角度校正，基底段运动速度都大于中段。

舒先红等研究发现，左心室各室壁基底段、中间段和心尖段的平均St、s、e和a值依次递减，基底段的应变和应变率最大，心尖段的应变和应变率最小。而有关应变和应变率的研究结果目前尚未达成共识。有学者认为，左心室长轴方向各节段的应变和应变率相同，也有学者认为，左心室基底段的应变率明显高于中间段和心尖段。之所以出现这样情况，可能与采用不同技术手段对纵向应变评估所致；另外，也可能与心脏本身的心肌构成及运动过程的复杂性有关。

左心室的几何中心不在左心室腔的正中，而是靠近心尖，沿左心室长轴距离主动脉瓣和心尖的69%处，收缩期，左心室各节段朝向该中心运动，舒张期，左心室各节段背向该中心运动。研究者据此认为：基底段变形最大，心尖段变形最小的结果更易解释。研究还发现，左心室基底段室间隔、前壁、下侧壁、下壁和前侧壁的应变和应变率差异无显著性意义。

孟庆国等通过二维斑点追踪技术对左心室长轴方向心肌应变、位移和内径进行定量分析，结果提示：在左心室心尖与基底的相对扭转和运动中，对照组和右束支阻滞组较起搏器组得到的局部节段心肌应变更有利在左心室腔内形成闭合的涡流并以最低能耗将血流推向主动脉瓣口，从而达到射血的目的。另外，心脏起搏组室间隔基底段应变大于心尖段应变，与对照组存在明显不同。考虑一方面，起搏电位的异常传导顺序改变了心室机械激动顺序，使心尖的相对扭转程度降低；另一方面，尽管在该状态下整体心室的功能并未表现出明显的改变，也有可能由局部节段心肌收缩力降低使节段心肌应变发生改变。这一推论尚需进一步的研究加以证实。

Ammar等研究证实2D-STE测得的正常人群的长轴应变具有自左心室基底部（−15%）至心尖部（−20%）逐渐增高的趋势，指出3D-STE测量的长轴应变较2D-STE低1%～4%；该研究对46名正常欧洲健康人进行3D-STE研究得出长轴应变为（−17±5.5）%。Vo等通过荟萃分析CMR-FT技术评估659例正常人心肌应变，发现左心室纵向应力正常范围为−20.1%（95% CI：−20.9～−19.3）。

另有研究表明，左心室长轴整体应变与左心室射血分数呈良好的一致性，收缩期心肌纵向应变能客观反映左心室心肌收缩功能。冠状动脉缺血首先表现为心内膜的病变，而心内膜下肌纤维的收缩能力对长轴运动影响最大，当出现缺血时心肌纵向运动最早出现减低，因此预测冠状动脉狭窄程度时心肌纵向应变优于其他参数，且随着狭窄程度加重，心肌纵向运动因血供减少逐渐减弱，出现纵向应变逐渐减少。只有当冠状动脉狭窄＞70%时才出现环向和径向的收缩功能受损，所以左心室长轴应变对于早期心内膜下心肌缺血更敏感显示，心肌梗死犬部分未梗死心肌节段（如下侧壁和下壁基底段至中间段）的心肌纵向应变与术前相比也有减低趋势。心肌虽是一个整体，但心肌纤维的走行和分层并不一致，细胞外基质相互连接将整个心肌联合起来，梗死心肌运动减低，可能导致其周边的冠状动脉血管舒张期血流充盈减少，从而对周边心肌的运动造成影响，且梗死心肌会发生形态上的变化，与周边心肌的相互应力关系也发生了改变，据此可以解释未发生梗死的心肌节段纵向应变减小的现象。此外，肥厚型心肌病（HCM）患者的异常肥厚心肌常呈缺血性改变，孟庆国等研究发现左心室射血分数正常的HCM患者，其左心室整体或局部肥厚心肌的纵向应力值较正常对照组有不同程度的减低，说明HCM患者存在早期收缩功能减低，心肌纵向应变分析较EF值能更早期反映这一变化。

随着更为便捷、快速、重复性高的3D-STI技术的问世，相信我们对心脏功能的评估会更加准确、客观和全面，不仅有左心室纵向应变，同时还有径向、环向及面积应变等。

第二节　健康人左心室容积与室壁节段纵向应变的时空关系

一、左心室容积与室壁节段纵向应变的时空关系

心肌肌丝的周期性机械作用造成做功心肌组织收缩及松弛的交替循环，从而实现心室收缩期射血及舒张期充盈。心脏泵血的周期性导致了心内瓣膜启闭、心腔容积大小、心肌力学向量的周期性变化。截至目前，尚不清楚哪些左心室心肌节段参与了左心室舒张期和收缩期容积变化。周秘等通过对健康成人同一心动周期不同时相左心室容积（left ventricular volume，LVV）与节段纵向应变（longitudinal strain，LS）、节段纵向应变率（longitudinal strain rate，LSr）的关联性分析，尝试找到参与心室舒张、收缩时容积变化的主要室壁节段，探讨心肌机械运动与腔内血流之间的偶联关系。

有研究纳入了41例健康成人进行常规超声心动图检查，测量和评价心脏各腔室大小、结构和功能参数，以确保所有受试者均符合正常人超声心动图标准。按离线软件脱机分析要求采集图像并导入自动成像分析软件（QLab10.0，CMQ，Philips）进行图像分析。软件自动生成沿左心室心内膜、心外膜走行的环状虚线及LVV、LS、LSr的时间曲线（图4-1），将时间曲线数据以Excel表格形式导出并进行统计学分析。

研究显示，健康成年人左心室容积与室壁节段纵向应变、纵向应变率存在以下几方面的关系。首先，在一个心动周期中LVV与LS并不呈现简单的直线相关（图4-2）。射血末期LVV降到最小而LS值快速上升达最大值，等容舒张期LVV与LS值保持与射血末期基本相同，对应在曲线形上成一个小的平台，但心肌的等长舒张调节导致此期心室内压力骤降。当心室压低于心房压进入快速充盈期，此时随LVV增加LS值明显降低，舒张晚期由于心房主动收缩的加入LVV达到最大而LS最小。

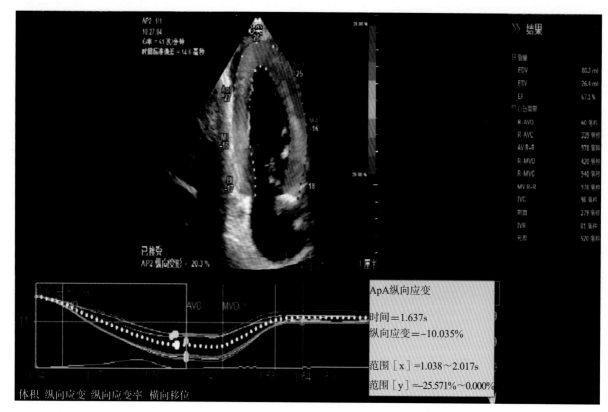

图4-1　左心室容积、节段纵向应变及应变率的时间曲线

AVC.主动脉瓣关闭时间点；MVO.二尖瓣开放时间点

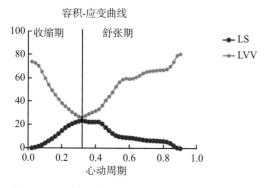

图4-2　LW与LS在一个完整心动周期中的时间曲线

其次，将心动周期分解到每一个时相，LVV与LS的相关性还表现在参与LVV变化的心肌节段呈周期性改变。等容舒张期及快速充盈期LVV主要与前侧壁、室间隔各节段的LS或LSr存在低、中度负相关关系，房缩充盈期LVV仅与左心室前壁、下壁部分节段的LS或LSr存在负相关关系，射血期LVV与室壁节段的关系又基本恢复到与等容舒张期相同（图4-3），说明心室前侧壁及室间隔的应力改变积极参与了等容舒张期、快速充盈期及射血期LVV变化，房缩充盈期LVV仅与心室前壁和下侧壁某些节段相关。

周秘等研究首次提出左心室容积变化可能与心室特定节段贡献相关，然而心室节段LS、LSr与LVV仅呈现低、中度的相关关系，究其原因可能与以下几个方面相关。首先，Genet等的计算流体动力学研究显示，左心室运动呈正交异性，舒张末期室壁应力最大值出现在心内膜下心肌，收缩末期室壁应力最大值出现在环形分布的室壁中层。其次，心肌运动除了在长轴方向表现为收缩期缩短、舒张期伸长以外，还存在收缩期螺旋、舒张期解旋运动，而瓣叶活动也对腔内流体模式有非常重要的影响。其次，Elbaz等运用四维心脏磁共振对正常人舒张期左心室腔内涡流进行观察后发现，进入心腔的流体除表现为非对称的血流模式外，还以流体粒子群的形式围绕共同的轴心漩涡流动，在舒张早期呈现对称的拟圆形的涡旋环，于舒张中期涡旋环开始解体，到舒张晚期在左心室基底部形成一个孤立的、非对称的且靠近左心室流出道的新涡旋环以帮助即将到来的左心室射血，这种复杂的流体运动不能被普通的二维容积-应变成像所追踪，这也可能是LS、LSr与LVV呈低、中度相关的原因。心室舒张晚期心房主动收缩作为射血泵来增加左心室充盈，可能解释了为什么房缩充盈期LVV仅与前壁、下壁某些节段的应变相关。综上，左心室非对称几何结构造成的心腔内非对称的、复杂的血流循环似乎与左心室前

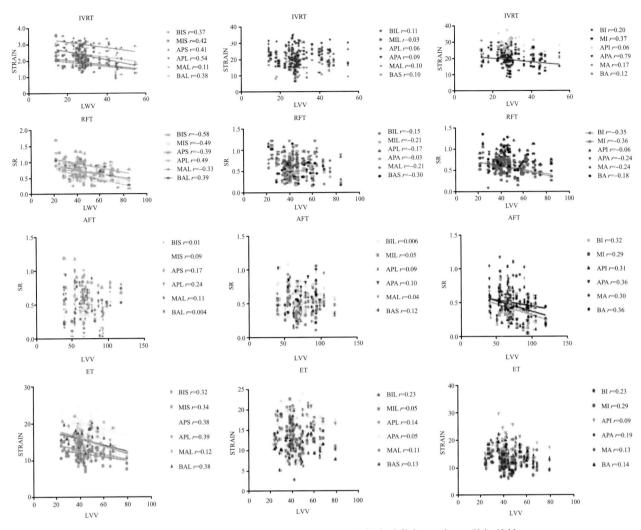

图 4-3　同一心动周期不同时相 LVV 与左心室各室壁节段 LS 或 LSr 的相关性

IVRT. 等容舒张；RFT. 快速充盈期；AFT. 房缩充盈期；ET. 射血期；BIS. 下壁间隔基底段；MIS. 下壁间隔中间段；MAL. 前侧壁中间段；BAL. 前侧壁基底段；BIL. 下侧壁基底段；MIL. 下侧壁中间段；MAS. 前间隔中间段；BAS. 前间隔基底段；BI. 下壁基底段；MI. 下壁中间段；MA. 前壁中间段；BA. 前壁基底段

侧壁及室间隔的相互作用更加密切并呈现舒张期到收缩期的周期性变化规律。

研究未提及减慢充盈期 LVV 与 LS、LSr 的相关性分析，原因在于根据瓣膜启闭及心电图特征确认心动周期各时相发现，心率快慢在一个心动周期主要表现为减慢充盈期的长短。心率越快者减慢充盈时间越短，甚至从快速充盈期直接过渡到房缩充盈期，因此未进行减慢充盈期 LVV 与 LS、LSr 的相关性分析。左心室复杂的三维结构、三维室壁运动模式以及心室腔内的流体运动模式，仅通过二维平面内跟踪心内膜得到的形变参数和心室容积指数来反映左心室容积与纵向应变的时空关系，其作用是有限的，因此，在以后的研究中，应扩大样本量并结合三维容积、分层应变以及心室扭转、解扭转运动等进一步综合分析加以验证。

二、左心室收缩功能与旋转角度的时空关系

根据西班牙科学家 F.Torrent-Guasp 的心肌带理论，心肌纤维的三维排列方式决定了心脏运动形式的复杂性，心肌收缩时不仅表现为长轴的缩短，短轴的室壁增厚，还有立体空间的旋转运动，共同协作推动心室射血。对于心脏旋转运动的影像学评价最早是 X 线电影成像技术，在心脏移植患者心室壁内置入钽丝，通过 X 线成像追踪钽丝的运动轨迹，检测左心室的旋转角度。组织标记磁共振成像技术是

最常用的评价心脏旋转运动的方法，曾被视作"金标准"，国内外学者应用该技术已经取得了大量心脏在生理和病理情况下旋转运动变化的信息，但由于该技术帧频低、标记物易衰减等原因，其临床应用受限。

超声心动图因具有无创、简便、可重复等优势，在心脏检查的临床应用中受到医生的青睐。早期超声心动图对心脏旋转的评价是通过观察短轴观的解剖标志（二尖瓣、乳头肌）运动来标测，沿前外侧乳头肌与后内侧乳头肌做连线，同时做一条平行于胸壁的直线，测量两条连线之间的夹角，在舒张末期帧与收缩末期帧分别测量上述夹角，两夹角之差即被视为收缩期旋转的角度，但该方法较为粗略，不能全面反映左心室心肌扭转，而且不能实时跟踪整个心动周期中心肌的运动。20世纪90年代应用组织多普勒技术评价心脏旋转，在胸骨旁心底短轴和心尖短轴上分别测量左心室室间隔、前侧壁的切向运动速度和前壁、下侧壁的轴向运动速度，通过物理学公式将切向运动速度转化为角速度，得到心底和心尖的旋转速度，再将旋转速度积分（从舒张末到收缩末）得到心底和心尖的旋转角度，两者之和即为左心室的扭转角度。该方法具有较高的时间分辨率，但无法克服角度依赖的缺陷，致使测值误差增大，限制了其临床应用。近年来随着超声新技术的发展，斑点追踪成像技术因其强大的定量分析能力，且无角度依赖性、帧频高，并与动物模型、磁共振的旋转角度测值有良好的相关性和一致性，现已在临床工作中得到广泛应用，下面就斑点追踪成像技术评价健康人心脏旋转运动的临床成果做一具体阐述。

（一）健康人心脏旋转运动的特点

应用斑点追踪成像技术主要评价左心室的旋转运动，采集基底（二尖瓣环）、乳头肌、心尖水平左心室短轴二维超声动态图像，在专用工作站分析，得到每个短轴切面的6个室壁节段（前间隔、前壁、前侧壁、下侧壁、下壁、下壁间隔）的旋转角度-时间曲线，旋转角度值以度（°）为单位表示。从心尖向心底方向观察，收缩期基底水平各节段呈顺时针旋转，为负向单峰曲线（图4-4），心尖水平各节段呈逆时针旋转，为正向单峰曲线（图4-5），乳头肌水平前间隔、前壁、前侧壁呈逆时针旋转，下侧壁、下壁、下壁间隔呈顺时针旋转。左心室整体表现为收缩期逆时针旋转。

心尖水平整体旋转角度大于基底水平，这可能与螺旋排列的心肌特殊走行有关，心底环走行平稳，与心尖环成角60°～80°，心尖环的斜行纤维收缩可直接引起心肌的旋转运动，而心底环的纤维环绕左、右心室走行而相对成水平状，运动受限。心尖水平旋转运动和左心室整体旋转具有高度相关性，因此Opdahl提出心尖水平旋转运动可以作为描述整体旋转运动的简化指标。

心尖与乳头肌水平的旋转角度差值从前间隔始呈依次递增趋势（前间隔＜前壁＜前侧壁＜下侧壁＜下壁＜下壁间隔），基底与乳头肌水平的旋转角度差值从前间隔始呈依次递减趋势（前间隔＞前壁＞前侧壁

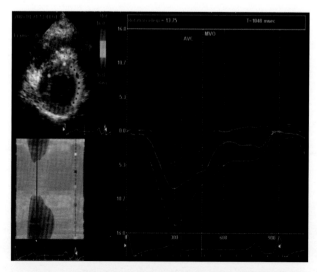

图4-4　基底水平各节段旋转角度-时间曲线基底水平各节段呈顺时针旋转，为负向单峰曲线

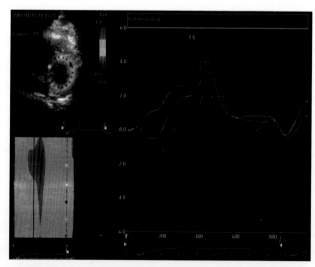

图4-5　心尖水平各节段旋转角度-时间曲线心尖水平各节段呈逆时针旋转，为正向单峰曲线

>下侧壁>下壁）。心尖与乳头肌水平的旋转角度差值在下壁、下侧壁下间隔最大，而基底与乳头肌水平的旋转角度差值比在这些室壁最小，这一差异使整个左心室协调旋转，不致过度扭曲。

左心室各水平室壁节段旋转角度存在不均衡性，可能是由于左心室肌带中降段的收缩为引起心肌旋转的主要力量，故该区域心肌旋转角度会更大。基底水平旋转角度下壁、下侧壁>下壁间隔、前侧壁>前壁、前间隔，其中以下侧壁、下壁的旋转角度最大，前壁、前间隔旋转角度最小，而心尖水平各节段旋转角度无明显差别。

对左心室心肌分层研究，心外膜下心肌呈左手螺旋走行，收缩时导致基底水平心外膜下心肌顺时针方向旋转，心尖水平逆时针方向旋转；心内膜下心肌呈右手螺旋走行，收缩时导致基底水平逆时针方向旋转，心尖水平顺时针方向旋转；当两层心肌同时收缩时，由于心外膜下心肌较心内膜下心肌距离心脏中心更远，所以产生的力矩更大，决定了旋转方向。左心室心内膜和心外膜下心肌的旋转角度也存在差异，心尖水平心内膜下心肌和心外膜下心肌旋转角度大于基底水平心内膜下心肌和心外膜下心肌旋转角度，心尖水平心内膜下心肌的旋转角度大于心外膜，而基底水平两者旋转角度无明显差异。

左心室旋转运动受到多种生理因素影响，如心内、外膜下心肌的走行夹角、心室几何形态、心肌收缩力、心脏负荷等。

（1）年龄：随着年龄增长，左心室旋转角度增大。其可能原因与随年龄增长而出现的心内膜下心肌化变性有关，这使得心内膜下心肌低灌注导致功能受损，从而使心外膜下心肌收缩时逆时针旋转相对于心内膜下心肌收缩时顺时针旋转更占优势，最终导致左心室整体运动表现为逆时针扭转增强。

（2）心肌收缩力：心肌收缩力增强，左心室旋转角度增大；心肌收缩力降低，左心室旋转角度减小，方向改变。心尖水平旋转角度受心肌收缩力影响较基底水平大。

（3）前负荷：前负荷越大，左心室旋转角度越大，即在收缩末期左心室容量不变的情况下，舒张末期左心室容量越大，旋转角度越大。

（4）后负荷：后负荷对左心室旋转角度的影响尚存在争议，后负荷越大，左心室旋转角度越小，即在舒张末期左心室容量不变的情况下，收缩末期左心室容量越大，旋转角度越小。

（二）健康人旋转角度与左心室收缩功能的关系

左心室旋转运动以较小幅度的心肌收缩产生较高的室内收缩压和射血量，正常人心肌纤维缩短15%即可造成室内容积减少60%，由此推断左心室旋转角度的改变可以更准确地评价左心室收缩功能的改变，其敏感性高于左心室射血分数、dP/dt等传统左心室收缩功能评价指标。

左心室旋转角度与左心室舒张末期容积、收缩末期容积、Tei指数呈负相关，与左心室射血分数呈正相关，主要与心尖水平旋转角度相关。左心室心尖水平各节段旋转角度与Tei指数呈负相关，基底水平各节段室壁的旋转角度与Tei指数呈正相关。

第三节　正常成年人心室不同水平面心肌机械运动时空特征

一、心肌机械运动特征差异性及一致性

心脏正常的传导系统、兴奋-收缩/舒张偶联和心肌结构及功能，可以保证房室、心室间以及心室内各节段心肌的同步舒缩。因此，正常的左右心室间和心室内心肌机械运动状态是保证心脏实现有效泵血功能的重要因素之一。收缩期右心室游离壁和前间隔心肌均向下运动，收缩期峰值速度负向；舒张早期和晚期两者均向上运动，峰值速度亦均正向。收缩期左心室下侧壁心肌均向上运动，收缩期峰值速度正向；舒张早期和晚期均向下运动，峰值速度亦均负向（图4-6、图4-7、图4-8）。左心室短轴3个标准水平，同一水平的右心室游离壁与前间隔心肌在同一时相的运动方向一致，左心室下侧壁则与右心室游离壁及前间隔心肌在同一时相的运动方向相反。表明正常成年人左右心室壁运动状态存在特有的差异性和一致性。

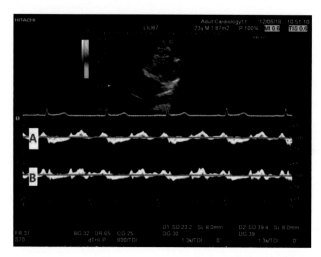

图4-6   正常成年人左心室3个标准水平短轴右心室游离壁、前间隔及左心室下侧壁心肌双脉冲多普勒组织速度图像。A示右心室游离壁心肌的脉冲多普勒组织速度；B示前间隔心肌的脉冲多普勒组织速度

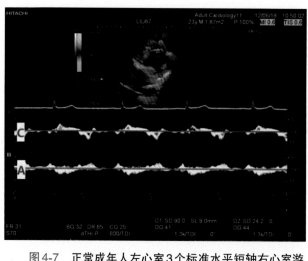

图4-7   正常成年人左心室3个标准水平短轴右心室游离壁、前间隔及左心室下侧壁心肌双脉冲多普勒组织速度图像。A示右心室游离壁心肌的脉冲多普勒组织速度；C示左心室下侧壁心肌的脉冲多普勒组织速度

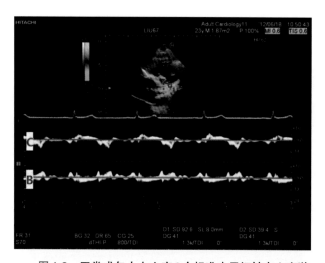

图4-8   正常成年人左心室3个标准水平短轴右心室游离壁、前间隔及左心室下侧壁心肌双脉冲多普勒组织速度图像。B示前间隔心肌的脉冲多普勒组织速度；C示左心室下侧壁心肌的脉冲多普勒组织速度

二、心肌机械运动时间表达差异性及一致性

心室间和心室内各节段心肌机械运动的同步性，不仅体现在运动方向方面，同时也体现在运动时间表达差异性方面。Ts、Te和Ta分别代表心肌从电兴奋至收缩期、舒张早期及晚期机械运动达峰时间，其中任一传导途径出现结构和（或）功能障碍均会导致Ts、Te和（或）Ta值的异常，因此Ts、Te和Ta是心肌电-机械活动全过程的综合评价指标。

（一）收缩期机械运动时间表达差异性及一致性

张瑞芳等通过定量组织多普勒速度成像技术研究正常人心尖左心室长轴、两腔和四腔观发现，正常人左心室内各节段心肌运动Ts差异无显著性，右心室前侧壁基底段心肌Ts较左心室Ts延迟27ms。刘梅等应用双脉冲波多普勒（dual pulse-wave Doppler，DPW）组织速度超声成像技术发现，前间隔心肌最先出现收缩速度峰值，左心室下侧壁在基底段和中间段最后达收缩峰值，右心室游离壁心尖段最后达收缩峰值；左心室下侧壁心肌从心尖段至基底段Ts逐渐延迟，中间段较心尖段延迟14ms，基底段较心尖段延迟17ms，而基底段较中间段仅延迟3ms；前间隔及右心室游离壁各节段心肌收缩保持高度一致性。左心室总的电激动顺序是从室间隔左心室面向右心室面，从心尖朝向心底方向进行，绕腔室传播远远快于向心包脏层传播，最后激动部位为后基底部，机械激动的方向与血流的方向一致。表明正常心脏左右心室的收缩并不是对称一致的，存在一定的时间差；基底段收缩落后于心尖部的这种节段性时间梯度，更有助于血液从心尖有效泵出。这与心肌纤维排列方式密切相关。正常左心室心肌分三层：心外膜下心肌纤维呈左手螺旋状围绕心室腔，心内膜下心肌纤维则呈右手螺旋状围绕心室腔，而室壁中层纤维呈环形走行。而右心室的解剖结构复杂，右心室的有效泵血是由三尖瓣环基底部朝向心尖部长轴收缩运动、右心室游离壁朝向室间隔的短轴运动及左心室的"拧绞"运动完成的。心肌纤维的特殊排列方向决定了心室收缩形变。

（二）舒张早期及晚期机械运动时间表达差异性及一致性

生理状态下右心室及左心室内的舒张运动具有高度的一致性与协调性，表现为尽管正常成年人心脏基底段心肌先复极，但左心室内及右心室内同一室壁不同节段心肌 Te 值和 Ta 值均无显著性差异；左心室下侧壁与前间隔 Te 值、Ta 值均存在显著差异。Yu 等的研究结果也显示左心室内各节段心肌 Te、Ta 差异无显著性。正常人左、右心室间在舒张早期及舒张晚期表现出的差异性，可能受左右心室压差和肌纤维的构成及走行的影响。正常人左心室的解旋主要发生在等容舒张期，迅速的弹性回缩释放了心室扭转时储备的弹性势能，使舒张期心室内的压力梯度和心房-心室间的压力梯度增加，造成抽吸作用，从而引起左心室早期充盈。

三、DPW组织速度超声成像技术在评估心肌机械运动中的应用

DPW组织速度超声成像技术是指配有双脉冲波取样容积的超声诊断仪，可实时同步采集两个位点心脏结构的组织多普勒图像并在线分析。通过在同一时相实时同步获取同一切面两个位点的组织运动频谱，能直观探查心脏组织机械运动特征及量化比较和分析机械表达的时间差异性，建立左、右心室间及左、右心室内各节段心肌收缩舒张时序。由于该技术能有效解决超声入射角度与短轴运动方向不一致等问题，减少操作及分析过程中的误差，可快捷、准确地提供心肌机械运动时空变化信息。

四、正常人心肌机械运动时空特征对心脏再同步化治疗的指导意义

心脏再同步化治疗（cardiac resynchronization therapy，CRT）是一种治疗进行性心力衰竭（heart failure，HF）和心脏电-机械传导不同步患者的有效手段。但仍有约30%的患者从该治疗中受益较小或无受益。CRT同时起搏左、右心室，能在一定程度上改善QRS≥120ms患者存在的左右心室不同步化。郭继鸿的研究表明，QRS时限不增宽的心力衰竭患者，也可因电-机械"脱偶联"或"延迟偶联"等现象存在心室严重的不同步。人们认识到电学不同步并不代表机械运动不同步。这为进一步研究正常人生理状态下左右心室机械运动同步性提出了迫切要求。

机械运动同步性可影响CRT疗效。因此，研究正常人生理状态下左、右心室内及左、右心室间各节段心肌机械运动特征及表达时间的差异性，有助于指导CRT时起搏位点的选择以及起搏延迟时间的设置，通过改变病理状态下左、右心室内及心室间的机械运动同步性而改善血流动力学状态，可有效改善左、右心室的收缩及舒张功能，提高有效泵血量，使更多接受CRT的患者受益。

第四节　正常成年人二尖瓣环不同位点组织运动特征

二尖瓣环特殊的马鞍形结构和前后瓣叶形态差异以及左心室心肌运动形变的复杂性，决定了二尖瓣环各位点之间在速度、时间上的差异性。但是这种差异性以及其对左心室功能评价的临床价值和影响尚未见全面系统的研究报道。双脉冲多普勒成像（dual pulse-wave Doppler imaging，DPW）技术可以在同一心动周期同步获取二尖瓣环两个位点的组织运动频谱，同时具备很高的速度、时间分辨率，可简单、快捷地提供心脏运动速度和时序变化信息，对二尖瓣环的组织运动特点具有更高的评估价值。

一、二尖瓣环各位点组织运动速度差异

E/Em、Em/Am是评价左心室舒张功能的重要指标。二尖瓣环并不是一个完整的结缔组织环，其二尖瓣前叶瓣环、左右纤维三角和主动脉瓣环是一整片纤维结构，被称为二尖瓣-主动脉幕，是最为致密、坚韧的一部分。多项研究显示，二尖瓣游离壁瓣环位点的组织运动速度大于间隔瓣环，Em/Am游离壁瓣环大于间隔瓣环，E/Em间隔瓣环大于游离壁瓣环，提示选择位点不同，其评价左心室舒张功能的标准亦存在着差异。

造成二尖瓣近前叶瓣环的位点在心动周期中位移速度低于远离前叶瓣环的位点（图4-9）；也可能与收缩期左、右心室心肌同时收缩引起室壁结构及扭转运动的差异，影响室间隔的位移有关。张红梅等应用双脉冲多普勒成像对112名健康成年人观察二尖瓣环运动特点，发现二尖瓣环各位点的Em/Am均与体表

面积、体重指数、年龄呈负相关，与E/A呈正相关，其中前壁、下侧壁瓣环与E/A相关性最高，但在左心室舒张功能异常时这种规律可能被改变。间隔瓣环对左心室舒张功能降低检出更敏感，但容易高估，其准确性较下侧壁瓣环差。三尖瓣环出现Em/Am发生倒置的年龄在50岁组，而二尖瓣环在60岁组出现比值倒置，间隔瓣环E/Em在不同年龄段间有差异，而下侧壁瓣环E/Em则无显著差异。因而当二尖瓣环多个位点测值中仅有间隔位点Em/Am比值小于1时，要注意观察右心室舒张功能是否有降低。二尖瓣环不同位点组织运动速度，在不同个体间以及在不同年龄阶段都存在着差异，熟悉各位点在正常状态的运动特征是客观、全面评价其异常改变的基础。

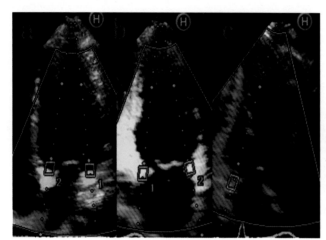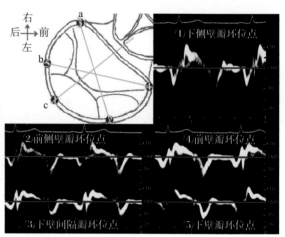

图4-9　同一患者二尖瓣环各位点速度、时间参数的获取方法以及各位点的波形图

a. 心尖四腔观，同时显示前侧壁、下间隔瓣环，对应黄线a；b. 心尖二腔观，同时显示前壁、下壁瓣环，对应黄线b；c. 心尖三腔观，显示下侧壁瓣环，对应黄线c；前侧壁瓣环Sm、Em大于下间隔，前壁、下壁差异较小；各位点Sm峰波形比Em峰波形变化大

目前临床常用M型超声测量LVEF，其主要反映的是左心室轴向收缩功能。张红梅等的研究显示利用M型超声测得LVEF仅与下侧壁瓣环存在相关性（$r=0.243$，$P<0.01$）。左心室心肌纵轴方向的运动在维持正常心功能上的作用占70%，刘昕等的研究显示，应用二维超声斑点跟踪技术测定的二尖瓣环收缩期位移（MAD）与实时三维超声心动图方法获取LVEF存在良好的正相关性。二尖瓣环各位点的位移情况能够很好地反映左心室相应节段心肌的收缩变化，M型超声在准确反映左心室心肌纵向收缩功能方面尚存在不足，而M型超声结合二尖瓣环Sm峰值速度及MAD将更有利于对左心室收缩功能的全面评价。

二、二尖瓣环各位点组织运动时间差异

TDI可用于显示整个心脏解剖结构与局部心肌电-机械兴奋时序，推断心肌电兴奋的发生与传导。而DPW技术能够同步获取任意两点心肌的速度、时间参数，直观展现心脏解剖结构位移规律。虽然TDI技术存在角度依赖问题，但时间参数不依赖于角度，心脏轴向位移和扭动位移对其影响也极小，可以较为精确地反映二尖瓣环不同位点间位移时间差异。QRS间期是评价心室不同步的重要指标，作为接受再同步化治疗患者的筛选方法，QRS增宽仅反映了心电不同步，并不能完全反映心室内机械收缩不同步。心脏机械不同步化与电激动不同步存在着差异。已有研究表明，MAD可以反映左心室内不同步的情况，但仅是发现在某些疾病状态下二尖瓣环各位点会发生收缩不同步，而作为疗效评价方法，掌握二尖瓣环各位点生理情况下的起始、达峰时间差异对于客观评价CRT疗效至关重要。张红梅等的研究显示收缩期Sm峰下侧壁二尖瓣环最先开始收缩，依次是前侧壁、下壁间隔和前壁，下壁开始最晚，而左心室舒张所形成的Em波各位点起始时间、达峰时间同步性均较好（$P>0.05$）（表4-1），显示二尖瓣环存在收缩时序差异，考虑这可能与左心室壁构筑特征以及心肌扭转形成的机制有关。

表4-1 二尖瓣环五个位点间参数比较（x̄±s）

	Sm（cm/s）	Em（cm/s）	Am（cm/s）	Em/Am	E/Em	TsSm（ms）	TpSm（ms）
前侧壁	10.38±2.07	15.34±2.79	8.05±1.67	1.97±0.48	5.32±1.28	42.3±11.7	95.8±15.1
下间隔	8.52±1.5*	12.47±2.05*	8.02±1.57	1.59±0.34*	6.53±1.57*	43.1±10.0	94.9±17.3
下壁	9.06±1.62*	14.12±2.51*△	8.73±1.73*△	1.66±0.38*	5.78±1.41*△	45.1±11.5	97.8±16.4
前壁	9.66±1.9*△	13.6±2.63*△	7.92±1.89▲	1.78±0.44*△	6.04±1.62*△	43.3±12.2	95.0±17.7
下侧壁	9.78±1.98△▲	14.92±2.37△#	9.09±1.85*△#	1.69±0.39*	5.44±1.31△#	40.1±11.8△▲#	100.1±16.7△#
P值	0.000	0.000	0.000	0.000	0.000	0.026	0.100

	TaSm（ms）	TsEm（ms）	TpEm（ms）	TaEm（ms）	TsAm（ms）	TpAm（ms）	TaAm（ms）
前侧壁	53.5±11.5	405.3±41.8	474.9±46.2	69.7±15.3	760.9±30.8	813.4±28.7	52.5±14.41
下间隔	51.8±14.7	405.3±40.8	475.9±47.3	70.6±13.8	748.3±43.4*	806.2±42.9	58.0±15.5*
下壁	53.2±13.6	407.3±50.9	475.9±47.3	72.5±30.0	752.7±38.3	805.7±31.6	53.0±14.9*△#
前壁	51.7±12.2	410.9±39.1	482.0±44.1	71.2±15.7	757.7±38.3	817.2±33.4	59.5±17.9*▲
下侧壁	60.0±14.3*▲#	401.4±40.8	477.0±47.1	75.6±17.2	751.6±32.6*△▲#	807.0±31.3*△▲#	55.4±13.7*△▲#
P值	0.000	0.573	0.766	0.177	0.000	0.000	0.000

注：与前侧壁比较，* $P<0.05$；与下间隔比较，△ $P<0.05$；与下壁比较，▲ $P<0.05$；与前壁比较，# $P<0.05$。Sm：二尖瓣环组织运动收缩期峰值；Em：二尖瓣环组织运动舒张期早期峰值；Am：二尖瓣环组织运动舒张晚期峰值；E/Em：二尖瓣口前向血流舒张早期峰值E/二尖瓣环组织运动舒张早期峰值；TsSm：Sm峰的起始时间；TpSm：Sm峰的达峰时间；TaSm：Sm峰的加速时间；TsEm：Em峰的起始时间；TpEm：Em峰的达峰时间；TaEm：Em峰的加速时间；TsAm：Am峰的起始时间；TpAm：Am峰的达峰时间；TaAm：Am峰的加速时间

左心室三层心肌由内向外排列方式为纵行、环行、斜行，纵行心肌收缩主要引起左心室纵向运动，环行心肌收缩主要引起左心室轴向运动，斜行心肌主要引起左心室的扭转运动，而三层心肌运动存在跨壁差异，且这种差异是心肌纤维力学机制的关键。电生理研究表明，三层心肌的动作电位曲线是不同的，以中层心肌细胞的动作电位时间时限最长，证实心室肌在电学上并非一个均质体，而是异质体，而心肌收缩时序差异必然会引起与之相连的瓣环收缩时序差异。在换瓣治疗时也应重视这种差异的存在。在舒张早期，Em峰二尖瓣环各位点同步性较好，考虑可能与左心室舒张主要受心肌细胞自动除极影响，而受电兴奋传导速度和分布影响较小有关。表明左心室各节段松弛运动同步性非常一致，而很多疾病的早期改变往往仅表现为局部心肌松弛功能异常，所以二尖瓣环各位点Em峰加速起始时间、加速历时、达峰时间可以更敏感地反映心肌松弛的同步性，有望成为检测多种心肌病早期心功能改变的有效指标。

第五节　肥厚型心肌病左心室力学运动特点

一、超声三维斑点追踪成像评价肥厚型心肌病左心室力学运动特点

肥厚型心肌病（hypertrophic cardiomyopathy，HCM）是一种常染色体显性遗传病，主要与肌球蛋白结合蛋白C和β肌球蛋白重链的基因突变有关，其典型病理改变为心肌细胞异常肥大、排列紊乱伴间质细胞纤维化。HCM患者心肌在正常负荷状态下不能达到正常的心肌功能，从而启动机体代偿机制，引起心肌肥厚。HCM患者早期通过一定代偿，左心室舒张末期前后径及左心室射血分数仍可保持正常。但由于心肌结构紊乱，局部心肌功能已受损。Helle-Valle等认为，与传统指标相比，扭转可能是评价左心室功能更加敏感的指标，其测值有可能更为准确反映HCM患者左心室早期功能改变。

心脏的旋转与心肌纤维的走行密切相关。心内膜下心肌纤维呈右手螺旋走行，心外膜下心肌纤维呈左手螺旋走行。正是由于呈反向螺旋排列的心内、外膜下心肌纤维收缩变短，直接导致左心室旋转。旋转的大小和方向取决于跨壁应变梯度和心外膜下心肌纤维相对于心内膜下心肌纤维的运动优势。在心尖水平心外膜下心肌纤维沿纤维长轴方向收缩的运动幅度大于心内膜下心肌纤维幅度，故自心尖朝心底观察，收缩期心尖水平心肌整体表现为逆时针旋转；基底水平反之。而心脏扭转运动方向和扭转角度大小由心内、外膜下心肌力矩大小的差决定。心外膜下心肌纤维远离心脏轴线，扭转力矩更大，所以左心室整体收缩期呈逆时针扭转。

心脏的旋转及扭转运动与心脏功能密切相关。目前临床多应用超声二维斑点追踪技术（two-dimensional speckle tracking imaging，2D-STI）评价心脏旋转及扭转运动。但2D-STI技术不能准确客观地反映真实的左心室心肌三维运动状态。基于三维全容积成像的三维斑点追踪技术（Three-dimensional speckle tracking imagmg，3D-STI）在三维立体空间内追踪声学斑点，能更为可靠地显示心肌三维运动，从而更准确地评价左心室功能。

张丽娟等应用3D-STI获取并定量比较28例非梗阻性HCM患者与25名正常志愿者的左心室壁基底水平和心尖水平收缩期旋转角峰值、局部扭矩峰值，左心室整体和局部收缩期扭转角峰值及左心室整体收缩期扭矩峰值等参数，结果显示，HCM组左心室壁基底水平收缩期旋转角峰值（-6.52°±2.14°）和局部扭矩峰值（2.94°/cm±0.53°/cm）、左心室整体收缩期扭转角峰值（9.63°±2.94°）和扭矩峰值（4.35°/cm±1.27°/cm），以及室间隔基底段（前间隔3.98°±1.42°，下间隔4.30°±1.09°）和心尖段局部扭转角峰值（12.83°±4.55°）均较正常志愿者大；而心尖水平收缩期旋转角峰值（8.06°±3.38°）和局部扭矩峰值（5.48°/cm±2.88°/cm）差异无统计学意义。提示其原因可能与HCM患者心肌细胞排列紊乱、间质纤维化等有关。左心室扭转参数受试者工作特征（ROC）曲线结果显示，基底水平旋转角峰值、局部扭矩峰值及整体扭转角峰值、扭矩峰值对于HCM患者心肌力学状态异常有较高的诊断价值，其中左心室整体扭转角峰值的ROC曲线下面积最大，提示诊断意义最大。推断其与整体扭转是局部旋转及扭转运动的最终结局有关。在HCM患者室壁代偿性肥厚过程中，心肌细胞处于低灌注状态，尤以心内膜下心肌缺血为重。因而在扭转的过程中，心内膜下心肌纤维所产生的扭转力矩较正常心肌纤维减小，心外膜下心肌纤维所产生的扭转力矩相对增大，两者扭转力矩差增大，导致左心室心肌整体扭转角度及扭矩增大，整体扭转能力增

强。虽然左心室心尖水平收缩期旋转角峰值和局部扭矩峰值差异无统计学意义，但HCM组室间隔心尖段扭转角峰值明显增大，因此可以推断左心室心尖水平局部旋转及扭转能力仍然受损。研究表明，左心室扭转与左心室收缩末期和舒张末期容积、心肌收缩力及左心室几何构型有关。左心室收缩末期和舒张末期容积减小，心肌收缩力增强，左心室扭转角度增大；反之，左心室扭转角度减小。研究发现，HCM患者左心室收缩末期和舒张末期容积较正常对照组明显减小，因此左心室扭转角度增大。左心室收缩末期和舒张末期容积减小，也反映了HCM患者局部心肌功能受损。此外，HCM患者早期心肌收缩功能已经降低，左心室扭转作为左心室运动的重要组成部分，扭转角度的增大弥补了左心室心肌收缩功能的降低，使患者左心室收缩功能仍保持在正常水平。

3D-STI技术获取心肌三维立体空间中的扭转运动参数，弥补了2D-STI技术局限于二维平面追踪心肌运动轨迹的不足，从而有可能更准确地评估心肌功能。应用3D-STI技术发现HCM患者左心室收缩期整体及部分节段扭转运动能力较正常人增强，左心室整体收缩期扭转角能更好地反映HCM异常心肌力学状态。

二、组织多普勒技术评价肥厚型心肌病左心室节段心肌跨壁位移特征

研究发现，左心室射血分数正常的HCM患者，其左心室整体或局部肥厚心肌的径向、环向及纵向应力值较正常对照组有不同程度的减低，说明HCM患者存在早期收缩功能减低，心肌应变分析较EF值能更早期反映这一变化。从解剖上看，心室肌可分深、浅两层和位于内、外层之间的环形肌束，室壁心肌上任何一点的运动均可分解。Donovan运用M型彩色DTI速度图测量前间壁和下侧壁各层心肌（内膜下、中层、外膜下）收缩速度显示，正常人室壁同一部位同一时相自心内膜至心外膜呈现色彩亮度递减。Erbel等运用置入超声晶体对室壁各层心肌运动速度的研究也显示心内膜下心肌运动速度高于心外膜下心肌运动速度。显然，尽管上述研究采用的方法不尽相同，但研究发现基本相同，室壁心肌分层和不对称排列可以解释上述研究发现。

孟庆国等对左心室壁不同层次心肌力学位移参数进行评估，结果发现：HCM组在左心室基底和心尖段水平，心肌节段间收缩失去正常同步性。HCM组部分节段心外膜下心肌径向峰值位移呈增大趋势，推测HCM组患者其心内膜下心肌可能功能性受损，心外膜层及中层心肌代偿。研究表明：左心室收缩时，心外膜下心肌是处于相对静止状态的，而心内膜下心肌朝向心腔内运动，两者之间存在位移和速度阶差，急性心肌缺血后，内膜、中层及外膜心肌径向位移无显著统计学差异。生理状态下，左心室心内膜下心肌径向峰值位移明显大于心外膜下心肌或保持内膜下心肌径向峰值位移大于心外膜下心肌的趋势；表明基底段及乳头肌水平心肌径向收缩位移在左心室做功中扮演重要角色，而心尖段则主要是通过心内、外膜扭转来完成。HCM组表现异常肥厚的乳头肌水平心内、外膜下心肌径向跨壁峰值位移无明显差异；同时，HCM组肥厚心尖段左心室节段心肌整体径向峰值位移和同一节段各层心肌径向峰值位移相关性失关联。提示HCM患者完成左心室做功的功能可能已经发生了本质的变化，通过外膜层及中层心肌径向收缩改变位移完成主要收缩做功。Karlon等研究发现HCM异常肥厚心肌收缩和舒张的长度明显减低。本研究HCM组中异常肥厚节段心肌心内、外膜下心肌径向峰值位移差异不明显。肥厚型心肌病患者尽管处于疾病亚临床阶段，其局部心肌功能业已出现异常。

实验发现，HCM组局部心内膜下心肌与心外膜下心肌径向峰值位移尽管峰值较健康对照组变化不明显或者略有增大，但两者间跨壁峰值却明显降低；同时心尖段局部心肌节段径向峰值位移明显降低。A.A.Young等研究发现HCM患者左心室收缩期扭转增强，可能是因为肥厚导致心内膜下心肌血流灌注减低，降低了心内膜下心肌负向旋转能力，最终表现为收缩旋转增强，而径向运动无明显变化。笔者认为也可能是由于心肌异常肥厚，局部心腔内径变小，心肌形变范围受限导致。

第六节　冠心病心肌应变同步特征

二维斑点追踪成像现阶段主要应用心肌力学的研究，但是随着近些年临床医生对于心肌发生形变的顺序性越来越重视，应变在整个心动周期的变化成为重点，峰值应变离散（peak strain dispersion，PSD）是

研究心肌长轴应变达峰时间是否一致，并利用这一参数评价心肌机械运动协调性及同步性的方法，该指数数学计算公式如下：$PSD = \sqrt{\dfrac{1}{N-1}\sum_{i=1}^{i=n} TTPSL - seg_i - TTPSL - avg)^2}$，简言之，即每个心肌节段纵向应变达峰时间的标准差。在健康的心脏中，每个心肌节段的收缩将同步发生（图4-10），这意味着每个节段的峰值纵向应变收缩在健康个体中是同步的。

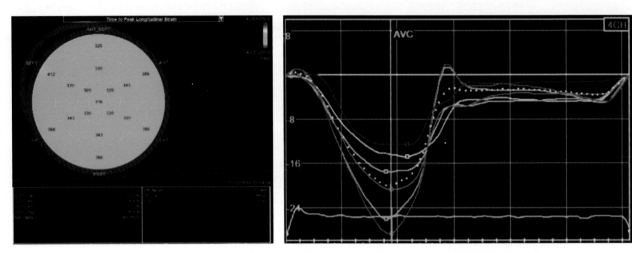

图4-10   曲线图示各节段纵向应变达峰时间一致，牛眼图示均一绿色表明收缩同步良好

冠状动脉粥样硬化性心脏病是冠状动脉血管发生动脉粥样硬化病变而引起血管腔狭窄或阻塞，造成心肌缺血、缺氧或坏死而导致的心脏病，常被称为"冠心病"。近些年冠心病在我国有显著上升趋势，死亡率排在前列。如何应用可靠的参数指标早期评估心脏收缩功能一直以来是临床医生不断探索的目标。心脏超声最近几年的飞速发展带来了技术上的不断变革，使临床医生得到了越来越多可以无创评估心脏收缩功能的量化指标，二维应变即是其中之一，因其可重复性好、心肌节段定位准确，越来越受到临床医生关注。然而心肌运动不能只关注力学这个一维参数，应变的顺序性即时间参数也是不可忽视的。PSD是结合心肌形变和形变达到最大值是否均一二者联合来评价心脏收缩功能的，心脏的电传导与机械运动是偶联的，并且同一腔室的机械运动也必须保持一致，这样才能达到正常有效的做功，正常人电冲动通过希氏-浦肯野系统进行传导，通常50～80ms快速激活双心室。从心内膜到心外膜，从心尖到基底部传导使各室壁同步顺序收缩，有效地将血液射向大动脉。左心室的收缩主要靠左心室心肌发生形变，自二尖瓣环到心尖17节段心肌同步顺序发生形变将血液推向主动脉完成一次正常有效的做功，这个过程以各节段心肌应变达到峰值的时间保持一致均一为前提，不会因应变达峰时间不同而发生无效做功，或相互抵消导致射血分数减低。而PSD是直接反映这次有效做功的可靠参数，PSD较窄（30ms左右）说明各节段协调性好，应变达到峰值的时间比较均一；冠状动脉血管发生动脉粥样硬化病变导致心肌缺血患者因为节段心肌供血出现问题，从而影响到心肌机械运动，心肌应变减低，应变到达峰值的时间不均一进而导致心肌做功能力减低或是抵消，PSD增宽85ms左右，导致射向主动脉的血液减少，心功能减低，从而引发临床症状。21世纪初超声组织多普勒用于定量评估左心室运动协调性方面的评价也取得了不错的成果，Yu等在51例心力衰竭的患者中使用组织速度同步化显像进行评估，发现基于组织多普勒左心室12节段速度峰值离散大于34ms具有诊断左心室失同步预测价值，然而组织多普勒技术的角度依赖性限制了对于心尖部心肌运动的研究，二维应变正好弥补了该技术的缺陷。张文军等研究发现冠心病患者的17节段心肌应变达峰时间均大于正常人，PSD也高于正常人。同时认为如果仅用PSD这一时间参数来评价左心室收缩功能未免有失偏颇，所以一定要采用二维长轴应变结合PSD联合评估才更为准确有效。

目前研究表明基于二维斑点追踪原理的PSD指标对于诊断心肌运动协调性价值非常明显，是能为临床医师提供因冠脉供血问题所导致的心肌运动协调性变化从而进行量化评估的一个无创工具。但是由于现阶段研究样本量较小，如果要提出PSD正常参考值范围还需要进行大样本多中心临床研究来支持。

第七节　右心双腔室间隔起搏的左心室心肌力学运动特点

左心室由一条心肌带螺旋反复折叠而成，其运动包含环绕、收缩及缩短等过程，故仅基于二维平面上的心肌运动参数测量是不准确的。心脏三维空间的旋转、收缩及缩短，可能导致二维单平面上的斑点"逃逸"出平面外。三维斑点追踪技术克服了心肌运动方向的限制，是评估左心室心肌运动的新方法。

Nesser 等应用三维斑点追踪技术与 MRI 进行的对比研究表明，该技术能准确评价左心室整体的射血分数。Crosby 等应用该技术对局部心肌功能的研究表明，三维斑点追踪技术能准确识别存在局部收缩功能障碍的心肌。Yoshihiro 等研究显示 3D-STI 获得的山羊左心室各节段纵向、径向及环向应变值与声呐微测量法获得的应变值测量结果有良好的相关性。Andrade 等选取 50 名健康人，分别应用 3D-STI 和 2D-STI 观察并测量左心室的扭转平均达峰值、达峰平均时间，结果显示 3D-STI 和 2D-STI 所测得的左心室达峰平均时间差异无统计意义，但左心室扭转平均达峰值 3D-STI 明显小于 2D-STI，提示 3D-STI 观察左心室扭转运动优于 2D-STI。Thebault 等运用 3D-STI 的纵向、径向和面积及其达峰时间来评价心脏再同步化治疗（CRT）患者右心室起搏和双室起搏两种不同起搏方式的效果，结果显示 3D-STI 能够评价 CRT 患者及其候选者的心肌运动同步性，并且面积应变指标更接近于理想评价指标。面积应变是 3D-STI 检测的新指标，代表了左心室收缩和舒张时心内膜表面的形变，它可以视为纵向和圆周应变的复合，有望成为评价心肌运动不同步性的新指标。Tatsumi 等以面积应变不同步指数（area strain dyssynchrony index，ASDI）作为评价心肌运动不同步指标，发现以 ASDI ≥ 3.8% 作为患者术后对 CRT 良好反映的指标，其敏感度和特异度分别为 78% 和 100%。Tanaka 等用 3D-STI 技术分析发现，右心室起搏的心力衰竭患者与合并左束支传导阻滞的心力衰竭患者左心室收缩失同步程度相似。Thebault 等采用 3D-STI 技术分析了 60 例接受 CRT 患者的右心室起搏及优化双室起搏状态，结果发现优化的双室起搏较右心室起搏在左心室射血分数、三维纵向应变、三维径向应变等方面有显著的升高（$P < 0.01$），所有节段的应变不同步指数均有显著的下降（$P < 0.01$）。不同心脏起搏方式的人工电信号传导通路与左心室壁机械运动同步性密切相关，不恰当的人工心脏起搏方式将导致医源性心脏结构及功能损伤。陆景等应用 3D-STI 技术评价不同心脏起搏位点对健康犬左心室机械同步性和左心室功能的影响，发现左心室心尖或前侧壁起搏状态左心室壁各节段心肌的径向应变不同步程度较右心室心尖起搏状态明显，左心室心尖或前侧壁起搏状态左心室壁径向应变峰值显著减低的心肌节段数多于右心室心尖起搏状态，左心室心尖或前侧壁起搏状态左心室壁整体径向应变峰值、左心室射血分数、心排血量均低于右心室心尖起搏状态，不同起搏状态下左心室壁整体径向应变峰值分别与左心室每搏量、射血分数、心排血量呈线性正相关（$r = 0.781 \sim 0.984$，$P < 0.05$）。左心室心尖或前侧壁起搏状态对健康犬左心室壁机械同步性、左心室节段和整体收缩功能的损害较右心室心尖起搏状态显著。陆景等应用 3D-STI 研究发现心室单点双极起搏能够增强心肌缺血状态下左心室壁心肌收缩力，但同时导致左心室壁机械性运动不同步程度加重，不能有效改善因急性心肌缺血受损的左心室整体功能。

正常心脏工作不仅需规律的房室顺序激动，还需左、右心室快速同步。研究表明，左心室收缩失同步与心室扩大、心室收缩及舒张功能减退有关，是心脏不良事件发生的独立危险因素。既往动物实验研究表明，不同起搏方式均可引起比格犬左心室功能减低。右心室间隔起搏由于较接近生理性激动而为临床所认可，其对左心室功能的影响是目前的研究热点。

孟庆国等采用 3D-STI 评估右心双腔室间隔起搏患者左心室心肌应变，结果显示：在 LVEF 无统计学意义差异情况下，起搏器组左心室整体长轴应变（global longitudinal strain，GLS）、整体径向应变（global radial strain，GRS）、整体面积应变（global area strain，GAS）、整体周向应变（global circumferential strain，GCS）及整体扭转（global torsion，GT）均较对照组明显减低，提示 LVEF 未能完全反映起搏器置入后左心室功能的真实情况，见图 4-11。三维应变能更早、更客观真实地评价左心室功能受损情况。Torrent-Guasp 等认为可用螺旋排列心肌带表示心室肌纤维的空间结构，全部心肌带在纵向、径向及环向的规律、协调运动产生的左心室的收缩期扭转和舒张期解旋运动，在左心室射血和充盈过程中发挥着重要作用。协调一致的左心室扭转可使左心室跨壁的纤维应变梯度和氧耗量最小化，扭转是左心室有效收缩和舒张的重要因素之一。GT 运动

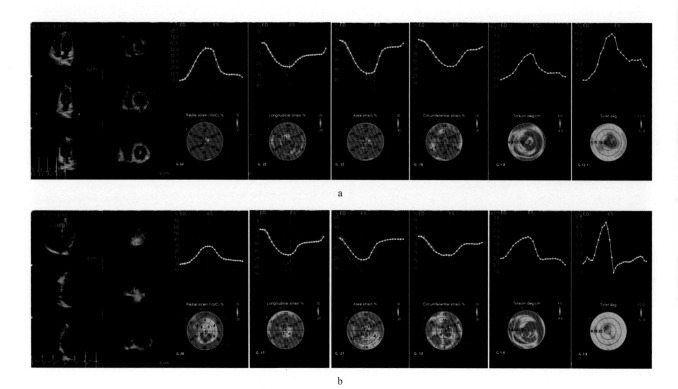

图4-11　a组为健康对照组左心室整体径向应变、长轴应变、面积应变、周向应变、扭转和拧转参数，心肌各节段应变达峰时间一致；b组起搏器组左心室整体径向应变、长轴应变、面积应变、周向应变、扭转和拧转峰值均较对照组减低，且心肌各节段应变达峰时间不一致，较为紊乱

能直观反映左心室机械收缩的同步性。汪咏蒔等发现，起搏诱发心力衰竭时，左心室扭转功能明显减低。室间隔起搏更符合正常生理性传导顺序，可最大限度地使心室肌细胞顺序收缩，相比右心室心尖起搏，具有改善心室内及心室间电-机械活动同步性的优势。左心室心肌纤维走向不同，决定其功能相异。环形中层心肌舒缩可引起心脏径向和周向改变。研究发现：右心双腔间隔起搏导致左心室GCS、GRS及GT减低，同时GT与GCS、GRS失关联，原因可能在于只存在于室间隔及左心室呈环形排列的中层心肌因起搏刺激而引起收缩运动异常，并致心肌带螺旋结构正常舒张、收缩运动过程改变，从而导致左心室心肌正常功能改变。

既往研究表明，左心室舒张功能损害与其失同步化程度密切相关。理论上，右心室间隔起搏被认为更接近生理状态起搏，但实际上右心室室间隔起搏器组左心房内径、LVEDD及E/é均高于对照组，而E及é均低于对照组（$P < 0.05$），提示起搏导致左心室心肌激动顺序异常、心肌收缩和舒张活动不均一，使心室舒张过程延长，从而导致舒张功能受损。

第八节　女性患者T波倒置左心室心肌力学状态与收缩同步性分析

T波倒置是临床上常见的心电图表现之一，患者以围绝经期女性为主。有研究发现：3万例心电图检查者中有100例患者出现广泛T波倒置，而这100例患者中女性占82例。T波异常对急性冠状动脉综合征（acute coronary syndrome，ACS）的预测不如ST段改变，但在缺乏ST段改变时，T波倒置尤为重要。当T波倒置伴有ST段降低时，T波倒置与较高死亡率密切相关，而孤立的T波异常增加了冠心病发生的危险因素。

T波倒置的出现是由于心肌损伤区动作电位时程延长，心内膜激活时间与动作电位持续时间之间存在的正常反比关系被打破所致。在心脏有序的激动过程中，心肌细胞动作电位的产生与其心肌形态并非同时改变，但心肌电激动与机械收缩功能可通过电-机械偶联存在密切联系。心肌细胞电兴奋导致心肌收缩运动，而异常的电兴奋会使电-机械偶联有效性减低，甚至脱偶联，从而导致心肌力学功能损伤。因此，T波倒置或许是一种潜在心脏疾病的表现，已经不能仅限于用心电图对其进行简单评价，错误的诊断将增加诱发严重心脏疾病的危险因素。

斑点追踪成像技术通过获得不同心肌节段不同方向的力学功能参数，从心肌形变的角度定量评价心脏局部功能，同时可区分出主动收缩和被动收缩，量化心室同步化状态，进一步揭示心电图T波倒置与左心室心肌力学功能异常状态间的时空关系，为精确缺血性心脏病的临床诊断和治疗提供更为可靠深入的量化评价和疗效观察指标。

一、分析T波倒置患者左心室心肌力学功能状态

笔者应用二维斑点追踪技术研究发现T波倒置患者左心室部分节段的径向、周向应变及应变率，径向位移均降低，但其心脏整体收缩功能（LVEF、LVFS）正常，由此可见T波异常的电生理改变主要是影响局部心肌力学功能。左心室心肌力学功能损伤的范围与心电图中T波倒置导联所对应范围基本一致，T波倒置的范围越广，其心肌力学功能损伤的范围越大。Nishikage等发现心电图ST-T改变的患者径向、周向应变均降低，这表明心内膜下损伤以及ST-T改变与心肌力学变化之间存在联系。Masahiro Ide等研究发现：左心室前壁所对应的心电图导联出现T波倒置并伴Q-T间期延长的患者其左心室壁均出现运动异常。因此，心脏电活动的异常与机械收缩的异常存在一定关联。

研究还发现$V_{1\sim6}$T波倒置组左心室前侧壁径向心肌力学损伤的程度与心电图V_4和V_5导联T波倒置程度存在负相关性，提示T波倒置越深，心肌力学损伤就越大。T.Nakajima等认为急性心肌梗死48h后T波倒置形成的原因可能与顿抑的心肌有关，而不是梗死的心肌，深的倒置T波预示着大量的顿抑心肌。心肌顿抑是一种机械损伤，缺血再灌注之后可依然存在，但其为可逆性损伤，认为可能由缺血引起。衍生的氧自由基和再灌注诱导的钙超载已被证明是心肌顿抑的主要机制。因此，T波倒置深度可能与心肌顿抑的心肌数量有关。相反，$V_{1\sim4}$T波倒置组及$V_{3\sim6}$T波倒置组中V_3导联T波倒置的深度分别与前侧壁收缩期周向峰值应变及收缩期径向峰值位移呈正相关，这可能是由于在长期的可逆性心肌损伤刺激过程中，形成了代偿机制，从而保证T波倒置患者心脏整体收缩功能正常。

二、分析T波倒置患者左心室机械同步性

不同步被定义为不协调的局部心肌收缩，以下原因均可引起：①电传导受阻导致心肌细胞去极化过程延迟；②电-收缩偶联异常；③异常的心肌机械收缩或负荷引起局部心肌纤维收缩延迟。二维斑点追踪技术可获得左心室各节段应变达峰时间，从而评估心脏机械运动的同步性，观察左心室各节段机械收缩顺序，进一步评价复极化异常对左心室同步性的影响。

Yang Zurong等研究表明：心肌缺血时收缩期纵向应变达峰时间及应变率达峰时间均发生了延迟，左心室收缩运动不同步。Robert等应用磁共振技术发现周向应变评估的左心室不同步较纵向应变敏感性为高。因此，笔者通过二维斑点追踪技术获得左心室收缩期周向、径向应变达峰时间对T波倒置患者左心室的同步性进行评估，结果显示各T波倒置组左心室收缩期周向、径向应变达峰时间标准差均较对照组大，左心室收缩运动不同步。研究还发现$V_{1\sim6}$T波倒置组中前壁、前侧壁及前间隔，$V_{1\sim4}$T波倒置组中前间隔及$V_{3\sim6}$T波倒置组中前侧壁的收缩期径向应变达峰时间均发生延迟，与各组T波倒置导联范围基本一致，复极化异常范围与机械收缩不协调范围存在联系。

K.Russel等通过心肌内肌电图检测心肌电生理不同步，发现心肌缺血时并未能出现明显的心肌电延迟，相反，电传导及电-机械激动与正常组比较均是同步的。另有研究同样认为在短暂的心肌缺血时心内膜下没有出现明显的电激动延迟。因此，电传导延迟不能充分对心肌缺血的不同步作出解释，或许更严重或更持久的心肌缺血才可能诱导电传导延迟。当心肌收缩应变及应变率降低，同时出现高幅度的收缩后缩短（postsystolic shorting，PSS）时，心肌应变达峰时间发生延迟。Asanuma等研究发现：局部的PSS持续30min后，血流灌注到相应冠状动脉，收缩功能立即得到恢复。因此，PSS可作为心肌缺血记忆的标记，左心室运动不同步可能与PSS有关，而局部形变参数才是观察早期缺血最有用的功能指标。图4-12、图4-13均可见部分节段出现两个峰值，且PSS峰值较第一次收缩峰值高，收缩达峰时间延迟。

心肌机械兴奋激动顺序直接影响心脏收缩和舒张功能，若任何因素破坏了心脏有序的机械激动，或许将引起或加重心脏功能的降低。笔者通过二维斑点追踪技术检测T波倒置患者左心室各节段收缩期径向、

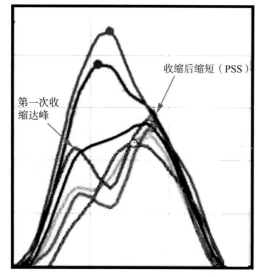

图4-12 径向应变收缩达峰曲线

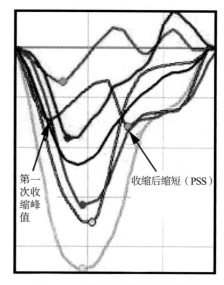

图4-13 周向应变收缩达峰曲线

周向应变达峰时间的顺序后发现：$V_{1\sim6}$T波倒置组与$V_{1\sim4}$T波倒置组的心肌机械兴奋起终点较一致，均是以下侧壁起始，最后到达前间隔；$V_{3\sim6}$T波倒置组较为不同，收缩期径向、周向应变达峰时间顺序均以前壁起始，最后分别到达下壁间隔、前侧壁。T波倒置患者左心室收缩峰值顺序大致按顺时针和逆时针两个方向收缩，而正常对照组则大致以顺时针方向收缩，从前壁到下壁间隔。因此，T波倒置患者的左心室心肌机械兴奋顺序与正常对照组不一致。

三、斑点追踪成像技术与心电图结合评价T波倒置的优势

心电图主要反映心脏兴奋的电活动变化，对于心脏基本功能及其病理研究具有重要的参考价值。斑点追踪成像技术可以定量获得不同节段心肌的应变、应变率及位移等力学参数，其可直接反映出局部室壁收缩功能以及各心肌节段的弹性属性。心肌电激动与机械收缩存在密切关系，可以通过心电图的改变与力学参数之间的关联，获得心肌电-机械偶联的信息，从而评价心肌电激动或传导异常时对心肌机械收缩功能的影响及其相关关系。

第九节 组织多普勒评价正常人左心房心肌运动特性

左心房的主要功能是通过对肺静脉血流收缩期储存、舒张早期传输和舒张晚期泵血来实现左心室的舒张期血流充盈，因此左心房的结构和功能异常与心血管疾病密切相关，是心血管事件发生包括房颤、心力衰竭、卒中、急性心肌梗死和心血管死亡等强的预测因子，且其异常程度与心血管危险分层高度关联。超声心动图安全易行、多维多参数、高时空分辨率，是实时评价左心房结构和功能首选的最佳影像学方法。超声心动图评价左心房结构和功能的方法技术包括分析左心房容积及随心动周期变化、跨二尖瓣血流及肺静脉血流频谱、心房肌组织多普勒显像（tissue Doppler imaging，TDI）和斑点追踪成像（speckle tracking imaging，STI）。

各种病因引起的左心房病变表现为左心房增大（即结构重构）和（或）电生理活动异常（即电重构），两者均可最终导致心房肌整体或局部机械收缩运动（即形变功能异常）。目前常用M型、二维或三维超声心动图测量心房大小及其容积变化，用脉冲多普勒超声检测跨二尖瓣口血流产生的E、A峰及其速度时间积分分别反映心房整体结构和功能改变，但这些参数受心率、前后负荷和心室舒张功能等多种因素影响，不能直接评价心房局部的机械运动特性。目前常规体表心电图仅能了解双心房综合电活动，虽然介入性电生理检查可准确标测心房电传导过程，但因为侵入性及价格昂贵，其在临床上广泛应用受到限制。因此，能无创、快速、准确评价心房收缩功能及电机械兴奋过程具有重要的临床意义。

　　TDI是获取心肌运动的低频高振幅信号来反映心肌随心动周期运动特性的超声心动图技术，包括彩色组织多普勒和脉冲组织多普勒显像模式。彩色组织多普勒显像是将多个取样容积（大小为5mm或10mm）置于心肌的不同部位后可同时获得相应节段随心动周期的运动曲线，包括速度曲线、应变曲线和应变率曲线，分别测量曲线图不同时间心肌平均的运动速度（V）、应变（S或ε）及应变率（SR）参数，可定量分析心肌机械运动或变形的大小，结合心电图测量不同心肌的上述参数达峰时间可反映电机械偶联的传导过程；脉冲组织多普勒显像是将取样容积置于心肌的不同部位，可实时评价该节段心肌峰值运动速度，其测量参数包括：心室收缩期峰值（s）、舒张早期峰值（e）和舒张晚期峰值（a）。由彩色组织多普勒曲线测量的心肌运动速度较脉冲组织多普勒低约25%，因此两种方法的测值不能等同。虽然TDI首先并主要用于快速、准确评价心室肌局部功能、整体运动协调性和电机械兴奋过程，但对左心房功能的评估研究也逐渐受到临床重视。

　　获取动态心尖4腔心切面、2腔心切面及3腔心切面的彩色组织多普勒显像可同步分析心房壁节段心肌功能，分析的节段包括左心房侧壁、前壁、下壁、后壁、房间隔及右心房侧壁的下段、中段及上段，采用脉冲组织多普勒显像时应将声束平行于分析节段的运动方向。健康成人左心房心肌的运动特点表现为：左心房及右心房心肌主动收缩运动是从近房室环的心房心肌开始向心房顶部运动，运动的速度、应力和应变率由下向上递减，心房上部分无明显收缩运动，左心房运动幅度明显小于右心房游离壁，同一水平左心房各壁运动幅度无明显差别，显示心房收缩具有整体协调一致性，从而将舒张晚期残存于心房内的血液排入心室内。心房在长轴方向上的运动特性应与其解剖学特点和执行的功能有关。已知心房心肌分为深浅两层，浅层环绕左右心房，沿横径方向走行；深层有分别包绕左、右心房的纵行和环行两种心肌，纵行肌纤维两端连于纤维环，横行肌纤维环绕心耳、腔静脉、肺静脉和冠状静脉窦开口，右心房还有粗大的终嵴和梳状肌。心房内纵向排列的心肌很可能参与了上述收缩运动，右心房的收缩运动大于左心房可能与右心房内有两束粗大的肌束有关，还可能与右心室压小于左心室压有关。左心房各壁同一水平之间收缩运动无明显差异，可能与左心房心肌厚薄较一致，收缩力度较均匀有关。心房上部分基本无明显收缩运动的原因可能部分与肺静脉、腔静脉及心耳有关。

　　大量临床研究证实左心房结构及功能异常是不良心血管事件强的预测因子。左心房收缩时二尖瓣环的峰值运动速度能快速反映左心房的整体收缩功能，可用于预测心血管不良事件风险。香港中文大学威尔斯亲王医院王梅等用TDI研究353例心血管疾病患者（包括高血压、缺血性心脏病、心力衰竭、糖尿病、瓣膜性心脏病等）和165例健康对照组的二尖瓣环运动速度并随访2年，结果显示左心房舒张晚期峰值速度≤4cm/s较＞7cm/s的患者心血管死亡风险增加约11倍。左房增大、各房壁形变大小和应变时间同步性与房颤患者心血管事件风险及预测心房颤动复律或导管射频消融后复发密切相关，小规模临床研究显示左心房整体应变降低的心房颤动患者CHADS2＞2及卒中的风险明显增加，Di Salvo等用TDI研究新近发作单纯房颤复律为窦性心律患者，显示左房下壁S峰值应变率＞1.8/s，房间隔峰值应变＞22%预测复律后9个月仍维持窦性心律的价值最大，维持窦性心律患者左房下份的应变明显增加；有学者用TDI研究阵发性和持续性心房颤动患者左房功能，显示左房下壁及房间隔S应变率＞2.25/s，左房下壁应变＞19.5%预测射频消融后3个月仍维持窦性心律的价值最佳。明显二尖瓣狭窄患者逐渐出现结构重构和电重构，表现为左房逐渐增大，心肌纤维化硬度增加，心律失常和心房肌收缩功能降低，TDI显示心房肌应变率降低是该类患者出现临床症状、住院、心房颤动和血栓栓塞性卒中等不良事件的独立预测因子，左房峰值应变是无症状风湿性单纯二尖瓣狭窄患者4年后心房颤动的最佳预测因子。

　　介入性心脏电生理研究证实，正常心房电激动顺序为右心房→房间隔→左心房下后壁，与心房浅层的环状肌束有关。用TDI的两种显像模式通过测量心电图P波起始到房壁运动起始或达峰的时间可反映心房肌的电机械运动时间，根据不同房壁该时间的差异可间接推测心房肌的电传导路径，因心房电活动最后传导到左心房下后壁，该部位或侧壁的达峰时间可间接反映心房总的电传导时间，将左心房侧壁中段的电机械运动时间减去房间隔中段的电机械运动时间可反映左心房运动的非同步性。用TDI进行的小样本初步研究显示，正常时心房壁中段收缩的起始时间及达峰值时间较下段有稍早的趋势，心房壁收缩起始时间随右心房、房间隔、左心房下壁、后壁、侧壁和前壁有逐渐延长趋势，但参数值无显著统计学差异，提示心房机械运动顺序不像电传导过程有明显的时间区分。用上述方法对阵发性或持续性心房颤动经导管射频消融患者进行研究显示，治疗1年后房颤复发患者较窦性心律维持者左心房收缩非同步化时间明显延长，当时间＞25ms时有较好的房颤复发预测价值。目前有关TDI进行左心房电机械偶联过程等方面研究报道较少，因此，今后需要进行更大样本、更细致深入地研究生理及病理状态下心房肌的电机械兴奋过程及特点。

　　TDI评价心肌功能的准确性高度依赖声束方向及心肌运动方向的角度，角度越大准确性越差，因此TDI仅能评价心肌与声束方向平行的纵向运动特性，不能用于分析心肌的径向和周向运动，而STI则弥补了TDI该方面的局限性。但TDI因时间分辨率高（要求获取图像帧频＞100）、简单易行、重复性较好、可实时显示心肌运动特性、相对STI较少依赖二维图像质量，目前已在临床上广泛常规应用，随着对心房肌电-机械功能的深入研究，将为临床心血管疾病诊断、治疗和预后评估发挥重要作用。

（罗安果　孟庆国　周　秘　张红梅　刘　梅　张丽娟　黎　瑶　李春梅　郭智宇　张文军

邓　燕　尹立雪）

参考文献

程重庆，尹立雪，沈玉萍，等，2013. 双脉冲波多普勒超声成像同步评价健康成年人左心室心肌与心包运动. 中华医学超声杂志（电子版），10（6）：443-448.

崔健嫦，黄积雄，赖浚兴，2014. 二维应变技术对非ST段抬高型急性冠脉综合征危险分层的价值. 医药前沿，（4）：88-89.

郭继鸿，2007. 从循证医学看CRT治疗适应症的进展. 心血管病学进展，28（6）：829-832.

郭智宇，尹立雪，左明良，等，2009. 犬右心耳和右心室心尖起搏左心室心肌力学状态的超声斑点追踪成像对比研究. 中华超声影像学杂志，18（10）：875-881.

金殿生，石军飞，2017. 组织多普勒成像评价右心室收缩功能的价值. 世界最新医学信息文摘，（68）：161-162.

李文华，尹立雪，刘望彭，等，2009. 犬急性心肌缺血左心室起搏跨壁径向位移的超声研究. 中华超声影像学杂志，18（4）：337-342.

刘国文，孙琪玮，李嵘娟，等，2017. 二维斑点追踪成像技术评价犬急性心肌梗死纵向应变的实验研究. 临床超声医学杂志，19（7）：433-436.

刘梅，尹立雪，陈玲玲，等，2014. 双脉冲波多普勒组织速度超声成像评价正常成年人心室不同水平面心肌机械运动时空特征. 西部医学，26（4）：416-419.

刘昕，王建华，巩晓红，等，2010. 超声斑点追踪技术测量二尖瓣环位移评价左心室收缩功能的临床研究. 中华超声影像学杂志，19（1）：5-7.

陆景，尹立雪，王志刚，等，2010. 超声三维斑点追踪评价不同心脏起搏方式对健康犬左心室功能的影响. 中华超声影像学杂志，19（4）：331-335.

罗安果，尹立雪，李春梅，等，2006. 超声斑点跟踪显像技术对左心室收缩期旋转角度的初步研究. 中华超声影像学杂志，15（9）：641-645.

汪咏莳，巩雪，宿燕岗，等，2012. 超声三维斑点追踪技术评价心力衰竭比格犬左心室扭转运动. 中华超声影像学杂志，21（1）：60-64.

吴昊，万青，高程洁，等，2017. 探讨梗阻性与非梗阻性肥厚型心肌病左心室应变力的差异. 上海交通大学学报（医学版），37（5）：637-640.

尹立雪，2007a. 现代超声心脏电生理学. 北京：人民军医出版社：699.

尹立雪，2007b. 正常心脏电和机械兴奋顺序//尹立雪. 现代超声心脏电生理学. 北京：人民军医出版社：84-109.

余洋，尹立雪，李春梅，等，2006. 右心室心尖不同部位起搏时左心室收缩时序的超声研究. 中华超声影像学杂志，15（7）：481-484.

张红梅，尹立雪，李文华，等，2013. 双脉冲波多普勒评价正常成年人二尖瓣环不同位点组织运动特征. 中华超声影像学杂志，22（9）：747-752.

张丽娟，尹立雪，王志刚，等，2013. 超声三维斑点追踪成像评价肥厚型心肌病左心室扭转运动. 中国介入影像与治疗学，10（5）：303-308.

张瑞芳，秦石成，2005. 定量组织多普勒速度成像技术对正常人心肌同步性运动的研究. 中国超声医学杂志，21（1）：26-28.

张文军，谭静，郭智宇，等，2017. 峰值应变离散在冠心病中的临床应用分析. 医学影像学杂志，27（11）：2228-2230.

张妍，马春燕，刘爽，等，2014a. 二维斑点追踪技术评价不同程度冠状动脉狭窄患者心肌应变改变研究. 中国超声医学杂志，30（3）：223-226.

张妍，马春燕，刘爽，等，2014b. 心肌区域性跨壁纵向应变评价不同冠状动脉狭窄程度. 中国超声医学杂志，30（6）：520-523.

周秘，尹立雪，陈燕萍，等，2017. 运用二维斑点追踪成像技术评价健康人左心室容积与室壁节段纵向应变的时空关系. 中华超声影像学杂志，26（9）：748-752.

Alizadehasl A，Sadeghpour A，Hali R，et al，2017. Assessment of left and right ventricular rotational interdependence：A speckle tracking echocardiographic study. Echocardiography，34（3）：415-421.

Ammar KA，Paterick TE，Khandheria BK，et al，2012. Myocardial mechanics：understanding and applying three-dimensional speckle tracking echocardiography in clinical practice. Echocardiography，29（7）：861-872.

Biere L，Donal E，Terrien G，et al，2014. Longitudinal strain is a marker of microvascular obstruction and infarct size in patients with acute ST-segment elevation myocardial infarction. PLoS One，9（1）：e86959.

Cameli M，Mondillo S，Galderisi M，et al，2017. Speckle tracking echocardiography：a practical guide. G Ital，18（4）：253-269.

Ellenbogen KA，Auricchio A，2008. Pacing to Support the Failing Heart. New Jersey：Wiley-Blackwell.

Johansson B，Mörner S，Waldenström A，et al，2008. Myocardial capillary supply is limited in hypertrophic cardiomyopathy：a morphological analysis. Int J Cardiol，126（2）：252-257.

Karlon WJ，Covell JW，Mc Culloch AD，et al，1998. Automated measurement of myofiber disarray in transgenic mice with ventricular expression of ras. Anat Rec，252（4）：612-625.

Leciercg C，Fairs O，Tunin R，et al，2002. Systolic improvement and mechanical resynchronization does not require electrical synchrony in the dialated failing heart with left bundle-branch block. Circulation，106（14）：1760-1763.

Matsumoto K，Tanaka H，Tatsumi K，et al，2012. Left ventricular dyssynchrony using three-dimensional speckle-tracking imaging as a determinant of torsional mechanics in patients with idiopathic dilated cardiomyopathy. Am J Cardiol，109（8）：1197-1205.

Muehlhausen MP，Janoske U，Oertel HJr，2015. Implicit Partitioned Cardiovascular Fluid-Structure Interaction of the Heart Cycle Using Non-newtonian Fluid Properties and Orthotropic Material Behavior. Cardiovasc Eng Technol，6（1）：8-18.

Nagueh SF，Smiseth OA，Appleton CP，et al，2016. Recommendations for the Evaluation of Left Ventricular Diastolic Function by Echocardiography：An Update from the American Society of Echocardiography and the European Association of Cardiovascular Imaging. J Am Soc Echocardiogr，29（4）：277-314.

Nesser HJ，Mor-Avi V，Gorissen W，et al，2009. Quantification of left ventricular volumes using three-dimensional echocardiographic speckle tracking：comparison with MRI. Eur Heart J，30（13）：1565-1573.

Sairaku A，Yoshida Y，Nakano Y，et al，2016. Don't expect left ventricular reverse remodeling after cardiac resynchronization therapy in patients with systolic heart failure and atrioventricular block：A multicenter study. Int J Cardiol，221：597-600.

Seo Y，Ishizu T，Enomoto Y，et al，2009. Validation of 3-dimensional speckle tracking imaging to quantify regional myocardial deformation. Circ Cardiovasc Imaging，2（6）：451-459.

Silbiger JJ，2012. Anatomy，mechanics，and pathophysiology of the mitral annulus. Am Heart J，164（2）：163-176.

Smith BM，Dorfman AL，Yu S，et al，2014. Relation of strain by feature tracking and clinical outcome in children，adolescents and young adults with hypertrophic cardiomyopathy. AM J Cardiol，114（8）：1275-1280.

Takeuchi M，Otsuji Y，Lang RM，2009. Evaluation of left ventricular function using left ventricular twist and torsion parameters. Curr Cardiol Rep，11（3）：225-230.

Thebault C，Donal E，Bernard A，et al，2011. Real-time three-dimensional speckle tracking echocardiography：a novel technique to quantify global left ventricular mechanical dyssynchrony. Eur J Echocardiogr，12（1）：26-32.

Vo HQ，Marwick TH Negishik，2018. MRI-Derived Myocardial Strain Measures in Normal Subjects. JACC Cardiovasc Imaging，11（2 Pt 1）：196-205.

Wilkoff BL，Cook JR，Epstein AE，et al，2002. Dual-chamber pacing or ventricular backup pacing in patients with an implantable defibrillator：the Dual Chamber and VVI Implantable Defibrillator（DAVID）Trial. JAMA，288（24）：3115-3123.

Young AA，Kramer CM，Ferrari VA，et al，1994. Three-dimensional left ventricular deformation in hypertrophic cardiomyopathy. Circulation，90（2）：854-867.

Yu CM，Lin H，Ho PC，et al，2003. Assessment of left and right ventricular systolic and diastolic synchronicity in normal subjects by tissue Doppler echocardiography and the effects of age and heart rate. Echocardiography，20（1）：19-27.

第5章
心脏流体力学超声分析技术与方法

心脏流体力学是心血管生物力学与血流动力学的一个重要分支。由于心脏结构和功能的特殊性，关于在体心脏力学的研究主要基于心脏医学成像技术而展开，目前有关心脏的医学图像观测临床应用最广泛的是超声图像。本章重点介绍流体力学相关心脏超声图像的基础知识，以及与心脏流体力学研究相关的理论知识。

第一节　流体力学基础

一、流体的连续性假设和基本物理性质

流体是在受力后可发生无限变形，力消失后变形不可恢复的物质。流体变形的速率通常与力的大小呈正相关。研究流体运动规律的科学称为流体力学。流体包括液体和气体两种形态。流体是由大量分子组成的，通常把流体中微观充分大（其中包括大量分子）、宏观充分小的分子团称为流体质点，其中分子团的尺寸远远小于被研究流体所占据的空间，即认为此分子团内的物理量是均匀不变的，因而可以近似地把这个分子团看作是几何上的一个点。任何种类的流体，从微观角度看都不是连续分布的物质，而均是由无数分子组成的。由于分子之间总是存在间隙，故流体的物理量在空间非连续分布。但是，由于分子与分子之间的距离比工程中被研究流体所占空间的尺寸远小得多，因此，在研究宏观的流体流动时不考虑流体分子之间的间隙，而将流体看作是由无数流体质点连续地，无间隙地充满的介质，这就是由瑞士学者欧拉在1753年提出的连续介质假设。连续介质假设是流体力学中第一个带有根本性的假设，正是有了连续介质假设，才可以将一个微观的问题转化为宏观的问题来解决，从而可以利用数学分析中的连续函数这个工具来研究流体的运动和平衡规律。

流体的三个重要物理性质：易变形性、黏性、可压缩性。流体的易变形性是指流体无论在多么小的剪切力作用下总会发生连续切向变形，直到剪切力停止作用为止。从易变形性的角度，流体与固体存在如下差异：①在受到剪切力持续作用时，固体元的变形一般是微小的（如金属）或有限的（如塑料），但流体元却能产生无限大（只要剪切力作用时间无限长）的变形；②固体内的切应力由剪切变形量（位移）决定，而流体内的切应力与变形量无关，由变形速率（切变率）决定；③当剪切力停止作用后，固体元变形能恢复或部分恢复，流体则不作任何恢复；④固体重量引起的压强只沿重力方向传递，垂直于重力方向的压强一般很小或为零，流体平衡时压强可等值地向各个方向传递，压强可垂直于任何方位的平面上；⑤固体表面之间的摩擦是滑动摩擦，摩擦力与固体表面状况有关，流体与固体表面可实现分子质量级的接触，达到表面不滑移；⑥流体流动时，内部可形成超乎想象的复杂结构（如湍流），固体受力时，内部结构变化相对简单。流体的黏性是指流体受到剪切力作用后抵抗剪切变形的能力。流体的黏性主要表现在两个方面：a.在相邻两层流体做相对运动时有内摩擦作用，一层流体对另一层流体做相对运动时，因存在黏性内摩擦作用而产生阻力，这种阻力称为黏性切向力；b.流体对固体表面具有黏附作用，由于流体的易变形性，流体可以深入到固体表面的任何凹坑内，实现分子质量级的接触，不留间隙。流体的可压缩性是指流体的体积在压力的作用下发生改变的性质。按可压缩性程度将流体分为不可压缩流体和可压缩流体。液体和速度小于100m/s的气体均属于不可压缩流体。

二、流体运动的分类及描述流体运动的方法

流体运动的分类方法有很多种，根据不同的分类需求可以将流体运动分成不同的类型。例如，根据流体有无黏性而分为黏性流和无黏流，根据流体是否可压缩而分为可压缩流和不可压缩流。常见的分类方法有以下几种：①根据位于同一流线上各质点的流速矢量是否沿程变化，可将流体流动分为均匀流动和非均匀流动，若流场中同一流线上各质点的流速矢量沿程不变，这种流动称为均匀流动，否则称为非均匀流动，若质点的迁移加速度为零，则流动为均匀流动，反之为非均匀流动；②根据流体运动要素是否随时间变化，将流体分为定常流和非定常流动，以时间为标准，若各空间点上的运动参数（速度、压强、密度）都不随时间变化，这样的流动为恒定流动，反之为非恒定流动；③从空间角度，根据有关物理量依赖于1个、2个或3个坐标，可将流体运动可分为一维、二维和三维运动，若运动参数只是一个空间坐标和时间变量的函数，这样的流动称为一维流动，若运动参数是两个空间坐标和时间变量的函数，这样的流动称为二维流动，若运动参数是三个空间坐标和时间变量的函数，这样的流动称为三维流动；④从流体微团的运动形式角度，流体运动可分为无旋运动和有旋运动，若流体流动时所有流体微团仅做平移和变形运动，没有旋转运动，则此种流动称为无旋流动，若流体微团有旋转运动，则称为有旋流动。

描述流体运动的方法有两种，即拉格朗日方法和欧拉方法。拉格朗日方法主要着眼于流体质点，设法描述每个流体质点的位置随时间变化的规律。通常利用初始时刻流体质点的直角坐标或曲线坐标 a，b，c 作为区分不同流体质点的标志。流体质点的运动规律可表示为 $r = r(a, b, c, t)$，其中 r 是流体质点的矢径；t 为时间；a，b，c，t 统称为拉格朗日变量。若以直角坐标的形式表达，则流体质点运动规律可写为

$$
\begin{aligned}
x &= x(a,b,c,t) \\
y &= y(a,b,c,t) \\
z &= z(a,b,c,t)
\end{aligned}
\tag{5-1}
$$

当研究某一指定的流体质点时，起始点 a、b、c 是常数，x、y、z 将只是时间 t 的函数，上式所表达的是该质点的运动轨迹。若时间 t 为常数，x、y、z 只是起始坐标的函数，则上式表达的是同一时刻由各质点组成的整个流体的照相图案。若起始点 a，b，c 及时间 t 都为变数，x、y、z 是二者的函数，则上式是任意流体质点的运动历程或轨迹。考虑流体中某一流体质点在任意瞬时 t 的速度 u，只要将起始坐标 a、b、c 看作常数，将上式对时间求一阶和二阶偏导，便得该质点的速度和加速度

$$
\begin{cases}
u_x = \dfrac{\partial x}{\partial t} = \dfrac{\partial x(a,b,c,t)}{\partial t} \\[2mm]
u_y = \dfrac{\partial y}{\partial t} = \dfrac{\partial y(a,b,c,t)}{\partial t} \\[2mm]
u_z = \dfrac{\partial z}{\partial t} = \dfrac{\partial z(a,b,c,t)}{\partial t}
\end{cases}
\tag{5-2}
$$

$$
\begin{cases}
\alpha_x = \dfrac{\partial u_x}{\partial t} = \dfrac{\partial^2 x}{\partial t^2} \\[2mm]
\alpha_y = \dfrac{\partial u_y}{\partial t} = \dfrac{\partial^2 y}{\partial t^2} \\[2mm]
\alpha_z = \dfrac{\partial u_z}{\partial t} = \dfrac{\partial^2 z}{\partial t^2}
\end{cases}
\tag{5-3}
$$

欧拉方法着眼于空间点，设法在空间每一点上描述流体运动随时间的变化状况。流体质点的运动规律可用速度矢量 $v = v(r, t)$ 表示，其中 r、t 称为欧拉变量。人们广泛采用欧拉方法，较少采用拉格朗日方法，因为用欧拉变量确定的速度函数是定义在时间和空间点上，所以是速度场，称为流场，可运用场论知识求解；另外，在欧拉方法中，由于加速度是一阶导数，所以运动方程组是一阶偏微分方程组，比拉格朗日方法中的二阶偏微分方程组容易处理。从运动学的角度讲，欧拉方法主要是确定速度向量 u 是如何随空

间点和时间 t 变化的。在直角坐标系中，流速场可表达为 $u = u(x, y, z, t)$，应该指出的是，拉格朗日方法和欧拉方法在研究流体运动时，只是着眼点不同而已，并没有本质的差别，对于同一个问题，用两种方法描述的结果是一致的。事实上，这两种方法是可以互相转换的。

三、几个基本定律

质量守恒定律、动量守恒定律和能量守恒定律这三大物理学定律构成流体力学的理论基础，在此基础上准确描绘流体的运动规律，任何流体都必须遵守这三大物理学基本定律。因此，和三大物理学定律相对应的流体力学方程分别是连续性方程（质量守恒方程）、动量守恒方程和能量守恒方程。

（一）连续性方程（质量守恒方程）

连续性方程是质量守恒定律在流体力学中的具体表述形式，它的前提是对流体采用连续介质模型，速度和密度都是空间坐标及时间的连续、可微函数。质量守恒方程具体描述为：单位时间内流体微元体中的质量增加，等同于同一时间间隔内流入该微元体的净质量。根据这一定律，连续性方程的散度形式为公式（5-4）所示。

$$\frac{\partial \rho}{\partial t} + \nabla \cdot \rho u = 0 \tag{5-4}$$

对于定常运动，$\frac{\partial}{\partial t} = 0$，连续方程如公式（5-5）所示。

$$\nabla \cdot \rho u = 0 \tag{5-5}$$

对于不可压缩液体，密度是常量，$\frac{d\rho}{dt} = 0$，连续方程如公式（5-6）所示。

$$\frac{\partial u}{\partial x} + \frac{\partial v}{\partial y} + \frac{\partial w}{\partial z} = 0 \tag{5-6}$$

在公式（5-4）至公式（5-6）中，u，v，w 分别表示 x，y，z 三个方向的流速分量，ρ 表示流体的密度，∇ 代表哈密顿算子。

（二）动量守恒方程

一个系统不受外力或所受外力之和为零，这个系统的总动量保持不变，这个结论称为动量守恒定律。动量守恒定律具体描述为：微元体的动量对时间的变化率等于外界作用在该微元体上的各种力之和。动量守恒方程结合连续性方程即可得到著名的纳维-斯托克斯方程（Navier-Stokes equations，N-S），其微分方程的张量形式如公式（5-7）所示。

$$\frac{\partial u_i}{\partial t} + \frac{\partial}{\partial x_j}(u_i u_j) = f_i - \frac{1}{\rho}\frac{\partial p}{\partial x_i} + \mu \frac{\partial^2 u_i}{\partial x_i \partial x_j} \tag{5-7}$$

泵装置内的流场在定常、不可压缩条件下的动量方程如公式（5-8）所示。

$$\frac{\partial}{\partial x_j}(u_i u_j) = f_i - \frac{1}{\rho}\frac{\partial p}{\partial x_i} + \mu \frac{\partial^2 u_i}{\partial x_i \partial x_j} \tag{5-8}$$

以上两式中，p 为动水压强，f_i 为 i 方向的体积力分量。

（三）能量守恒方程

能量守恒定律可表述为：微元体中能量的增加率等于进入微元体的净热流量加上体力与面力对微元体所做的功。流体的能量 E 通常是内能 i、动能 $K = \frac{1}{2}(u^2 + v^2 + w^2)$ 和势能 P 三项之和。该定律实际上是热力学第一定律，如公式（5-9）所示。

$$\frac{\partial (\rho T)}{\partial t} + \text{div}(\rho u T) = \text{div}\left(\frac{k}{c_p}\text{grad}T\right) + S_T \tag{5-9}$$

其中，c_p 是比热容，T 是温度，k 流体的传热系数，S_T 是黏性耗散项。

四、几个重要的定义

1.迹线　某一流体质点在流动空间中所运动的轨迹。在流场中对某一流体质点做标记，将其在不同时刻所在的位置点做接成线就是该流体质点的迹线。迹线是流场中实际存在的线。对某一个做了标记的流体质点用照相机做长时间曝光后印出的照片，即可显现出该流体质点的迹线，如图5-1所示。

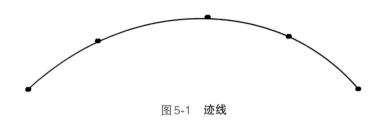

图5-1　迹线

2.流线　流线是这样一条假想的空间曲线，在某一时刻曲线上每点的速度矢量总是与此曲线相切。在直角坐标系中，利用d*r*与流线相切的表达式可得到流线满足的方程组：

$$\frac{\mathrm{d}x}{u(x,u,z,t)}=\frac{\mathrm{d}y}{v(x,u,z,t)}=\frac{\mathrm{d}z}{w(x,u,z,t)}\tag{5-10}$$

其中，t是参数，x,y,z是独立变量。流线是瞬时线，对于不定常流场，每一瞬时的流线形状均不同，因此流线难以用实验方法直接演示，即使使用高速摄像机也只能拍得流线的近似图像。流线只能用数学方法建立，通过求解式（5-10）可得到流线方程，因此流线更多的是一种数学概念；另外，由于流线直接反映速度场，而速度场是流体力学的基本场，因此用流线来描述流场也是最常用的方法之一。但是，在定常流动中，流线与迹线重合，形状不变，因此可以用显示迹线的方法显示流线，如图5-2所示。

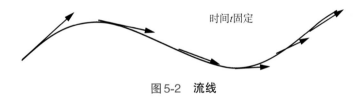

时间t固定

图5-2　流线

3.流量　流量是单位时间内穿过指定截面的流体量，例如，穿过任意截面S的流量。对于平面运动，穿过某曲线AB的流量，如图5-3所示。

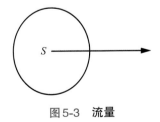

图5-3　流量

五、二维平面流动相关理论

流体流动都是三维运动，但是，在实际流场流体运动分析时，要实现三维运动的精确描述是非常难的。特别是对于一些特殊复杂流场，如心脏流场，无论其本身结构或流体运动形式都相当复杂，而且不易观察。所以，在流场分析的实际工程应用中，往往把流场简化为二维流场，即通过对二维观察平面上流体运动状态来进行流场分析。下面简单介绍二维平面流动的相关理论。

对于二维平面运动，流体的运动轨迹局限于一个平面，因此其微分形式的质量连续方程可以写为

$$\frac{\partial u}{\partial x} + \frac{\partial v}{\partial y} = 0 \tag{5-11}$$

则有

$$\frac{\partial u}{\partial x} = -\frac{\partial \upsilon}{\partial y} \tag{5-12}$$

又因为，平面流动的流线微分方程为

$$\frac{\mathrm{d}x}{u} = \frac{\mathrm{d}y}{\upsilon} \tag{5-13}$$

$$\Rightarrow u\mathrm{d}y - \upsilon\mathrm{d}x = 0 \tag{5-14}$$

由数学分析可知：(5-6) 是 (5-8) 成为某一函数 $\psi(x, y)$ 的全微分的充要条件，即

$$\mathrm{d}\psi = u\mathrm{d}y - \upsilon\mathrm{d}x \tag{5-15}$$

又：

$$\mathrm{d}\psi = \frac{\partial \psi}{\partial x}\mathrm{d}x + \frac{\partial \psi}{\partial y}\mathrm{d}y \tag{5-16}$$

所以，

$$u = \frac{\partial \psi}{\partial y}, \quad \upsilon = -\frac{\partial \psi}{\partial x}$$

则，

$$\frac{\partial u}{\partial x} = \frac{\partial^2 \psi}{\partial y \partial x}, \quad \frac{\partial \upsilon}{\partial y} = \frac{-\partial^2 \psi}{\partial x \partial y} \tag{5-17}$$

$$\frac{\partial u}{\partial x} + \frac{\partial \upsilon}{\partial y} = \frac{\partial^2 \psi}{\partial y \partial x} - \frac{\partial^2 \psi}{\partial x \partial y} = 0 \tag{5-18}$$

说明 $\varPsi$ 满足连续性方程，函数 $\varPsi$ 就是流函数。

流函数具有以下两个基本性质：

（1）等流函数线为流线

显然，在流线上，$u\mathrm{d}y - v\mathrm{d}x$，即 $\Rightarrow \mathrm{d}\varPsi = 0 \Rightarrow$

即：$\varPsi = c$ 即，$\varPsi = c$ 的曲线为流线。

在每条流线上 $\varPsi$ 的常数值各不相同。

（2）平面流动中两条流线间通过的流体流量等于两条流线上的流函数之差。如图 5-4 所示，取两条流线 $\varPsi_1$、$\varPsi_2$，再取曲线 AB 垂直于各流线，假定垂直纸面的尺寸为 1，在 AB 曲线上取微元线段 $\mathrm{d}l$，其上速度为 $\bar{V}$，则通过曲线 AB 的体积流量为

$$q = \int_A^B V_n \mathrm{d}l = \int_A^B \left(u\cos(\vec{V}, x) + \upsilon\cos(\vec{V}, y) \right)\mathrm{d}l$$

$$= \int_A^B \left[u\frac{\mathrm{d}y}{\mathrm{d}l} + \upsilon\left(\frac{-\mathrm{d}x}{\mathrm{d}l}\right) \right]\mathrm{d}l \tag{5-19}$$

$$= \int_A^B (u\mathrm{d}y - \upsilon\mathrm{d}x) = \int_A^B \mathrm{d}\psi = \psi_B - \psi_A = \psi_2 - \psi_1$$

X 指向减小方向，$\dfrac{\mathrm{d}x}{\mathrm{d}l}$ 为负。为使 $\cos(\bar{V}, y)$ 为正，所以在 $\mathrm{d}x$ 前加负号。

由此可见，两根流线之间的流量等于两流函数的差值。同时，由于在引出 Ψ 这个概念时，没有涉及流体是有黏性还是无黏性（即理想或实际），有旋或无旋。所以，不论是有黏性还是无黏性，有旋还是无旋，只要是不可压流体的平面流动，就存在流函数。

当流体在二维平面上流动时，其流线能有效地对流体运动规律进行可视化描述。下面介绍几种典型平面流动的流线。

（1）平行流动流线。当流体在同一平面做等速直线运动时，则称该类流动为平行流。显然，平行流动流场内每个点的速度大小相等、方向相同，因此其流线是互相平行的直线，如图 5-5 所示。

（2）点源与点汇流线。设在无限大平面上流体从一点沿径向直线均匀地向各方流出，这种流动称为点源，这个点称为源点。反之，若流体沿径向直线均匀地从各方流入一点，这种流动称为点汇，这个点称为汇点。点源和点汇的流线如图 5-6 所示。

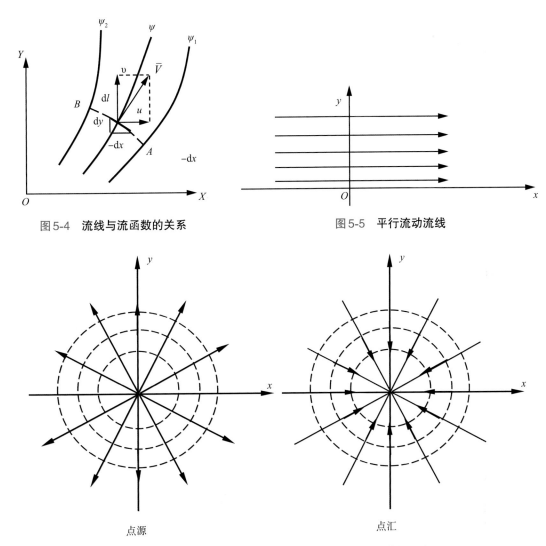

图 5-4　流线与流函数的关系　　　　　　　图 5-5　平行流动流线

点源　　　　　　　　　　　　点汇

图 5-6　点源与点汇的流线（实线为流线，虚线为等势线）

（3）涡流（点涡）流线。设有一旋涡强度为 J 的直线涡束，该涡束半径为 r_0 沿 Z 轴方向为无限长，且该涡束像刚体一样以等角度 ω 绕自身轴旋转，由于假设直线涡束沿 Z 轴方向无限长，即认为在与 Z 轴垂直的所有平面上流动情况都一样。所以，此种流动可视为平面运动，而涡束周围的流体将被带动着做旋转运动，这种运动称为涡流。设涡束轴为 Z 轴，则由涡束所诱导的环流的流线就是以坐标原点为圆心的圆心圆，如图 5-7 所示。

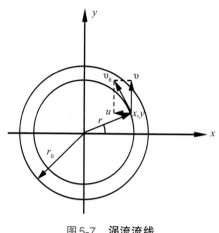

图5-7　涡流流线

第二节　心脏超声图像基础

从20世纪50年代脉冲波反射式M型超声波检测技术首次用于心脏解剖结构观察以来，心脏超声心动图技术走过了几十年的发展历程，经历了几次重大的技术创新与突破，如今已成为心脏疾病和功能诊断中最主要的临床医学检测手段。早期的M型超声心动图技术只能提供一维心脏结构运动的时间信息，不能提供较为完整的心脏解剖结构定位及其毗邻关系，因此，在较长的时间里该项技术在临床上并未得到广泛应用。直到20世纪70年代，美国学者Fritz Thurstone等将荷兰工程师Nicholas Bom提出的二维超声波成像技术与之前建立起来的电子计算机技术和军用相控阵雷达技术相结合，使得超声波声束的发射和形成、接收到的声学电信号的转换和处理以及成像过程逐步电子化并最终实现了完全数字化超声波成像，这一成果导致超声医学显像技术发生了革命性的变化，对心脏疾病的临床诊断和治疗产生了深远的影响，并逐步发展成为超声医学的临床核心技术。

随着对心脏结构和功能认识的逐渐深入，人们对于心脏流场内部的情况越来越感兴趣，在此推动下彩色多普勒超声显像技术得到了迅速的发展，并逐步成为临床心脏疾病诊断和治疗的主要技术方法。心脏流体力学可视化量化评价就是基于彩色多普勒显像技术对心脏流场的深入分析研究。本节将从多普勒技术原理和彩色多普勒技术的发展与应用情况两方面，对彩色多普勒显像技术进行简要介绍。

一、多普勒技术

多普勒效应是由奥地利物理学家多普勒（Christian Johann Doppler）于1842年发现的。多普勒效应是指物理波源与物理波接收器之间出现相对运动时，物理波的发射频率与接收频率之间出现差别的物理学效应，两频率之间的差别称为多普勒频移。多普勒效应指出，波在波源移向观察者时接收频率变高，而在波源远离观察者时接收频率变低。当观察者移动时也能得到同样的结论。也就是说，物体辐射的波长因为波源和观测者的相对运动而产生变化。在运动的波源前面，波被压缩，波长变得较短，频率变得较高（蓝移blue shift）；在运动的波源后面时，会产生相反的效应，波长变得较长，频率变得较低（红移 red shift）。波源的运动速度越高，所产生的效应越大。根据波红（蓝）移的程度，可以计算出波源循着观测方向运动的速度。多普勒效应也可以用波在介质中传播的衰减理论解释：波在介质中传播，会出现频散现象，随距离增加，高频向低频移动。

目前，多普勒技术已被广泛应用于各种物体运动的速度测定。血流速度的测定就是声波多普勒效应的一种医学应用实例。其具体测速原理如下：假定超声波接收器和声源发生相对运动，速度为v，声源的发射频率为f_0，波长为λ_0，声速为c，接收器频谱为f，接收波长λ，当声源和声接收器相对静止时，声接收器接收到的频率f就是声源发射频率f_0。当声源不动，如果声波接收器以速度v朝向（或远离）声源运动，而此时声源发射波以速度c朝向接收器运动，则接收频率f应为$f=(c\pm v)/\lambda_0=f_0\pm vf_0/c$，多普勒频移$f_d$为$f_d=f-f_0=\pm vf_0/c$，"+"表示声波接收器朝向声源运动，"−"表示声波接收器远离声源运动。当接收器的运动方向和声波传递方向呈夹角θ时，多普勒频移的速度就不是v，而是v在声束轴线上的投影$v\cdot\cos\theta$，故$f_d=\pm v\cos\theta\cdot f_0/c$。当声源接收器不动，声源以速度$v$朝向（或远离）接收器运动，接收频率$f$为$f=c/\lambda=cf_0/(c\pm v)=(1\pm v/c)f_0$，多普勒频移$f_d$为$f_d=\pm vf_0/c$，当声源的运动方向和接收器平面方向呈夹角$\theta$时，多普勒频移$f_d=\pm v\cos\theta f_0/c$。由此可以看出，不管是声源运动，接收器不动，还是声源不动，接收器运动，只要相对运动的速度为v，所产生的多普勒频移就是相同的。在彩色多普勒血流探测中正是利用以上原理，超声从静止的探头发射出去，由流动的血流中的红细胞接收和发射，再返回静止的探头，在探头发射和接收的超声之间出现频移，发生的多普勒频移是单程情况时的2倍，故$f_d=\pm2v\cos\theta f_0/c$，红细胞的速度及血流速度$v$为$v=f_dc/(2f_0\cos\theta)$，由此可以看出血流速度$v$与夹角$\theta$密切相关，当$\theta=0°$时，$\cos\theta=1$，$f_d$最大；当$\theta=90°$时，$\cos\theta=0$，$f_d=0$，显然，角度$\theta$越大，$f_d$越小，因此在测量血流速度时，必须使声束与血流方向的夹角θ尽可能小。

在心脏流场的检查方面，多普勒检查主要分为彩色多普勒血流显像和频谱多普勒两大类。频谱多普勒技术又包括脉冲多普勒（pulsed wave Doppler）和连续多普勒（continuous wave Doppler）两种。脉冲多普勒发射的是脉冲波，发射和接收超声信号是由同一块晶体完成的。脉冲多普勒血流仪每秒钟发射的超声脉冲个数称为脉冲重复频率（pulse repeat frequency，PRF）。脉冲多普勒血流仪的最大取样深度R_{max}是由脉冲重复频率决定的，两者有如下关系：$R_{max}=C/2PRF$，PRF/2称为尼奎斯特（Nyquist）频率。由于受到尼奎斯特频率的限制，脉冲多普勒不能测量高速血流的速度。连续多普勒接收到的是整个声通道上所有血流信号的总和。如果超声波透射部分存在两个或两个以上的运动目标，探头接收到的是两个或多个运动目标产生的多普勒信号的混合信号，所以，连续多普勒对检测部位没有选择能力，即没有距离分辨力。连续多普勒的脉冲重复频率等于发射频率，故尼奎斯特谱在百万赫兹以上，因此，连续多普勒可检测高速血流信号。脉冲多普勒不能测量高速血流信号但可以准确定位，而连续多普勒虽能测量高速血流的速度但不能准确定位。因此，临床检查时应根据具体的需要选择不同的多普勒技术。

二、彩色多普勒血流显像

彩色多普勒血流显像（color Doppler flow imaging，CDFI），简称彩色多普勒，是在频谱多普勒技术基础上发展起来的利用多普勒原理进行血流显像的技术。该技术于1982年由日本的Namekawa、Kasai及美国的Bommer最先研制成功。日本Aloka公司于1982年生产出第一台彩色多普勒血流显像仪，1986年开始将其应用于周围血管血流成像。由于该技术可以无创、实时地提供病变区域的血流信号信息（这是其他医学成像技术无法比拟的），该技术在出现之后就得到了快速的发展，并成为心脏疾病诊断和治疗的首选技术方法。

彩色多普勒又称为二维多普勒，它与脉冲多普勒和连续多普勒一样，利用红细胞与超声波之间的多普勒效应实现血流显像。彩色多普勒血流显像仪包括二维超声显像系统、脉冲多普勒（一维多普勒）血流分析系统、连续波多普勒血流测量系统和彩色多普勒（二维多普勒）血流显像系统。彩色多普勒血流显像仪的工作原理如下：①振荡器产生相差为$\pi/2$的两个正交信号，分别与多普勒血流信号相乘，其乘积经模/数（A/D）转换器转变成数字信号，经梳形滤波器滤波，去掉血管壁或瓣膜等产生的低频分量后，送入自相关器做自相关检测；②将自相关检测结果送入速度计算器和方差计算器求得平均速度，连同经快速傅里叶变换（FFT）处理后的血流频谱信息及二维图像信息一起存放在数字扫描转换器（DSC）中；③最后，根据血流的方向和速度大小，由彩色处理器对血流信息做伪彩色编码，送彩色显示器显示，从而完成彩色多普勒血流显像。事实上，彩色多普勒血流显像获得的回声信息来源和频谱多普勒一致，血流的分布和方向呈二维显示，不同的速度以不同的颜色加以区别。红色或黄色色谱表示血流流向探头（热色）；而以蓝色或蓝绿色色谱表示血流流离探头（冷色）。而且，彩色多普勒血流显像仪实际上有两种成像功能，一是B型超声图像显示心脏或血管的位置，二是多普勒测量血流，并将血流显像叠加到B型超声图像上。这样一来，B型超声图像和多普勒血流信息巧妙地结合在一起，既能更精确地定位心血管的位置，又能在相应的位置上提供丰富的血流动力学信息。其主要优点体现在以下几个方面：①能快速直观地显示血流的二维平面分布状态；②可显示血流的运动方向；③有利于辨别动脉和静脉；④有利于识别血管病变和非血管病变；⑤有利于了解血流的性质；⑥能方便了解血流的时相和速度；⑦能可靠地发现分流和反流；⑧能对血流束的起源、宽度、长度、面积进行定量分析。因此，彩色多普勒血流显像技术在实际应用中受到了广泛的重视和欢迎，在临床上被誉为"非创伤性血管造影"。

随着科学技术的发展，为了满足临床心脏疾病诊断和治疗不断提高的要求，20世纪90年代又发展了四种彩色多普勒技术：①多普勒能量图、能量多普勒和血管造影；②彩色多普勒能量图（CDE）；③彩色多普勒组织成像（CDTI）[又称为多普勒心肌显像（DMI）]；④能量运动成像（PMI）。CDFI、CDTI、CDE都是将多普勒频移信号的信息量加在常规的二维图上进行成像的，它显示血流或组织的运动情况。CDE虽不能表示彩色血流的方向和速度，但有很高的空间分辨率，对小血管的低速血流很敏感，目前已能显示毫米级低速的血流。

第三节　彩色多普勒血流向量成像技术

彩色多普勒超声血流成像技术是心血管疾病诊断过程常用的可视化观测方法。但是，传统的彩色多普勒超声血流成像技术只能检测到三维心血管流场在二维观测平面上声束方向的血流速度，并以彩色色调表示血流方向，以彩色亮度表示速度大小。因此，传统的彩色多普勒超声血流成像只是一种心血管流场的可视化定性观测方法。心脏疾病的有效诊断和心脏功能的精确分析通常需要对心脏流场进行可视化定量评价，因此真实的心脏流场速度矢量信息的获取、可视化描述、定量评价是心脏流体力学量化分析的必要条件。为此，相关学者在心脏流场的真实血流速度信息的提取方面进行深入的研究，并取得了一些显著的研究成果，其中最典型的就是日本学者Ohtsuki等提出的血流向量成像（vector flow mapping，VFM）技术。VFM的基本原理是以彩色多普勒血流成像技术获取的二维平面血流信息为基础，将二维平面血流的流动分解为基本流和涡流，应用流函数和流量函数原理，计算基本流和涡流在沿着声束方向和垂直声束方向的速度分量，最后进行矢量合成得到真实的血流速度方向；利用流函数和流量函数原理，绘制了心脏流场的平面流线和涡流流线；初步实现了心脏流场流体运动状态的可视化描述和基本的可视化量化评价，如图5-8所示。但是，大量的VFM临床应用实验研究和动物实验研究表明，Ohtsuki提出的VFM存在流场边界勾画易受人为因素影响，重复性有待提高，不能完全摆脱角度依赖问题。

2013年Itatani等在Ohtsuki和Garcia的基础上发展和改良了VFM技术。Garcia等利用连续性方程结合单向彩色多普勒速度和心室壁跟踪构建二维（2D）心室内速度矢量，即采用二维斑点追踪技术，结合连续方程直接测量和计算出血流垂直于超声声束方向的流速分量，再结合超声声束方向的速度分量，即可获得二维心脏超声观测平面流场中任一点的速度矢量，从而获得心脏流场的速度矢量场信息；基于该速度矢量场信息，结合流体力学基本原理，即可绘制出心脏流场的平面流线，从而直观观测心脏流场的流体运动情况，特别是涡旋运动情况，并在此基础上对心脏流体运动开展有效的定量分析与评价。改进后的VFM方法，最显著的优点是将心室壁运动对血流的影响因素纳入血流向量的计算，提高了VFM分析血流的敏感性和准确性。为了得到反映心室性能的临床有用参数，必须对涡流和流壁的相互作用进行表征和定量。例如，壁剪切应力（WSS）被认为是影响心室或血管壁的内皮细胞的退行性变化的重要因素，由湍流造成的能量损耗增加心脏工作负荷，包括WSS、涡度和能量损耗，大部分这种参数都是采用速度矢量分量的一阶空间微分来定义。

一、血流速度向量成像基本原理

彩色多普勒血流图像描述了沿声束方向血流速度。如果假设测量平面极坐标系统 (r, θ)，其中心位于扇形探头处，二维连续性方程可以应用于对称的圆锥左心室或管状大血管的顶端长轴视图，利用彩色多普勒数据作为径向速度分量 Vr（沿声束方向的血流速度）求解极连续性方程，得到方位角速度分量 V_θ（垂

直于声束方向的速度分量），重建二维速度矢量场

$$\frac{\partial V_\theta}{\partial \theta} = - r\frac{\partial V_r}{\partial r} - V_r \qquad\qquad (5\text{-}20)$$

如果边界条件在心室壁，为了获得一个稳定的空间速度差，需要足够的平滑。式（5-20）的边界条件应该是心室壁处的无滑移速度条件，这表明了心室壁运动对血流速度的影响。以追踪心室壁运动的斑点跟踪数据为边界条件，推导出心室壁运动速度的方位角速度分量，建立非滑移速度边界条件。

由于原始的彩色多普勒数据是有噪声未平滑的，且过于粗糙，无法求解微分方程（5-20），因此需要足够的数据平滑来稳定微分项。在径向3个邻域点内进行中值滤波后，采用高斯平均滤波平滑彩色多普勒数据（图5-8）。为了确定最优高斯滤波器标准差，检测标准差对心脏周期内涡量的影响。

因为连续性方程是一阶微分方程，并且斑点跟踪数据给出两个源自前室隔和后室壁的室壁边界条件，因此获得两个速度场（分别 $V_{\theta+}$ 和 $V_{\theta-}$ ）：

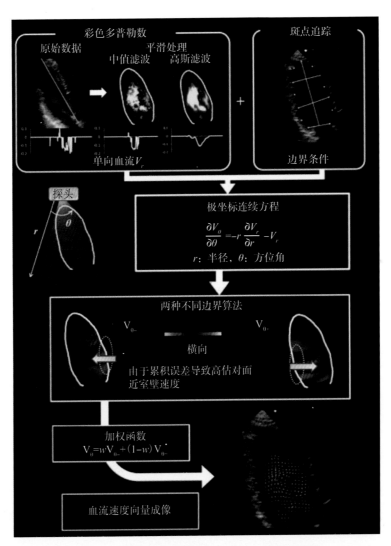

图5-8　血流向量成像技术（VFM）原理示意图

引自 Itatani K，Okada T，Uejima T，et al. 2013. Intraventricular flow velocity vector visualization based on the continuity equation and measurements of vorticity and wall shear stress. Japanese Journal of Applied Physics，52（7S）：07HF16.

$$V_{\theta+} = \int_{\theta}^{\theta^+} \left(r\frac{\partial V_r}{r} + V_r \right) \mathrm{d}\theta \qquad (5\text{-}21)$$

$$V_{\theta-} = \int_{\theta}^{\theta^+} \left(-r\frac{\partial V_r}{r} - V_r \right) \mathrm{d}\theta \qquad (5\text{-}22)$$

根据权值函数 w 将两个场混合计算 V，权值函数 w 表示从左边界开始的归一化长度。

$$V_\theta = wV_{\theta-} + (1-w)\, v_{\theta+} \qquad (5\text{-}23)$$

以重建的速度矢量为基础，计算几种血流动力学参数，用来评价心血管疾病的病理生理改变。由于极坐标到笛卡尔坐标的线性插值影响空间微分，从重构的极坐标向量计算出以下四个空间微分：$\partial V_r/\partial r$、$\partial V_\theta/\partial r$、$\partial V_r/\partial\theta$、$\partial V_\theta/\partial\theta$，然后将其转换为笛卡尔坐标系，则定义心室内涡度（V）和流动能量损耗（FEL），如下：

$$V = \mathrm{rot}\,(\boldsymbol{u}) \qquad (5\text{-}24)$$

$$FEL = \mu\sum_{rj}\int \left(\frac{\partial u_i}{\partial x_j} + \frac{\partial u_j}{\partial x_i} \right)^2 \mathrm{d}v \qquad (5\text{-}25)$$

其中，u、v 分别表示对应 x 和 y 轴方向的速度分量，单位 m/s，μ 表示血液黏度，单位 Pa·s，EL 单位 J/（m·s）。因为 VFM 网格没有边界拟合，而是固定在一个测量平面上，所以使用的是距室壁一个像素点的速度。确定了包含该点的单元，并对平行于壁面的速度矢量分量进行插值。室壁剪切应力（WSS），则可用该速度与斑点跟踪测量的室壁速度之间的第一阶微分计算（图 5-9）。

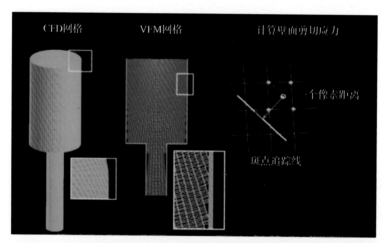

图5-9　用VFM计算壁面剪切应力的方法
（参见图5-8出处）

由于血流向量成像技术（VFM）是基于二维流动假设或二维连续性方程，通过测量短轴平面的基部、中部和顶部三个层次的彩色多普勒数据来评价贯穿面流动。由于不是过平面流动本身，而是其空间微分干扰了二维连续性方程的假设，计算了长轴平面和短轴平面彩色多普勒数据在径向的空间微分，来估计三维连续性方程的过平面分量：

$$\frac{\partial V_\theta}{\partial\theta} + r\frac{\partial V_r}{\partial r} + V_r + \frac{\partial V_z}{\partial z} = 0 \qquad (5\text{-}26)$$

这里 V_θ、V_r、V_z 描述圆柱坐标下的三维速度矢量分量。如果通过平面项 $\partial V_z/\partial z$ 可以认为比平面内项足够小，则可将二维流近似应用于测量平面

$$\frac{\partial V_\theta}{\partial \theta} + r\frac{\partial V_r}{\partial r} + V_r = 0 \qquad (5\text{-}27)$$

为了验证 VFM 算法的有效性，Itatani 采用了计算流体动力学（CFD）管道流动模型。但是值得注意的是，在人体测量中，彩色多普勒噪声是不可避免的，垂直或方位条纹往往由于未知的原因而出现。由于彩色多普勒数据结构，其中声波波束线间距约为 1mm，每行采样间距约为 0.38mm，与线密度和彩色多普勒步长相比，在 256 级彩色数据步长的情况下，径向方向上的平滑对于径向上每一个密集采样点都是非常重要的。高斯平滑有可能低估原始彩色流动数据，但用数字模型进行验证没有随机误差发生的情况下，垂直分量和水平分量的速度大小在 8 像素标准差（SD）内具有很好的一致性。此外，如果需要计算流体的动力学参数，平滑不足会导致局部高估一阶空间差分。

从 VFM 的基本原理可以看出，二维平面血流假设是超声心动图矢量构建最重要的局限性之一。用实验设备或其他流量测量方法进行验证，值得进一步研究。三维 PIV 的体内试验不仅可以对平面内二维矢量分量进行评价，而且可以对圆锥收缩腔内的过平面流动进行估计。相位对比磁共振成像（MRI）或 MRI 相位速度图是最广为人知的心血管系统血流的体内测量方式，用 MRI 进行体内验证可以明确血流向量成像技术的可行性。采用具有边界室壁运动的 CFD 模型是另一种验证方法，尽管其计算成本稍高，在具有大网格变形的流 - 结构相互作用中无法获得足够的收敛性。然而，在 MRI 测量中，扰动血流被认为会增加测量误差，坐标和原点的定义会限制超声心动图测量。

未来的研究包括从矢量中建立诊断指标或揭示心血管疾病的病理生理机制等临床应用，以及利用几种验证模式估计二维血流假设。

二、基于速度矢量分析的平面流线绘制方法

根据流线的定义，一个矢量场的流线具有如下性质，即在任意一点流线的方向与该点的矢量方向一致。目前，流线的构造方法主要有两类：一类是数值积分法，另一类是流函数构造法。数值积分法主要是利用流场中的速度矢量进行数值积分运算跟踪构造流线，主要缺点是计算耗时；流函数构造法较为理想，但是流线本质上是流函数的等值线，因此对于具有回流的流场会遇到等值线抽取算法中连线"二义线"的问题。对心脏超声多普勒血流图像而言，它实质上是三维流场的一个二维观测平面，要直接计算出准确的平面流函数数值相当困难，因此，采用数值积分法进行流线构造是一个不错的选择。数值积分法的计算耗时问题，对于计算机技术高速发展的今天而言已不再是一个无法克服的问题；另外，对心脏流场的二维观测平面而言，用于数值积分的速度矢量信息通过血流速度矢量成像方法可以得到。因此，采用数值积分法进行流线构造也是切实可行的。

（一）数值积分法流线构造原理

由于彩色多普勒血流图像是三维心脏流场的二维观测平面，下面以二维平面流线为例介绍数值积分法流线构造原理。从本章前的内容可以看出，根据多普勒血流速度信息可以得到沿着声速方向的血流速度和垂直声速方向的血流速度，即得到速度矢量场。假设有一个二维定常流动，速度矢量场已知，其空间坐标为 x、y，而相应速度矢量分量为 u、v，则描述流线的方程为

$$\frac{\mathrm{d}x}{u} = \frac{\mathrm{d}y}{v} \qquad (5\text{-}28)$$

由此式可以推出数值积分法构造流线的基本原理。设速度场 V 中有一点 P，如图 5-10 所示。P 点的位置矢量 $\vec{r}$ 是时间变量 t 的函数。流线在 P 点的切向矢量为 $\mathrm{d}\vec{r}/\mathrm{d}t$，这样一来式（5-28）可以写为

$$\frac{\mathrm{d}\vec{r}}{\mathrm{d}t} = \vec{v}\,(\vec{r}\,(t)) \qquad (5\text{-}29)$$

对式（5-29）进行积分运算，则有

$$\vec{r}\,(t) = \vec{r}\,(0) + \int_0^t \vec{v}(\vec{r}\,(t))\,\mathrm{d}t \qquad (5\text{-}30)$$

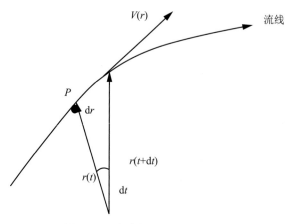

图5-10 流线与速度矢量关系图

在式（5-30）的基础上，流线可从一个初始的起点通过一系列小的时间步长"生长"而成，如图5-10所示。流线的具体生成方法与速度插值的形式、数值积分的方法，调整积分步长的策略以及网格影射方式的选择有关。对于微分方程此处采用龙格库塔法（Runge-Kutta）进行求解。在速度矢量场已知的流场中，对于给定的某点x，通过式（5-31）~（5-34）计算得到的下一个点为x'，其中h为步长：

$$k_1 = hV(x) \tag{5-31}$$

$$k_2 = hV\left(x + \frac{1}{2}k_1\right) \tag{5-32}$$

$$k_3 = hV\left(x + \frac{1}{2}k_2\right) \tag{5-33}$$

$$k_4 = hV\left(x + \frac{1}{2}k_3\right) \tag{5-34}$$

$$x' = x + \frac{k_1}{6} + \frac{k_2}{6} + \frac{k_3}{6} + \frac{k_4}{6} = \mathrm{o}\left(h^2\right) \tag{5-35}$$

由此进行跟踪计算，即可生成平面流线。

（二）种子点的选取

数值积分法构造流线的可视化效果在很大程度上依赖于数值积分起始点位置的选择，即种子点的选择。如果手工指定种子点则需要对流场的速度向量有一定的先验知识，对于复杂的心脏流场而言，这显然是不太现实的。但是，如果随机选择种子点，则可能会遗漏一些重要特征。例如，在心脏流场中涡运动状态的可视化观察和量化评价备受关注，如果流线可视化的种子点选择不当则会出现一些小尺度的涡运动不能正确可视化描述和评价。因此，选择合适的种子点在流线的可视化过程中起着至关重要的作用。

关于种子点的选择最常用的方法是基于临界点理论确定种子点。根据临界点理论，对于二维矢量场可以得到以下几种临界点（图5-11）。其中，R1、R2为由临界点处的雅克比矩阵计算得出的特征值的实部，

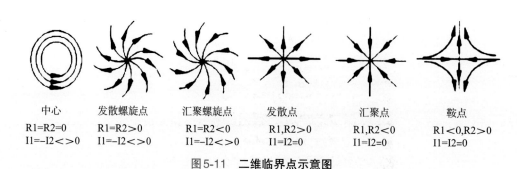

图5-11 二维临界点示意图

I1、I2为虚部。对于临界点区域，针对不同的临界点，种子点的布局分别如图5-12所示。

对于中心点（center）和螺旋点（focus），可以沿着从临界点出发的直线布置种子点，如图5-12a所示；对于发散点（repelling-node）和会聚点（attracting-node），沿围绕临界点圆周的边界布置种子点，如图5-12b所示；对于鞍点（saddle），沿主要特征向量的平分线方向布置种子点，如图5-12c所示（图中实线与虚线的交点示意种子点的布置位置）。单个临界点可以很容易地布置种子点，但一般情况下，多种临界点可能同时出现在一个流场中，并相互影响。考虑到心脏超声血流图像模式下流场的特点，可以采用多普勒信息与区域矢量大小相对应的密度控制相结合的方法来实现种子点的布局。关于彩色多普勒信息在种子点位置选择方面的应用，主要在彩色多普勒血流图像中红色区域与蓝色区域交界位置以及心室壁周围布局种子点，以便于流线对涡流区域及边界区域流动状态的有效可视化描述。

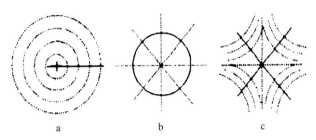

图5-12 种子点布局示意图

第四节 基于灰阶超声图像的心脏流体分析方法

一、灰阶超声图像流体研究基本过程

彩色多普勒血流成像即VFM方法可以获取血流的运动信息并进行心脏流体分析，但是VFM算法自身的角度依赖性问题和彩色超声难以得到高帧频图像序列问题都限制了从图像中获取更加准确的运动信息，然而，从现有超声仪中采集高帧频灰阶超声图像序列是可行的，为高精度的时域中分析心脏流体提供足够的图像。一些现有超声仪中适当调节参数，可以采集到具有血流影像的灰阶图像序列，如果辅以造影剂，血流影像会更加清晰，采集图像序列后通常经过以下几个阶段进行图像处理和分析。

（一）超声图像去噪

心脏超声图像去噪主要目的是准确计算梯度信息、获取可靠的血流运动矢量，为后续流体特征计算和力学分析提供准确数据。超声图像去噪方法比较多。基于高斯、Sobel等算子进行空间卷积是常用、简单、直观的方法，该方法不能对某些频率范围的图像进行单独处理，对此，研究者们结合博里叶变换、小波变换方法进行图像去噪处理。高斯算子是各向同性扩散，导致边界细节信息丢失，对此，基于偏微分的方法及其改进的CED、EED等模型应用于超声图像去噪，该类算法在边界方向和梯度方向扩散速度不一样，这种各向异性扩散特征达到了在边界方向进行平滑、梯度方向增强的效果。

（二）运动估计

近十年来应用于超声图像的运动矢量估计算法主要有粒子成像速度测量（particle image velocity，PIV）、斑点跟踪（或块匹配算法）、光流法（optical flow）、蚁群优化算法等。当前PIV方法主要应用于离体人工心脏或造影剂采集的灰阶超声图像，该方法运用了图像块之间的相关性特性，与斑点跟踪和块匹配算法具有一定的相似性，在算法本质上可划分为同一类方法；蚁群优化算法主要应用于优化块匹配算法中的运动矢量估计；光流法是通过检测图像像素点的灰度强度（intensity）随时间变化的情况推导出运动矢量（包括大小和方向）。

（三）流体特征量计算可视化和心功能分析

这一阶段主要是根据上一阶段运动估计的矢量场结果实现流体各种特征量的计算及可视化（或组合特征量可视化），并进行心脏流体力学评价。常见的心脏整体流体运动态势可视化方法有矢量场法、流线法、线积分卷积法（linear integral convolution，LIC）等，为了达到更佳的可视化效果，每种方法均应根据矢量模的大小用不同深度的颜色进行流体可视化。在流体特征方面，为了深入地刻画流体的能量分布和转换情况，需要计算漩涡、旋度、散度等流体特征量，以及特征量的组合量来描述流体能量信息。最后将正常人与病患的流体态势和流体特征量进行统计比较分析，实现对心脏功能正常或者异常的定性和定量评价。

二、医学超声图像去噪方法

医学超声图像降噪问题一直是国内外超声成像技术的重要课题之一。其成像机制是根据接收散射回波信号间接成像的方式获得图像，相干波叠加会导致产生斑点噪声并严重降低图像质量，图像清晰度不高是超声成像的主要缺点，影响主观的图像理解和客观的特征计算，也使对图像细节的识别与分析变得更加困难，束缚了超声图像在临床诊断中的进一步应用。因此，超声图像降噪一般要求抑制散斑噪声，同时要保留对后期分析和诊断有用的图像细节信息。超声图像降噪的主要难点在于：①散斑噪声可以大致作为一种乘性噪声；②噪声的随机性质比较复杂；③噪声易与图像细节相混，而图像细节又复杂多样。超声图像去噪的基本任务是在抑制斑点噪声的同时保留图像真实信息及图像细节信息。随着人们对其研究的深入和扩展，去噪算法种类繁多，但是可以粗略地分为空间域的运算、频域的运算及空域-频域结合的运算。

（一）空间滤波算子去噪方法

该方法是早期图像处理的主要方法，在此不再从卷积、导数角度推演过程，而直接介绍计算方法。基本思路是应用n行n列的多个权重值去重新计算每个像素的值，新的像素值构成的新图像即为处理后的图像。n通常为3、5、7这样的数，信号处理领域称其为滤波器，数字图像处理领域称为算子，图5-13a是一个n为3的且其值分别为a、b、c、d、e、f、g、h、i的算子。图5-13b直观表示计算$X=2$和$Y=2$位置像素值，其中算子a、b、c、d、e、f、g、h、i分别为1、2、1、2、4、2、1、2、1，计算表达式如式（5-36）所示，然后据此依次计算其他位置的像素值，所有新的像素值构成处理后的图像。

$$l'_{x,y} = (a \cdot l_{x-1,y-1} + b \cdot l_{x,y-1} + c \cdot l_{x+1,y-1} + d \cdot l_{x-1,y} + e \cdot l_{x,y} + f \cdot l_{x+1,y} +$$
$$g \cdot l_{x-1,y+1} + h \cdot l_{x,y+1} + i \cdot l_{x+1,y+1}) \div 16 \tag{5-36}$$

其中$l'_{x,y}$为处理后的图像(x, y)处像素值，该式表达的是将算子覆盖于图像表面，然后对应位置像素值相乘，并把各个乘积之和作为计算结果。

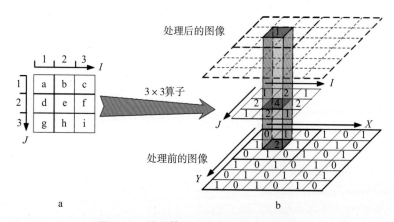

图5-13　使用算子计算处理图像示意图

如果修改计算$l'_{x,y}$的式（5-36）为$l'_{x,y}=\max(l_{x-1,y-1}, l_{x,y-1}, l_{x+1,y-1}, l_{x-1,y}, l_{x,y}, l_{x+1,y}, l_{x-1,y+1}, l_{x,y+1}, l_{x+1,y+1})$即取算子覆盖区域中最大值为新的像素值，即为极大值法滤波法。相反，取极小值为新

的计算的像素值，即为极小值滤波法。

（二）基于偏微分方程的扩散模型去噪方法

通过偏微分方法实现各向异性扩散去噪是医学超声图像去噪常用的方法，该算法根据特定的图像处理任务，分析和设计偏微分方程的扩散项和扩散方向。

20世纪90年代Perona和Malikti提出各向异性扩散模型 $\begin{cases} I_t = \mathrm{div}\left[g\left(|\nabla I|\right)\nabla I\right] \\ I_{(t=0)} = I_0 \end{cases}$，也称为PM模型，其中$g(\bullet)$为梯度的减函数，作用是保持边界细节的同时平滑同质区域。

PM模型离散形式为

$$I_s^{(t+1)} = I_s^{(t)} + \Delta t \sum_{p \in \eta_s} g(\nabla I_{s,p}) \nabla I_{s,p} \tag{5-37}$$

其中，η_s为中心像素s的领域，$g(\cdot)$是自变量为梯度的非增函数，式（5-38）是$g(\cdot)$的一种典型离散表达式。

$$g\left(\left|\nabla_d I_{i,j}^{(t)}\right|\right) = \exp\left(-\left[\frac{\left|\nabla_d I_{i,j}^{(t)}\right|}{k}\right]^2\right) \tag{5-38}$$

其中，d为像素(i,j)的邻域方向，k是控制特征尺度的参数。在算法实现过程中，各向异性PDE算法迭代终止条件的确定也是影响算法最终结果的重要因素，针对不同领域的图像，终止条件应该不一样。对于心脏超声图像而言，一方面，如果迭代次数太多，会导致血流细节的消逝，如图5-14中图a是原始超声图像，图b和图c分别是用各向异性PDE算法迭代80次和200次的结果，显然图c在细节方面丢失较为严重。另一方面，一些颜色较深的斑点将在一个较长时间的序列图像中一直存在，事实上，这类斑点有助于光流法正确估计运动矢量，但如果迭代次数太多，会导致这些斑点的严重弱化或消逝。因此，混合模型的迭代次数选取是一个重要环节。

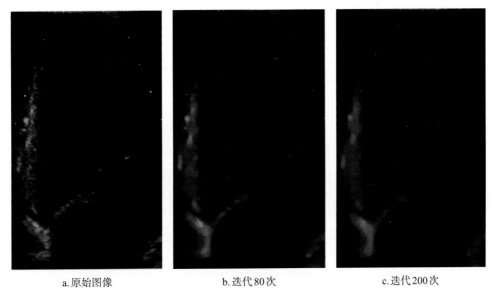

a.原始图像　　　　　　b.迭代80次　　　　　　c.迭代200次

图5-14 PDE算法迭代次数与结果

为了准确计算局部边界方向以保证沿正确方向扩散，有学者采用结构张量（structure tensor）计算边界方向和梯度方向，结构张量表达式为

$$J_\rho = \begin{pmatrix} K_\rho * I_x^2 & K_\rho * (I_x I_y) \\ K_\rho * (I_x I_y) & K_\rho * I_y^2 \end{pmatrix} = \begin{pmatrix} j_{11} & j_{12} \\ j_{12} & j_{22} \end{pmatrix} \tag{5-39}$$

其中，*表示卷积运算，K_ρ为高斯卷积核。I_x和I_y分别为水平和竖直方向的差分。通过特征分解可得到

表示边界方向、梯度方向的特征值和特征向量。

（三）基于频域的方法

基于频率的方法主要有两类，基于傅里叶变换的方法和基于小波变换的方法。由于小波变换具有良好的空间域和频域局部化特性，在实际应用中大多使用小波变换来进行超声图像的去噪和增强处理。

法国地球物理学家J.Morlet于1984年提出了小波变换（wavelet transform）的概念，其重要基础是19世纪提出的傅里叶变换，之后理论物理学家A.Grossman采用了平移和伸缩不变性，从而建立了小波变换理论体系。2002年Do和Vetterli在Curvelet变换基础上结合方向滤波提出的二维图像稀疏表达方法的Contourlet变换，也都是小波变换发展而来的方法。小波分析主要分为四个阶段：信号分解、确定最优小波包基、小波分解系数的阈值处理和信号重构，可粗略地理解为三部分工作，分别为小波分解、阈值去噪和小波重构，如图5-15所示。

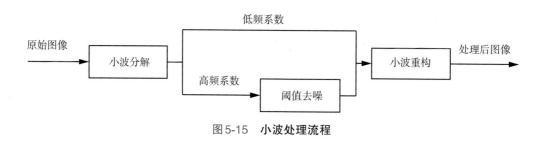

图5-15　小波处理流程

三、光流法估计运动矢量场

（一）光流法简介

光流法的研究是利用图像序列中像素强度数据的时域变化和相关性来确定各自像素位置的"运动"，即研究图像灰度在时间上的变化与景象中物体结构及其运动的关系。一般情况下，光流由相机运动、场景中目标运动或两者的共同运动产生的相对运动引起的。光流场计算方法大致可分为三类：基于匹配的方法、基于频域的方法和基于梯度的方法。

1.基于匹配的方法　包括基于特征和基于区域两种。基于特征的方法不断地对目标主要特征进行定位和跟踪，对大目标的运动和亮度变化具有鲁棒性。存在的问题是光流通常很稀疏，而且特征提取和精确匹配也十分困难。基于区域的方法首先对类似的区域进行定位，然后通过相似区域的位移计算光流。这种方法在视频编码中得到了广泛的应用。然而，它计算的光流仍不稠密。

2.基于频域的方法　也称为基于能量的方法，利用速度可调的滤波组输出频率或相位信息。虽然能获得高精度的初始光流估计，但往往涉及复杂的计算。另外，进行可靠性评价也十分困难。

3.基于梯度的方法　利用图像序列亮度的时空微分计算2D速度场（光流）。由于计算简单和具有较好的效果，基于梯度的方法得到了广泛的研究。虽然很多基于梯度的光流估计方法取得了较好的光流估计，但由于在计算光流时涉及可调参数的人工选取、可靠性评价因子的选择困难，以及预处理对光流计算结果的影响，少量帧中噪声的存在以及图像采集过程中形成的频谱混叠都将严重影响该方法结果的精度。

（二）基于梯度的光流算法

最初Horn和Schunck将二维速度场与二维灰度相关联，在"足够小的时间内像素亮度不变"的假定下给出了光流计算模型：

$$I(x,x,t) = I(x+dx,\ y+dy,\ t+dt) \tag{5-40}$$

将式（5-40）右边表达式展开为一阶泰勒展式，可得光流方程表达式：

$$\nabla I \cdot u + I_t = 0 \tag{5-41}$$

其中，u为待计算的运动矢量。然而，由亮度不变特性得到的光流方程（5-40）或（5-41）是不能求解唯一值的病态方程。必须添加正则项（约束条件）E以求解运动矢量u，在此，使用表达式（5-42）为约束项：

$$E = \iint \psi\left(\left|\nabla u_x\right|^2\right) + \psi\left(\left|\nabla u_y\right|^2\right) dxdy \tag{5-42}$$

其中，$\psi(a) = \sqrt{a^2 + \varepsilon^2}$

通过最小化能量函数可计算运动矢量u：

$$o = \int \psi\left[\left|I(x,t) - I(x+u, t+\partial t)\right|^2 + \lambda E\right] \tag{5-43}$$

采用梯度下降法解最小化能量函数计算运动矢量u。

图5-16是利用光流法对临床采集的灰阶超声图像运动估计后绘制的流线图，其中蓝色的线条为计算的流线。

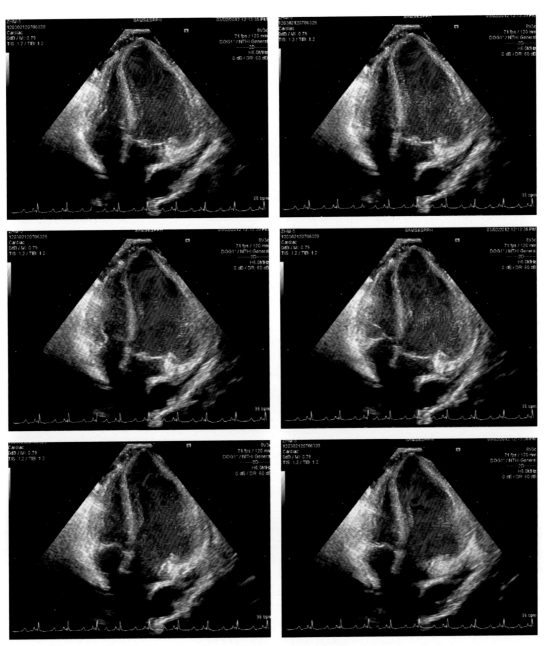

图5-16　相邻6帧的计算结果

第五节　基于计算力学的超声图像左心室流场可视化方法

一、超声图像运动估计概述

超声成像凭借其非侵害、低成本、诊断便利及实时显示器官和组织运动的优点，目前仍然被用作心脏疾病诊断和心脏功能评价的主要依据。心脏超声动态序列图像能够为临床医生的诊断提供丰富的信息。目标物体的识别和运动跟踪是计算机视觉领域的热点研究问题，将其应用到心脏动态图像的研究能为心脏病的分析判断提供重要信息。目前，心脏超声图像分析技术主要的研究目标为心脏内外膜、心室壁、瓣膜轮廓的运动跟踪，左心室体积的测量，室壁增厚率计算，左心室流场变化分析等。其中，超声序列图像的运动估计技术应用于心脏流场分析能够提供心脏血流流场的变化特征，为心脏疾病的早期诊断提供重要线索。

目前，超声图像运动的矢量估计方法主要有两大类：光流法和块匹配算法。光流法：在空间中运动可以用运动场加以描述，其投影到一个图像平面上就表现为序列图像中不同图像灰度的分布所发生的变化。将图像上每一个点赋予一个能够反映相应运动的运动矢量，这些运动矢量就构成了光流场。光流可以被看作是带有灰度的像素点在图像平面运动所产生的瞬时速度场，其包含了目标运动的信息。块匹配算法：将图像看作是由一个个块组成，且认为各个块中所有像素的光流是一样的。在下一帧中的一定范围按照一定的匹配准则进行搜索，寻找当前帧中某个块的最相近的对应块，前后两个对应块的位移向量就作为该块的运动向量。

二、布谷鸟搜索策略

布谷鸟搜索策略（cuckoo search）是 Xin She Yang 2009 年受布谷鸟孵育寄生现象启发而提出的一种新型启发式算法，该算法同时结合了鸟类的莱维飞行行为，模拟布谷鸟产卵的活动。为了模拟布谷鸟的产卵行为，设定了三条规律：①每一只布谷鸟每次只能产一个卵，并且随机选取一个鸟巢来孵化它。②具有最好的卵的鸟巢将会被保存到下一代。③设定鸟巢的数目是固定的，原巢主发现布谷鸟卵的概率为 p_a。

莱维飞行是一种典型的随机游走机制，它表示一类非高斯随机过程，并且与莱维稳定分布有关。莱维稳定分布的概念密度函数 $p_{\alpha,\beta}(x)$ 没有统一形式，在特殊情况下，$p_{\alpha,\beta}(x)$ 可以用以下莱维分布函数来表示，当 $\alpha = \dfrac{1}{2}$，$\beta = 1$ 时：

$$p_{\frac{1}{2},1}(x) = \begin{cases} \dfrac{1}{\sqrt{2\pi}} x^{-3/2} \exp\left(-\dfrac{1}{2x}\right), & x \geq 0 \\ 0, & x < 0 \end{cases} \qquad (5\text{-}44)$$

莱维飞行的运动轨迹如图 5-17 所示，从图中可以看出，由于莱维飞行二阶矩发散，其运动过程总是在较小聚焦的情况下发生很大的跳跃。

布谷鸟算法的基本思想是基于布谷鸟的巢寄生行为以及鸟类的莱维飞行行为。在算法中，利用莱维飞行更新解，一些新解在当前最优解通过莱维飞行产生，这可以加速局部搜索。但是另一部分新解的产生必须远离当前最优解以保证系统不会陷入局部最优，这样的算法具有非常强的全局搜索能力，同时，根据巢寄生行为原巢主发现布谷鸟卵的思想，对一部分解进行丢弃并进行更新。

三、基于布谷鸟优化策略的超声图像心脏流场运动矢量估计方法

（一）图像相似度匹配

图像相似度是指应用某种特定算法计算图像特征之间的相似性，根据计算的结果来判定图像之间的相似程度。图像相似度常常用于计算机视觉中的目标跟踪，通过比较目标区域块的相似度，获取目标的移动

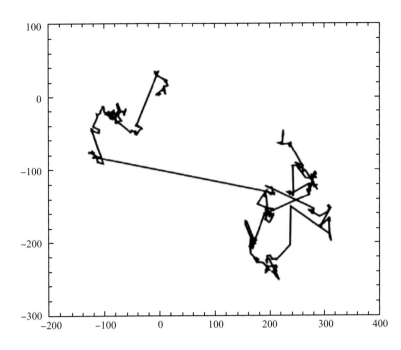

图5-17　莱维飞行的运动轨迹示意图

位置，从而实现目标跟踪。在图像相似度计算过程中，通常采用相似度系数作为图像相似度的标准，根据系数值的大小来判断图像区域块内容的相似程度。可采用图像块相似度系数来计算两幅超声图像中区域块的相似度，根据已有一幅图像中的区域模板在另一幅图像中搜索，比较图像块之间的相似程度，找到相似度最接近的一个区域模块作为目标区域。通过检测超声心脏图像中左心室内区域块位置在系列图像中的位置，找到相似度最接近的区域作为目标血流区域块的移动位置，从而估计出左心室内血流的运动方向和大小，从而实现左心室血流流场的运动矢量估计，如图5-18所示。

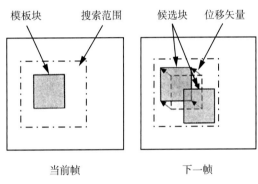

图5-18　相似度匹配示意图

　　在比较图像区域块相似度的过程中，首先需要确定区域块的形状和大小，并以此作为运动搜索块单位。由于超声心脏图像中血流流场的运动剧烈，变化速度较快，因此选取较小的区域块作为分块标准，选取值为2×2大小的区域块。其次，运动的搜索需要设定一个范围，根据估算图像中运动目标的最大运动幅度设定最大搜索范围，运动搜索的范围将会影响运动矢量估计的准确性和算法的时间复杂度。对于超声图像而言，图像帧的采集时间间隔很短，时间分辨率很高，因此采用9×9大小的区域块作为目标搜索范围。最后，计算图像区域块的互相关相似度系数，然后在运动搜索范围中选取相似度最高的图像区域块作为匹配区域。互相关相似度系数的计算公式为

$$R = \frac{\sum_{(x, y) \in A} [S(x, y) - \bar{S}][S'(x, y) - \bar{S}']}{\sqrt{\sum_{(x, y) \in A} [S(x, y) - \bar{S}]^2 \sum_{(x, y) \in A} [\bar{S}'(x, y) - \bar{S}']^2}} \tag{5-45}$$

　　其中，R为互相关系数，S为图像F1中的运动目标区域块，S'为图像F2中的搜索区域块，A为运动搜索范围，$\bar{S}$为运动目标区域块的灰度均值，$\bar{S}'$为搜索区域块的灰度均值。

（二）左心室流场运动估计算法流程

　　基于布谷鸟优化策略的超声心脏图像流场运动估计算法的流程图如图5-19所示。

　　在超声心脏动态系列图通过采用布谷鸟优化搜索策略，同时测量比较相邻两帧图像运动目标区域块和搜索区域块的互相关相似度系数，最终确定最优解作为运动目标的匹配区域块，从而得到超声图像中血流运动方向。其中某个运动目标区域块$S(x)$的搜索比较算法如下所示。

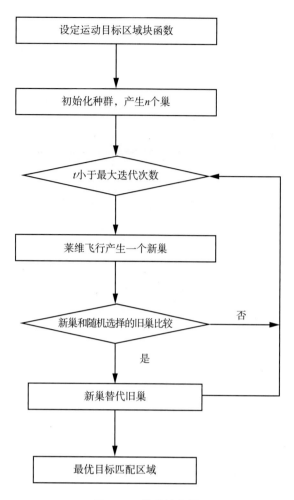

图 5-19　算法流程图

Begin

　　设定运动目标区域块函数 C（x）

　　初始化种群，产生 n 个巢 S_i^t（i＝1，2，…，n）

　　求得 S_i' 的互相关相似度系数 r_i

　　While（t＜最大迭代次数）

布谷鸟通过莱维飞行产生一个新巢，并求得互相关相似度系数 r

　　随机选择一个巢 j

　　if（r＞r_j）

　　　用新解替代 j

　　End

　　将部分劣解作为 p_d 舍弃，并建立新解

　　比较当前的互相关相似度系数，得到最优解

　　End while

　　得到最优目标匹配区域

End

（三）运动估计试验

　　在下面介绍的实验中，首先采用运动估计中的两组经典图像应用上一节介绍的方法进行验证，然后再采用超声心脏图像完成左心室血流流场的运动估计及展示。

　　第一组运动估计实验图如图 5-20 所示，图 a 为第一帧图像，图 b 为第二帧图像，两帧图像之间有一些

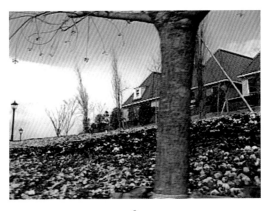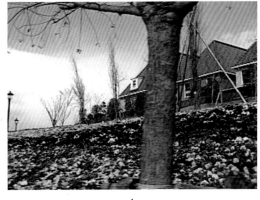

図5-20　第一组运动估计实验图

a.第一帧图像；b.第二帧图像

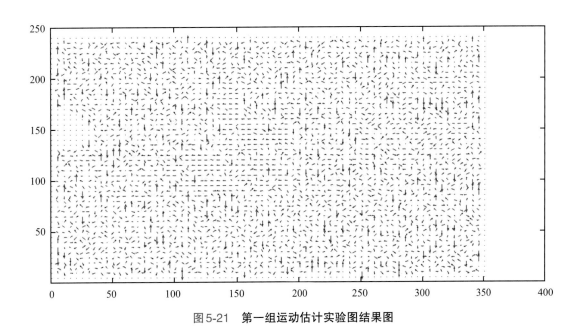

图5-21　第一组运动估计实验图结果图

向左及略微向上的位移。应用上一节介绍的方法后，得到的运动矢量估计结果图如图5-21所示。从图中可以看出，两帧图有天空、房屋、树和花丛等大量图像纹理相同的内容，因此运动方向的估计并没有完美地展示出来，但图像中大部分内容的运动方法都得到了正确的结果，尤其在X轴坐标$100\sim200$，矢量箭头统一指向左边坐标，充分展示了图像中的运动方向。

第二组运动估计实验图如图5-22所示，图a为第一帧图像，图b为第二帧图像，可以看出两帧图像之间略有一些向下的位移。应用上一节介绍的方法后，得到的运动矢量估计结果图如图5-23所示。可以看出，运动矢量估计结果图5-23基本正确地展示了图5-22中物体和场景的运动方向，得到了较好的结果。

上述两组验证试验，充分证实了利用上节介绍的方法能够正确地对相邻图像中的运动进行判断和矢量估计。在超声心脏图像试验中，采集了一段超声心动图视频，分解后任取两帧相邻图像作为流场运动估计的实验图像，如图5-24所示，其中图a和图b分别代表了两张相邻的超声心动图。图5-25为实验得到的血流流场运动估计图，蓝色箭头代表血流区域块的流动方向和大小，其中图a是整个左心室血流流场运动变化图，图b为图a在局部放大后展示的左心室流场运动变化图，从图中可以看出，虽然血流总体运动变化显得杂乱无章，但可以发现小股血流向各方向簇拥涌动的运动变化趋势。

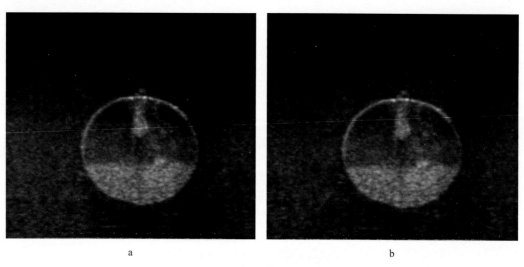

图 5-22　第二组运动估计试验图

a.第一帧图像；b.第二帧图像

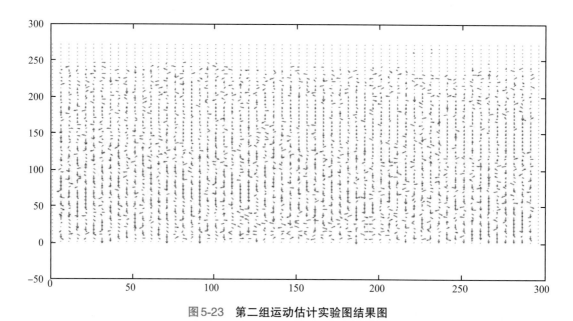

图 5-23　第二组运动估计实验图结果图

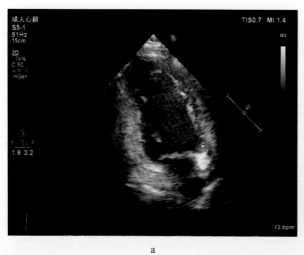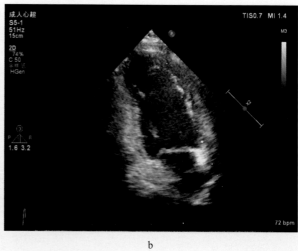

图 5-24　相邻两帧超声心动图

a.第一帧超声心动图；b.第二帧超声心动图

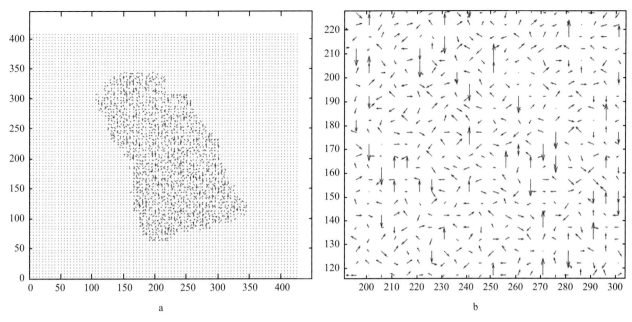

图5-25　左心室血流流场变化图

a.超声心动图相邻两帧运动矢量图；b.局部放大后的左心室流场运动变化图

（谢盛华　甘建红　阿都建华）

参 考 文 献

陈韬亦，2008. 医学超声图像去噪方法研究. 哈尔滨工业大学硕士学位论文.

胡星，杨光，2002. 流线可视化技术研究与进展. 计算机应用研究，（5）：8-11.

黄继达，2014. 布谷鸟算法的改进及其应用研究. 武汉：华中科技大学.

姜宗来，樊瑜波，2010. 生物力学：从基础到前沿. 北京：科学出版社.

阮秋琦，仵冀颖，2012. 数字图像处理中的偏微分方程方法. 信号处理，28（3）：301-314.

谢盛华，尹立雪，陆景，2010. 一种基于彩色多普勒图像信息的心血管流场速度矢量场可视化方法. Proceedings of the 8th World Congress on Intelligent Control and Automation（WCICA 2010）：3002-3007.

谢盛华，尹立雪，2010. 心血管系统流体动力学可视化定量评价技术研究进展. 中华医学超声杂志（电子版），7（2）：36-39.

徐明才，陶进绪，连娟，等，2009. 基于快速匹配算法的颈动脉超声图像的运动分析. 生物医学工程研究，28（3）：175-179.

颜廷华，冯冲，2008. 基于流线的流场可视化研究与实现. 信息技术与信息化，（3）：51-53.

尹立雪，2007. 现代超声心脏电生理学. 北京：人民军医出版社.

尹立雪，2009. 心腔内血液流场及流体力学状态的可视化观察及量化评价. 中华医学超声杂志（电子版），6（3）：3-5.

尹立雪，李文华，陆景，等，2010. 单点双极选择性心脏起搏犬左心室腔内流场状态的超声观察. 中华医学超声杂志（电子版），7（2）：3-7.

张耀楠，杨乐，康雁，2012. 蚁群优化在超声图像运动矢量估计中的应用. 东北大学学报（自然科学版），33（3）：327-331.

庄礼贤，尹协远，马晖扬，1991. 流体力学. 合肥：中国科学技术大学出版社.

Antiga L，Piccinelli M，Botti L，et al，2008. An image-based modeling framework for patient-specific computational hemodynamics，Med Biol Eng Comput，46（11）：1097-1112.

Baccani B，Domenichini F，Pedrizzetti G，et al，2002. Fluid dynamics of the left ventricular filling in dilated cardiomyopathy. J Biomech，35（5）：665-671.

Baccani B，Domenichini F，Pedrizzetti G，2003. Model and influence of mitral valve opening during the left ventricular filling. J Biomech，36（3）：355-361.

Balducci A，Grigioni M，Querzoli G，et al，2004. Investigation of the flow field downstream of an artificial heart valve by means of PIV and PTV. Exp Fluids, 36（1）: 204-213.

Burlina P, Hoffmann B, Abraham T, 2011. Computing left ventricular hemodynamics from echographic optical flow of CEUS microspheres. 2011 IEEE/NIH Life Science Systems and Applications Workshop（LiSSA）: 67-72.

Garcia D, Del Alamo JC, Tanne D, et al, 2010. Two-Dimensional intraventricular flow mapping by digital processing conventional color-doppler echocardiography images. IEEE Trans Med Imaging, 29（10）: 1701-1713.

Grigioni M, Daniele C, D′Avenio G, et al, 2000. Hemodynamic performance of small-sized bileaflet valves: pressure drop and Laser Doppler anemometry study comparison of three prostheses. Artif Organs, 24（12）: 959-965.

Itatani K, Okada T, Uejima T, et al, 2013. Intraventricular flow velocity vector visualization based on the continuity equation and measurements of vorticity and wall shear stress. Japanese Journal of Applied Physics, 52（7S）: 07HF16.

Kim WY, Walker PG, Pedersen EM, et al, 1995. Left ventricular blood flow patterns in normal subjects: A quantitative analysis by three-dimensional magnetic resonance velocity mapping. J Am Coll Cardiol, 26（1）: 224-238.

Kini V, Bachmann C, Fontaine A, et al, 2000. Integrating particle image velocimetry and Laser Doppler velocimetry measurements of the regurgitant flow field past mechanical heart valves. Artif Organs, 25（2）: 136-145.

Lamb H, 1990. 理论流体力学. 北京: 科学出版社.

Leitman M, Lysyansky P, Sidenko S, et al, 2004. Two-dimensional strain—a novel software for real-time quantitative echocardiographic assessment of myocardial function. J Am Soc Echocardiogr, 17（10）: 1021-1029.

Lima JA, Desai MY, 2004. Cardiovascular magnetic resonance imaging: current and emerging applications. J Am Coll Cardiol, 44（6）: 1164-1171.

Liu JS, Lu PC, Chu SH, 2000. Turbulence characteristics downstream of bileaflet aortic valve prostheses. J Biomech Eng, 122（2）: 118-124.

Manning KB, Kini V, Fontaine AA, et al, 2003. Regurgitant flow field characteristics of the St. Jude bileaflet mechanical heart valve under physiologic pulsatile flow using particle image velocimetry. Artif Organs, 27（9）: 840-846.

Ohtsuki S, Tanaka M, 2006. The flow velocity distribution from the Doppler information on a plane in three-dimensional flow. J Visualization, 9（1）: 69-82.

Ohtsuki S, Tanaka M. Planar flow display method: U S US6211888B1.

Pavlyukevich I, 2007. Levy flights, non-local search and simulated annealing. Mathematics, 226（2）: 1830-1844.

Pierrakos O, Vlachos PP, Telionis DP, 2004. Time-resolved DPIV analysis of vortex dynamics in a left ventricular model through bileaflet mechanical and porcine heart valve prostheses J Biomech Eng, 126（6）: 714-726.

Saber NR, Gosman AD, Wood NB, et al, 2001. Computational flow modeling of the left ventricle based on in vivo MRI data: initial experience. Ann Biomed Eng, 29（4）: 275-283.

Saber NR, Wood NB, Gosman AD, et al, 2003. Progress towards patient-specific computational flow modeling of the left heart via combination of magnetic resonance imaging with computational fluid dynamics. Ann Biomed Eng, 31（1）: 42-52.

Screnkel T, Mazve M, Reik M, et al, 2009, MRI-based CFD analysis of flow in a human left ventricle: methodology and application to a healthy heart. Ann Biomed Eng, 37（3）: 503-515.

Sengupta PP, Khandheria BK, Korinek J, et al, 2007. Left ventricular isovolumic flow sequence during sinus and paced rhythms: new insights from use of high-resolution Doppler and ultrasonic digital particle imaging velocimetry. J Am Coll Cardiol, 49（8）: 899-908.

Serri K, Reant P, Lafitte M, et al, 2006. Global and regional myocardial function quantification by two-dimensional strain application in hypertrophic cardiomyopathy. J Am Coll cardiol, 47（6）: 1175-1181.

Shi Y, Yeo TJ, Zhao Y, et al, 2006. Particle Image Velocimetry Study of Pulsatile flow in bi-leaflet mechanical heart valves with image compensation method, J Biol Phys, 32（6）: 531-551.

Yang XS, Deb S, 2010. Cuckoo search via levy flights. Mathematics: 210-214.

第6章
心脏流体力学动物基础实验与分析

第一节　犬急性心肌缺血左心室舒张期心室内对流的显示与量化

心脏病学是一门与流体密切相关的科学。紊流既是疾病的结果，也是疾病的原因，因此血流与心血管疾病的关系至关重要。定性及定量评价心腔内流场，特别是左心室内流场备受关注。对流是流体各部分的相对运动，分为自然对流和强制对流。研究发现，心肌缺血致左心室功能障碍时舒张早期左心室内对流增强。尽管心室内对流已经被报道10余年，但能对其可视化、量化的技术并不多。基于彩色多普勒超声的血流速度向量图是利用彩色多普勒血流速度信息对心血管系统流体动力学状态进行计算分析，并用图形图像处理技术对流场进行可视化描述的一种新型流体力学定量分析技术。血流速度向量图描述涡流的算法基于假设：进入与流出二维流平面的净流动为零，且流出与流入涡流的流量相同。上述假定有利于VFM对二维流平面内对流的观察和定量评价。

时相分割：置一取样线于二尖瓣口获得左心室流入道流量变化时间曲线以确定左心室舒张早期的5个时间点，即快速充盈期开始（T1）、快速充盈中期（T2）、快速充盈末期（T3）、减慢充盈中期（T4）、减慢充盈末期（T5）。放置3条相互平行、间距相等，且垂直于左心室腔中心长轴的取样线于左心室基底、乳头肌和心尖水平。开启跨线流量剖面显示以定量不同部位的跨线对流，开启涡流显示以定量心尖三腔观的整个左心室室内对流。基础状态：在T1和T2时刻，比格犬左心室内无明显对流；在T3时刻，二尖瓣前叶瓣尖可见轻微对流；在T4和T5时刻，二尖瓣前叶及后叶瓣尖均可见轻微对流；对流局限在左心室基底部。急性心肌缺血状态：在T1时刻，二尖瓣前叶瓣尖出现对流；T2～T5时刻，左心室腔内出现明显对流，对流提前出现，且范围波及整个左心室腔，对流强度较基础状态明显增强。

强制对流是左心室涡流形成的基本机制之一。换言之，左心室涡流是左心室内对流的表现形式。通过定量分析心室涡流，心脏功能可以被更加精确地评价，但是应用传统影像技术很难准确确定涡流的边界。在舒张早期快速充盈阶段，左心室主动舒张扩大形成心室内负压梯度，抽吸血液流向左心室心尖部，没有明显的二次流动。此后，因为惯性和压力波的折返，导致左心室入流出现减速和折返。应用磁共振成像，研究人员发现在舒张早期的减慢充盈阶段，健康人左心室内有涡流形成。正如风吹过墙头，风会转向墙的背风侧，这是流体的文丘里效应的表现形式之一。陆景等发现健康比格犬的左心室内对流局限于左心室基底部，与这一流体运动效应有关。犬左心室中部与心尖部在舒张早期的压力梯度约5mmHg，心尖部压力最低。急性心肌缺血导致左心室内压力场改变，左心室壁各部分的舒张特性的改变势必导致舒张期左心室内压力梯度的改变。同时，心肌缺血导致的左心室壁运动减弱或消失会增强舒张期左心室入流的水锤效应。随着心室舒张期的进展，心室对流减速负荷增加，当左心室扩大时对流减速负荷增大，涡流增大、对流增强。左心室内涡流可能的生理作用为减小舒张期入流的压力能、储存能量，但这些能量并不能在收缩期辅助射血，而是增加左心室内的能量耗散。左心室内流场对边界条件变化极为敏感，如二尖瓣环形态大小、二尖瓣叶启闭功能、腱索和乳头肌的位置、心室腔形态大小、心室壁整体节段和同步性功能。因此，舒张早期左心室室内对流可能是评价左心室功能的敏感新参数，但该参数与心脏功能的准确关系尚需要进一步研究。

第二节　犬急性心肌缺血时舒张期左心室流体能量损耗

血流行为模式与心血管系统的形态和功能紧密相连,舒张期血流由心房进入心室,期间流体状态将经历调制和重新组织的动态变化过程,其主要表现形式为舒张期不同时相流体内部涡旋运动的产生和消弭以及流体方向和速度的变化。既往研究揭示,正常的涡旋运动不仅可以避免血流的碰撞,转换血流的方向朝向左心室流出道,增强心房和心室功能的交换,更重要的是储存动能,避免过多的流体能量损耗。左心室舒张期血流充盈过程形成的涡旋不仅帮助血流转向左心室流出道,而且实现了能量从舒张期到收缩期的转运,并为收缩射血尽可能地减少了能量损耗。

急性心肌缺血时较高的血流速度、紊乱不稳定的血流运动方向与结构和功能异常的室壁、瓣膜组织的高剪切互动,将导致不恰当的流体角度方向和路径以及流体形态,这些必将产生额外不恰当的流体涡旋运动,其发生的时相、位置、数量、大小、形态的异常最终将会导致各个环节的能量损耗。由此可见,舒张期血流充盈左心室的过程中,血流的流体力学状态对于心脏整体功能的影响具有重要的作用。心室的舒张过程是自发主动的并且消耗能量,急性心肌缺血的患者,由于心肌组织的氧耗及能量需求的限制,心脏的舒张功能减低。基础状态下心肌做功所产生的能量和心腔内流体能量损耗处于一个动态的平衡,在缺血病变发生后的代偿期,收缩期和舒张期心肌做功所产生的能量和心腔内流体能量损耗均将处于一个较高的水平。当发展至失代偿期,心肌做功所产生的能量将会较正常心脏明显减低,而心腔内流体能量损耗仍将处于一个较正常状态稍高的水平。

血流向量成像技术是一种能够可视化血流速度向量的新技术,基于彩色多普勒和斑点追踪成像可以计算由于湍流血液中的黏性耗散而引起的能量损耗。能量损耗的大小由相邻速度向量差值的平方计算出来,如公式(5-25),其中,u、v代表对应x、y的速度成分,μ代表血流的黏滞性。由方程可以看出,如果相邻速度向量的大小、方向以及位置变化较大,血流的黏滞度增高,能量损耗将会伴随增高。临床工作中常实践的心功能检查能够显示心室工作能力或者能量产生的能力,而能量损耗能够揭示湍流本身的特点,且有潜力去评估心脏工作前后负荷的改变信息,这样临床医生就不会错过最佳的干预治疗心血管疾病的时间。Stugaard等评价能量损耗作为一种新的量化指标指导主动脉瓣反流的严重程度分级,可用以选择合适的治疗方案和手术时机。Honda等报道了一例法洛四联症修补术后的肺动脉狭窄,作为一种右心室后负荷增高的疾病,在后狭窄扩张处的涡旋探测到能量损耗的增高,在肺动脉瓣连合部切开成形术后能量损耗大大减低。另一项最近的报道证实,基于总的压力和黏性耗散的能量损耗能够预测后负荷增高疾病的预后。

研究表明,采用血流向量成像技术可以评价比格犬急性心肌缺血左心室舒张期流体能量损耗的改变,揭示心肌缺血所导致的左心室流体力学功能异常,为临床诊断早期心肌缺血提供流体力学新指标。与基础状态相比,缺血状态下舒张期各时相血流运动及向量的变化相对不规则,由二尖瓣开放引起的射流而产生的涡旋在中晚期持续存在且面积增大,能量损耗的分布区域大且相对离散,涡旋的波动、典型湍流未显示出一个适当的预射血流体形态类型,如图6-1所示。缺血状态下舒张期各时相能量损耗均增高,其中在等容舒张期、舒张中期、舒张晚期心房收缩期、舒张晚期快速充盈期的差异具有统计学意义,如图6-2所示。

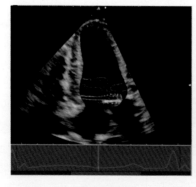 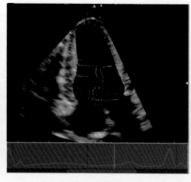 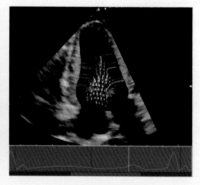

a.等容舒张期　　　　　　　　　　　b.舒张早期　　　　　　　　　　　c.舒张早期快速充盈

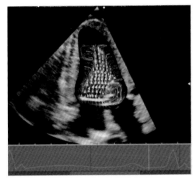
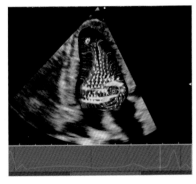
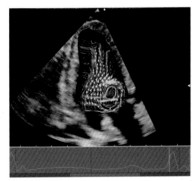

d. 舒张中期   e. 舒张晚期心房收缩期   f. 舒张晚期快速充盈

图6-1 基础状态舒张期各时相血流向量成像能力损耗

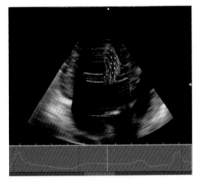
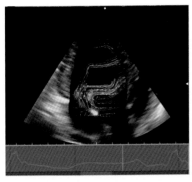
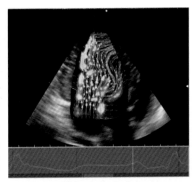

a. 等容舒张期   b. 舒张早期   c. 舒张早期快速充盈

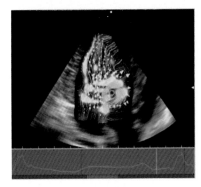
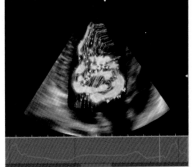
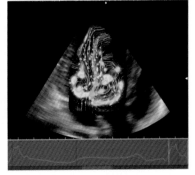

d. 舒张中期   e. 舒张晚期心房收缩期   f. 舒张晚期快速充盈

图6-2 缺血状态舒张期各时相血流向量成像能力损耗

两种状态下左心室整体峰值能量损耗都出现在舒张中期及心房收缩期。

采用基于超声多普勒的血流向量成像技术首次报道了急性心肌缺血状态左心室舒张期流体能量损耗的变化。结果表明，与基础状态相比，急性缺血状态下舒张期各时相左心室流体能量损耗形态分布较基础状态异常，大小均较基础状态增高，且涡旋的位置、数量较基础状态异常，面积及循环强度在舒张中晚期较基础状态增高。其中，流体的能量损耗与涡旋面积及循环强度也存在相互关联。急性心肌缺血状态下室壁运动与流体的异常互动造成心室的工作负荷增大，血流碰撞明显形成湍流，导致心室内血流速度向量较大的变化，从而引起舒张期心腔内流体能量损耗增高。由血流向量成像评估的能量损耗或许可以评估早期缺血的严重程度，未来将会成为无创诊断急性心肌缺血的超声新方法。

心脏病理生理的状况影响着左心室壁节段力学的改变以及心室的大小和形状，流体和心脏解剖结构的互动产生了正确的血流秩序。舒张期生理涡旋的传播有利于避免形成湍流，保持能量的损耗维持在正常范围内。急性心肌缺血状态下，由于舒张的缓慢和室腔的顺应性下降，舒张充盈的过早停止伴随着增高的舒张压力，这会导致左心室充盈压力代偿性升高，心肌舒张时产生不规则的运动，缺血的心肌节段引起左心室整体运动在时间连贯性上的不协调。不正常的血流途径将引起湍流，造成不正常的涡旋形成和传播，局部心肌的室壁剪切应力增高。为了维持正常的左心室功能，心肌代偿额外做功，这些综合的结果导致了流体动力学的异常从而导致流体能量损耗增高。

在等容舒张期，二尖瓣和主动脉瓣均关闭，结扎冠状动脉左前降支后引起急性缺血其使左心室壁运动受累，收缩期射血结束后心室内残留较多不稳定的非静态血流；舒张早期，二尖瓣刚刚打开，少量血流进入心室但未加速；快速充盈期，二尖瓣进一步打开，大量血流充盈进左心室，缺血状态下进入到左心室的血流与残余血流相互作用引起能量损耗稍增高；舒张中期，随着二尖瓣的进一步开放，过瓣的高速射流与心室内残余的缓慢血流之间形成流体间的剪切效应而发生对流，从而在二尖瓣的前叶和后叶形成一大一小涡旋，高速的血流朝向心尖伴随着高能量损耗的发生；在舒张晚期心房收缩期及快速充盈期，基础状态二尖瓣后叶涡旋减小消失，前叶涡旋大小及强度维持，而缺血状态下，由于缺血节段血流的堆积和剪切，其对流的发生较基础状态明显，二尖瓣后叶涡旋没有消失，前叶涡旋增大，形成的涡旋面积及强度增大，湍流明显发生，从而引起了较高的能量损耗，说明缺血状态下的异常涡旋在引起了平稳的瓣膜关闭以及转运能量为峰值收缩期做准备的同时也消耗了大量能量。

能量损耗主要发生在流体与室壁剪切摩擦时动能转换为热能的过程中。高速血流与组织结构的高剪切力相互作用以及血流自身的不稳定性，这些都增强了血流状态的紊乱，最终导致心室舒张过程中高的能量损耗。在早期加速阶段，随着瓣膜小叶的正在开放和在控制的体积内稳定的初始加速流体，几乎所有的压力能量会提供给在控制范围容量内的加速流体，低的能量损耗归结于低的流体流速以及血流的非稳定性。在峰值流量阶段，能量损耗稳定增加伴随着总体流动速率增加，缺血状态下能量损耗的峰值在流量峰值的延迟后面，这暗示血流中聚集的不稳定性，在瓣膜小叶下游内的剪切层能够直接地被摆动的瓣叶放大，导致高的能量损耗及室壁剪切应力。源于血流向量成像得出的能量损耗不仅可以可视化疾病状态下的血流状态，而且是一种可以早期量化心脏对疾病刺激适应发展过程的能量维度新指标。我们的初步试验结果显示与基础状态相比，急性心肌缺血状态左心室功能显著存在障碍下，舒张期左心室流体能量损耗显著增高，提示一种新的流体动力学平衡作为一种补偿机制来维持心脏对刺激的适应过程，说明能量损耗可以提供更多精确的评估心功能的信息。

未来还需要进一步的数据来评估这些参数在左心室功能障碍发展和维持过程中的作用，进一步深入到临床应用，如创建能量损耗阈值诊断指标，或者显示心血管疾病的病理机制，提供预后和诊断信息。此外，还需应用其他流体力学验证方法来评估本方法二维流体的假设。

第三节　心脏起搏犬左心室腔内流场的超声可视化观察

心血管腔内的血液流场可视化观察和量化评价是心脏功能学研究和临床心脏功能评价的前沿方向。目前临床缺乏简便可靠的在体心血管腔内流场可视化观察的技术方法，在体研究多采用磁共振成像或激光彩色多普勒血流成像。由于上述技术方法固有的局限性，未能在临床心血管疾病诊断和治疗中得到广泛应用，急需建立全新的心血管腔内血液流场标测技术进行在体流体状态观测，以深入揭示心脏疾病血流动力学异常变化的各个重要环节。本节介绍基于常规多普勒成像原理的血流速度向量成像技术对正常犬左心室流场进行可视化观察，试图通过常规超声在体标测揭示心脏起搏诱导的不同心脏电机械兴奋状态下左心室腔内流场变化。

一、基础窦性心律状态左心室流场观察

收缩早期，左心室腔内流入道呈现从心尖至基底水平递增的流向心尖部的速度分布，流出道血流流向左心室流出道，速度梯度消失。左心室流入和流出交界区域出现串联排列的大小不一不对称逆时针旋转涡流；收缩中期，左心室腔内各水平不同室壁对应血流均流向左心室流出道，其中左心室前壁对应血流速度心尖和乳头肌水平高于基底水平。心尖水平可见较小不对称顺时针旋转涡流，基底和乳头肌水平可见较小不对称逆时针涡流；收缩晚期，左心室腔内心尖和乳头肌水平血流流向左心室流出道，心尖水平血流速

度低于乳头肌水平，基底水平出现较大顺时针旋转涡流流向左心室流出道；舒张早期，左心室腔内心尖水平血流仍然流向左心室流出道，乳头肌水平基本停滞，基底水平血流呈现较大不对称逆时针旋转涡流高速流向心尖；舒张中期，左心室腔内不同水平血流均流向心尖并呈现由心尖向基底水平血流速度递增的梯度分布，基底水平有一较大不对称逆时针旋转涡流流向心尖；舒张晚期，左心室腔内不同水平血流均流向心尖，大致呈现由心尖向基底递增的速度梯度，乳头肌水平前壁和下侧壁对应血流呈现较大不对称顺时针旋转涡流流向左心室流出道。

二、右心室心尖起搏状态左心室流场观察

收缩早期，左心室腔内流入和流出道部均呈现从心尖至基底水平递增的流向心尖部的速度分布，未见涡流形成；收缩中期，左心室腔内不同心室水平的不同室壁对应血流方向相反，心尖水平左心室前间隔对应血流和基底水平部分流入道血流流向心尖，乳头肌水平流入和流出道出现旋转方向相反的较大不对称漩涡流向心尖；收缩晚期，左心室腔内心尖水平血流均流向左心室流出道，基底和乳头肌水平不同室壁对应血流方向相反，乳头肌水平呈现较大不对称顺时针旋转涡流流向左心室流出道；舒张早期，左心室腔内心尖水平血流均流向左心室流出道，乳头肌和基底水平不同部位室壁对应血流方向相反，心室下侧壁对应血流流向心尖，前间隔和前壁对应血流呈现较大不对称顺时针旋转涡流流向左心室流出道；舒张中期，左心室腔内心尖、乳头肌和基底水平不同室壁对应血流方向相反或停滞，乳头肌水平前间隔和基底水平前壁对应血流呈现不对称顺时针旋转涡流流向左心室流出道；舒张晚期，左心室腔内不同水平血流均流向心尖，大致呈现由心尖向基底递增的速度梯度，心尖水平前侧壁对应血流停滞。

三、左心室心尖起搏状态左心室流场观察

收缩早期，左心室腔内同一心室水平的不同室壁对应血流方向相反，速度梯度消失，乳头肌和基底水平流出道血流流向左心室流出道，基底水平可见多个旋转方向不同的较小涡流；收缩中期，左心室腔内不同水平血流均流向左心室流出道，其中心尖和乳头肌水平血流速度明显减低甚至停滞，基底水平下侧壁对应血流出现流向流出道的较大不对称逆时针旋转涡流；收缩晚期，左心室腔内不同心室水平的不同室壁对应血流速度明显减低，心尖和乳头肌水平下侧壁和前侧壁对应血流速度基本停滞，前间隔对应血流速度较快流向左心室流出道，基底水平出现较大不对称逆时针旋转涡流流向左心室流出道；舒张早期，左心室腔内基底和乳头肌水平及大部分心尖水平血流均流向心尖，前间隔对应血流流向左心室流出道，基底水平血流呈现较大不对称逆时针旋转涡流流向心尖；舒张中期，左心室腔内不同水平血流均流向心尖，心尖与乳头肌水平血流速度梯度明显减低；舒张晚期，左心室腔内心尖和乳头肌水平血流流向心尖，大致呈现由心尖向乳头肌水平递增的速度梯度，在基底水平除下侧壁对应血流流向心尖外，其余室壁对应血流均流向左心室流出道，基底水平前壁、前间隔和下侧壁对应血流呈现为不对称流入道顺时针旋转和流出道逆时针旋转涡流。

四、左心室前侧壁起搏状态左心室流场观察

收缩早期，左心室腔内心尖和基底血流流向左心室流出道，心尖水平血流速度低于基底水平，乳头肌水平不同室壁对应血流方向相反，乳头肌和基底水平可见旋转方向不同的大小不一的涡流；收缩中期，左心室腔内不同水平血流均流向左心室流出道，速度梯度不明显，未见明确涡流；收缩晚期，左心室腔内心尖和乳头肌水平血流流向心尖，基底水平不同室壁对应血流方向相反或停滞；舒张早期，左心室腔内心尖水平血流基本停滞，基底和乳头肌水平血流均流向心尖，其中乳头肌水平血流速度明显高于基底水平血流速度，基底水平血流呈现较大不对称逆时针旋转涡流流向心尖；舒张中期，左心室腔内心尖血流速度停滞或明显减低，基底和乳头肌水平血流均流向心尖，乳头肌水平的大部分室壁对应血流速度高于基底水平，仅前壁对应血流速度基底水平高于乳头肌水平，基底水平下侧壁对应血流呈现较大不对称逆时针旋转涡流流向心尖；舒张晚期，左心室腔内心尖和乳头肌水平血流流向心尖，呈现由心尖向乳头肌水平递增的速度梯度，基底水平血流呈现两个较大的不对称顺时针旋转涡流流向左心室流出道。

心动周期中不同时相血液流场和流体力学状态的同步、顺序和有效动态变化过程是正常和异常心脏机械功能表达的最终结果。系统性可视化观察心室腔内流场状态能够对心脏功能状态进行更为精密准确的判断，同时为心脏疾病的类型和严重程度评价以及治疗效果监测提供更多的流体力学可靠证据，将为心脏疾病的精确功能诊断和高度选择性内外科治疗提供全新的可视化技术保障。

尹立雪等采用全新的基于超声多普勒血流成像的血流速度向量标测技术对正常犬人工心脏起搏诱导产生的不同心脏电机械兴奋过程所导致的不同左心室腔内血液流体状态进行了可视化的全面观察，结果表明，采用现有的血流速度向量标测技术能够观察到左心室心腔内不同部位的血流状态并进行定性或半定量评价。左心室腔内不同水平的血流状态在不同的心脏电机械兴奋过程中存在明显差异。左、右心室的常规位点心脏起搏均导致了不同的异常血流状态，其中左心室心尖和前侧壁起搏均导致了较右心室心尖起搏更为明显的左心室心腔内异常血流状态，左心室心尖起搏导致血流状态异常最为明显。同时研究也表明，采用多个切面从不同角度对左心室腔内的血流状态进行观察，能够更为全面完整地反映心室腔内三维立体的血液流体真实状态。

采用超声组织多普勒成像和心肌斑点跟踪成像技术等可视化量化评价工具已经能够揭示各种心脏疾病状态下的不同心肌力学病理变化。尽管如此，心脏腔内血液流场和流体力学在各种疾病状态下的异常变化仍然不是十分清楚。已知心室腔内血流状态在不同的心动周期时相均存在着各种不同的层流和涡旋运动流场状态，动态变化的心脏各腔室解剖结构和空间形态及其形变过程、与之对应的心脏解剖结构的心肌和瓣膜功能状态、心腔内血液轴性和压力容量变化过程等是这一流体动力系统的主要构件。单纯对上述某一环节进行观察和评价并不能全面把握构建心脏功能的各个环节及其相互间的时空关联关系，也无助于对精确治疗措施进行心脏功能异常状态矫正效果的客观准确的评判。

进入21世纪以来，先后出现了基于心腔超声造影的超声粒子跟踪成像技术和基于多普勒血流成像技术的超声血流速度向量标测技术，为临床心脏病学进一步探知在体心腔内血流状态提供了可能。2006～2007年日本学者Ohtsuki等和Yoganathan等报道通过建立基于三维血流成像单平面多普勒频移信息的血流速度成像技术能够观察到心腔内血液流场状态并能区分层流和涡流状态，同时进行了简单的量化评价，为临床实用的流场观察和分析建立了基础性的技术方法。由于尚未建立完整的检测、观察和分析以及量化评价技术体系，目前对上述技术方法及其应用研究尚停留在技术方法建立和初步的定性观察方面。既往研究多局限在体外模型或动物模型实验，如何进行系统性的可应用于临床实践的血液流场在体可视化观察和量化评价仍然是基础和临床研究的重要前沿方向。

尹立雪等应用基于组织多普勒频移信号的血流速度向量成像技术进行了各种心室起搏状态下不同心室壁电机械兴奋顺序的左心室腔内血液流场状态的动物实验初步观察，试图通过前期正常心脏动物实验，初步建立标准化的心室腔内血液流场观察和分析方法，以便对后续的流场状态和涡流分布进行深入可靠的可视化描述和量化评价。但用于血液流场分析的二维彩色多普勒血流图像帧频偏低，尽管在图像分析中已经进行了角度校正，基于多普勒原理的速度向量成像技术固有角度依赖性的确切影响尚不能确定。

第四节　右心室心尖起搏对冠状动脉左前降支及前室间静脉血流动力学影响

心脏起搏技术是20世纪最重要的医药技术革新之一，该技术已经帮助上百万的患者改善了生活质量。因为放置和固定容易，右心室心尖已经成为起搏电极的标准放置部位。右心室心尖起搏是把双刃剑，一方面，它是治疗缓慢心律失常的关键性救命技术，另一方面，累积的证据表明它可损害正常的心肌力学和心脏血流动力学而导致心脏功能恶化。正常心脏具有完美的电机械同步性，其冠状动脉和静脉必然具备其特有的血液流动模式。因观测冠状静脉较为困难，该方面的研究比冠状动脉少。临床用线阵探头可以清楚地显示冠状动脉和静脉的血流信号及频谱，该技术使得研究右心室心尖起搏对开胸犬冠状动脉左前降支及前室间静脉血流动力学的影响成为可能。

健康开胸比格犬冠状动脉左前降支的血流频谱特征为舒张期出现一个明显的正向主波Pp，之后在收缩早期出现一个短暂的负向波S1，再尾随一个短暂的正向波S2，频谱显示收缩中晚期血流停滞。其伴行前室间静脉的血流频谱特征为收缩中期出现的正向主波Sp一直持续到舒张末期。

　　右心室心尖起搏状态下冠状动脉左前降支的血流频谱波形变得圆钝，并在收缩中晚期出现一个负向波S3。右心室心尖起搏状态下前室间静脉的血流频谱波形变得低平，并在舒张晚期出现一个负向波D1。心室机械同步性与冠状动脉的血液流动状态密切相关。研究发现与心房起搏相比，右心室中部起搏导致犬的冠状动脉血流量降低10%。针对人的研究也发现心室起搏会降低冠状动脉血流量。完全性左束支阻滞和右心室心尖起搏具有相似的心脏电机械活动。研究发现，完全性左束支阻滞患者因左心室舒张延迟，左心室顺应性降低而导致冠状动脉左前降支血流量降低。冠状动脉系统血液流动状态与心脏电激动顺序密切相关，因此对冠脉系统血流的定量观察可能有助于对起搏治疗是否更符合生理性起搏的评判，见图6-3。

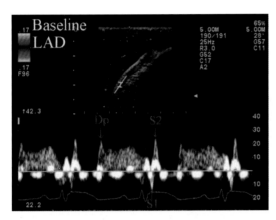

a. 基础状态冠状动脉左前降支血流频谱图

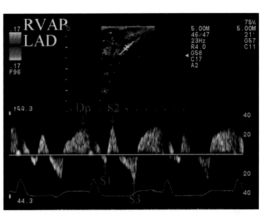

b. 右心室心尖起搏状态冠状动脉左前降支血流频谱图

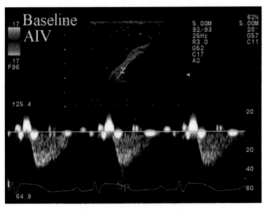

c. 基础状态前室间静脉血流频谱图

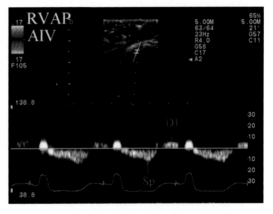

d. 右心室心尖起搏状态前室间静脉血流频谱图

图6-3　右心室心尖起搏（RVAP）开胸犬冠状动脉左前降支及前室间静脉血流动力学变化

（丁戈琦　尹立雪　李文华　陆　景）

参 考 文 献

尹立雪，2009. 心腔内血液流场及流体力学状态的可视化观察及量化评价. 中华医学超声杂志（电子版），6（3）：427-431.

Abe H，Caracciolo G，Kheradvar A，et al，2013. Contrast echocardiography for assessing left ventricular vortex strength in heart failure：a prospective cohort study. Eur Heart J Cardiovasc Imaging，14（11）：1049-1060.

Agati L，Cimino S，Tonti G，et al，2004. Quantitative analysis of intraventricular blood flow dynamics by echocardiographic particle image velocimetry in patients with acute myocardial infarction at different stages of left ventricular dysfunction. Eur Heart J Cardiovasc Imaging，15（11）：1203-1212.

Amundsen BH，Helle-Valle T，Edvardsen T，et al，2006. Noninvasive myocardial strain measurement by speckle tracking echocardiography：validation against sonomicrometry and tagged magnetic resonance imaging. J Am Coll Cardiol，47（4）：

789-793.

Anderson SE, Hill AJ, Iaizzo PA, 2009. Microanatomy of human left ventricular coronary veins. Anat Rec（Hoboken），292（1）：23-28.

Carlhall CJ, Bolger A, 2010. Passing strange：flow in the failing ventricle. Circ Heart Fail, 3（2）：326-331.

Cimino S, Canali E, Petronilli V, et al, 2013. Global and regional longitudinal strain assessed by two-dimensional speckle tracking echocardiography identifies early myocardial dysfunction and transmural extent of myocardial scar in patients with acute ST elevation myocardial infarction and relatively preserved LV function. Eur Heart J Cardiovasc Imaging, 14（8）：805-811.

Delgado V, Tops LF, Trines SA, et al, 2009. Acute effects of right ventricular apical pacing on left ventricular synchrony and mechanics. Circ Arrhythm Electrophysiol, 2（2）：135-145.

Ebbers T, Wigstrom L, Bolger AF, et al, 2002. Noninvasive measurement of time-varying three-dimensional relative pressure fields within the human heart. J Biomech Eng, 124（3）：288-293.

Eriksson J, Dyverfeldt P, Engvall J, et al, 2011. Quantification of presystolic blood flow organization and energetics in the human left ventricle. Am J Physiol Heart Circ Physiol, 300（6）：H2135-H2141.

Fang F, Chan JY, Lee AP, et al, 2013. Improved coronary artery blood flow following the correction of systolic dyssynchrony with cardiac resynchronization therapy. Int J Cardiol, 167（5）：2167-2171.

Gharib M, Rambod E, Kheradvar A, et al, 2006. Optimal vortex formation as an index of cardiac health. Proc Natl Acad Sci USA, 103（16）：6305-6308.

Gillis AM, 2006. Redefining physiologic pacing：lessons learned from recent clinical trials. Heart Rhythm, 3（11）：1367-1372.

Hadjiloizou N, Davies JE, Malik IS, et al, 2008. Differences in cardiac microcirculatory wave patterns between the proximal left mainstem and proximal right coronary artery. Am J Physiol Heart Circ Physiol, 295（3）：H1198-H1205.

Healey JS, Yee R, Tang A, 2007. Right ventricular apical pacing：a necessary evil? Curr Opin Cardiol, 22（1）：33-38.

Honda T, Itatani K, Miyaji K, et al, 2014. Assessment of the vortex flow in the post-stenotic dilatation above the pulmonary valve stenosis in an infant using echocardiography vector flow mapping. Eur Heart J, 35（5）：306.

Hong GR, Kim M, Pedrizzetti G, et al, 2013. Current clinical application of intracardiac flow analysis using echocardiography. J Cardiovasc Ultrasound, 21（4）：155-162.

Hong GR, Li P, Nguyen H, et al, 2007. Quantitative left ventricular flow vortex analysis is superior to conventional echo-Doppler to predict hemodynamics and symptoms in patients with systolic heart failure：A novel quantitative vorticity imaging study using contrast echocardiography and particle imaging velocitimetry. Circulation, 116：II_645-II_646.

Itatani K, Miyaji K, Qian Y, et al, 2012. Influence of surgical arch Reconstruction methods on single ventricle workload in the Norwood procedure. J Thorac Cardiovasc Surg, 144（1）：130-138.

Itatani K, Okada T, Uejima T, et al, 2013. Intraventricular flow velocity vector visualization based on the continuity equation and measurements of vorticity and wall shear stress. Japanese Journal of Applied Physics, 52：07HF16.

Jiamsripong P, Calleja AM, Alharthi MS, et al, 2009. Impact of acute moderate elevation in left ventricular afterload on diastolic transmitral flow efficiency：analysis by vortex formation time. J Am Soc Echocardiogr, 22（4）：427-431.

Kapetanakis S, Kearney MT, Siva A, et al, 2005. Real-time three-dimensional echocardiography：a novel technique to quantify global left ventricular mechanical dyssynchrony. Circulation, 112（7）：992-1000.

Kyriakides ZS, Manolis AG, Kolettis TM, 2007. The effects of ventricular asynchrony on myocardial perfusion. Int J Cardiol, 119（1）：3-9.

Lu J, Li W, Zhong Y, et al, 2012. Intuitive visualization and quantification of intraventricular convection in acute ischemic left ventricular failure during early diastole using color Doppler-based echocardiographic vector flow mapping. Int J Cardiovasc Imaging, 28（5）：1035-1047.

Nakamura M, Wada S, Mikami T, et al, 2003. Computational study on the evolution of an intraventricular vortical flow during early diastole for the interpretation of color M-mode Doppler echocardiograms. Biomech Model Mechanobiol, 2（2）：59-72.

Ohtsuki S, Tanaka M, 2006. The flow velocity distribution from the Doppler information on a plane in three-dimensional flow. J Visualization, 9（1）：69-82.

Pachón Mateos JC, Pachón Mateos EI, Pachón Mateos JC, 2009. Right ventricular apical pacing：the unwanted model of cardiac stimulation? Expert Rev Cardiovasc Ther, 7（7）：789-799.

Pasipoularides A, Shu M, Shah A, et al, 2003. Diastolic right ventricular filling vortex in normal and volume overload states. Am J Physiol Heart Circ Physiol, 284（4）：H1064-H1072.

Pierrakos O, Vlachos PP, 2006. The effect of vortex formation on left ventricular filling and mitral valve efficiency. J Biomech Eng, 128（4）：527-539.

Richter Y, Edelman ER, 2006. Cardiology is flow. Circulation, 113（23）: 2679-2682.

Rodriguez Muñoz D, Markl M, Moya Mur JL, et al, 2013. Intracardiac flow visualization: current status and future directions. Eur Heart J Cardiovasc Imaging, 14（11）: 1029-1038.

Sengupta PP, Burke R, Khandheria BK, et al, 2008. Following the flow in chambers. Heart Fail Clin, 4（3）: 325-332.

Sengupta PP, Khandheria BK, Korinek J, et al, 2007. Left ventricular isovolumic flow sequence during sinus and paced rhyhtms: new insights from use of high-resolution Doppler and ultrasonic digital particle imaging velocimetry. J Am Coll Cardiol, 49（8）: 899-908.

Sengupta PP, Pedrizzetti G, Kilner PJ, et al, 2012. Emerging trends in CV flow visualization. JACC Cardiovasc Imaging, 5（3）: 305-316.

Spaan JA, Piek JJ, Hoffman JI, et al, 2006. Physiological basis of clinically used coronary hemodynamic indices. Circulation, 113（3）: 446-455.

Tops LF, Suffoletto MS, Bleeker GB, et al, 2007. Speckle-tracking radial strain reveals left ventricular dyssynchrony in patients with permanent right ventricular pacing. J AM Coll Cardiol, 50（12）: 1180-1188.

Trohman RG, Kim MH, Pinski SL, 2004. Cardiac pacing: the state of the art. Lancet, 364（9446）: 1701-1719.

Udesen J, NieLsen MB, NieZsen KR, et al, 2007. Examples of in vivo blood vector velocity estimation. Ultrasound Med Biol, 33（4）: 541-548.

Uejima T, Koike A, Sawada H, et al, 2010. A new echocardiographic method for identifying vortex flow in the left ventricle: numerical validation. Ultrasound Med Biol, 36（5）: 772-788.

Varma N, 2008. Left ventricular conduction delays induced by right ventricular apical pacing: effect of left ventricular dysfunction and bundle branch block. J Cardiovasc Electrophysiol, 19（2）: 114-122.

Yang GZ, Merrifield R, Masood S, et al, 2007. Flow and myocardial interaction: an imaging perspective. Philos Trans R Soc Lond B Biol Sci, 362（1484）: 1329-1341.

Yap CH, Dasi LP, Yoganathan AP, 2010. Dynamic hemodynamic energy loss in normal and stenosed aortic valves. J Biomech Eng, 132（2）: 021005.

Youn HJ, Park CS, Cho EJ, et al, 2005. Left bundle branch block disturbs left anterior descending coronary artery flow: study using transthoracic Doppler echocardiography. J Am Soc Echocardiogr, 18（10）: 1093-1098.

Zhou W, Benharash P, Chua JH, et al, 2015. Acute effects of pacing at different ventricular sites on left ventricuar rotational Mechanics in a porcine model. J Cardiothorac Vasc Anesth, 29（5）: 1148-1154.

第7章
心脏流体力学超声分析临床应用

第一节　正常人左心室腔内流场状态的定量评估

正常人左心室舒张期流场状态

（一）概述

心脏的流体力学状态是心脏功能的一种终端表达形式。心室腔内血流在不同的心动周期时相均存在着不同的层流和涡流运动流场状态，这种流体状态形成了心脏特有的非线性流体动力系统。为实现心腔内流体状态的超声可视化观察，Ohtsuki和Tanaka以多普勒技术为基础，结合流体力学基本原理，巧妙地将涡流显示为层叠的线圈状形态，将层流显示为线条状，提出了血流向量成像（vector flow mapping，VFM）技术。VFM技术作为一种新的无创的超声可视化技术而受到普遍关注，通过彩色多普勒和斑点追踪信息能够观察到正常成人心腔内血液流场状态，区分涡流和层流状态，将心室内血流的速度向量可视化并且估计血流的能量损耗，以及进行定性及定量评价。

（二）采集图像及图像分析方法

1.采集图像方法　受检者左侧卧位，平静呼吸，同步记录心电图以确定心动周期时相。采集连续3个心动周期的标准心尖四腔观彩色多普勒血流动态图像，适当调低二维增益、提高彩色增益，调整深度使左心室最大完整显示，使彩色取样框包绕整个左心室，调整速度标尺，存储图像。

2.图像分析方法　将原始图像导入DAS-RSI血流向量成像图像工作站，进入VFM成像模式，选择待处理图像。改变生理波形显示区的标尺，显示图像中包含的全部帧范围。逐帧观察，选择血流信号充盈最佳的一个心动周期设为分析区（设定心电图R-R波顶点为一个完整的心动周期），并根据心电图划分收缩期、舒张期时间点，逐帧仔细手动勾画左心室舒张期腔内血流信号边界，系统地对左心室内血流信号进行追踪。原始图像经预处理后，可以获得血流向量图、血流流线图和涡流模式图，调整并设定线条粗细度值和疏密度值。在左心室中央设置标准线，使其两端分别位于心尖和二尖瓣环连线处中点，分别放置三条取样线于左心室基底水平、乳头肌水平和心尖水平，并使其均垂直于标准线，三条取样线角度相等、间距相等。由此可获得每帧图像一个心动周期中左心室不同水平三条取样线上每个位点的真实速度向量曲线图、流量曲线图。

3.涡流显示模式指标及参数的定义　涡流显示模式下，精细度T值表示线条的粗细程度，T值越小线条越细，T值越大则线条越粗；等流量线D，类似彩色多普勒的标尺，数值越低，显示线条越多。在测量时应注意等流量线设置的统一性，否则所测参数没有可比性。涡流参数指标：①峰值流量：涡流的血流量峰值。②半流量面积：大于1/2峰值流量的涡流区域面积。③半流量涡流直径：大于1/2峰值流量的涡流区域直径；半流量面积和半流量涡流直径反映涡流大小。④涡流强度：单位面积上的涡流流量，等于峰值流量与半流量面积的比值，反映单位面积内涡流旋转的程度。

（三）正常成人左心室舒张期不同时相流场特征

心腔内涡流的形成与心脏的解剖结构、心肌运动、心电生理及心功能等因素有关。快速充盈期，血流快速进入左心室，高速血流与周边相对静止的血流之间形成剪切力，在流入道血流束两侧形成涡流。到房缩期，左心房将血液再次快速泵入左心室，涡流分布范围加大，涡流强度也大于舒张早期。等容收缩期，左心室呈密闭腔，但血流并不是静止的，而是通过形成整体涡流，将血流导向流出道，实现血流的转向及能量蓄积，为收缩期射血做准备，因此出现布满大部分室腔的密集大涡流，涡流强度大于舒张期。快速射血期，血流经左心室流出道迅速泵入主动脉，在主动脉瓣口形成高强度的小涡流，可能是由于高速血流冲击主动脉瓣口静止的血液而形成。随着瓣口顺利开放，血流以流畅的层流进入主动脉，涡流消失。等容收缩期及收缩期，在二尖瓣后叶下方，形成局部低强度的小涡流，维持二尖瓣瓣叶关闭。

正常人左心室血液流场在心动周期各时相有各自不同的显著特征。等容舒张期左心室内的涡流不明显，多显示朝向心尖的血流，仅在二尖瓣前叶下方可见短暂的小涡流；涡量的强度无论方向如何均较小，且集中于二尖瓣前叶瓣下。快速充盈期向量图显示舒张早期为朝向心尖的黄色短线，近中轴处线条密集，近心肌壁的线条稀疏。自二尖瓣口至心尖，线条逐渐变短，速度向量变小。涡流图显示二尖瓣前后叶下方出现 2 个局部小涡流，前叶下方涡流出现率较高。在二尖瓣前叶下方形成一个相对较大的顺时针涡旋，二尖瓣后叶下方形成一个小的且较弱的逆时针涡旋并在舒张中期消失。二尖瓣前叶下方的顺时针涡旋将在舒张中期移动到左心室腔中部，并在房缩充盈期到达左心室基底部以助力于即将到来的收缩期射血。涡旋的产生能够有效地帮助血液流动并将血液流动的能量损耗降到最低。舒张早期涡量的强度和范围都急速增加，充满整个左心室心腔，涡量相对杂乱，但近两侧室壁多为顺时针方向，心腔中央多为逆时针方向。缓慢充盈期向量图显示左心室内基底段到心尖段不同水平从流入道向流出道转向的血流，流入道二尖瓣口至心尖的线条长短差异不明显，速度阶梯变化小，流出道心尖至主动脉瓣口的线条长度逐渐增加，向量速度增快；涡流图显示快速充盈期的小漩涡演化成松散的大漩涡形态，多为逆时针旋转，有时可充满心室腔，速度较低。房缩充盈期向量图显示二尖瓣口向心尖逐渐缩短的黄线，与舒张早期相比，心尖部线条缩短更明显，向量速度阶梯增加。涡流图显示，二尖瓣前叶下方出现一个小涡流，偶可见于后叶下方，类似舒张早期的小漩涡，但相对更小，速度更低，且更加不稳定。心尖区涡量开始减少，顺时针方向涡量开始向左心室前侧壁移动，逆时针方向涡量仍处于心腔中央。快速充盈期、缓慢充盈期及房缩期 3 个心动周期涡流横径、纵径和边缘最大速度等参数的差异均有统计学意义（$P < 0.05$）。舒张早期和晚期通过二尖瓣口的血流在左心室内形成 2 个相对靠近二尖瓣环的小漩涡，且前者比后者的漩涡向量速度高，漩涡圈数多（$P < 0.05$）。舒张中期和等容收缩期左心室内的回旋血流形成一个较大的涡环，且前者比后者的漩涡向量速度高，漩涡圈数多（$P < 0.05$）。小漩涡与大漩涡是两组不同的漩涡，各项参数比较差异具有统计学意义（$P < 0.05$）。

（四）正常成人左心室舒张期不同时相能量损耗特征

健康成人左心室舒张期流场状态除了对心室内血流速度向量的观察外，还包括对能量损耗的观察。目前已知心脏泵动产生的必要势能将转化为血液流动的动能和热能。流体能量的差异，又称为能量梯度，是促使血液在血管内流动的因素。血液在流动过程中会消耗能量，黏滞耗能是其中的一种形式，随着血液流经不同大小的血管以及血流方向的改变会发生能量的惯性消耗。舒张期左心室能量损耗的平均值是一个评估心脏状况的有效参数，尤其是表现为心室舒张期的病变，如二尖瓣狭窄和主动脉瓣反流。既往研究表明，正常成人左心室舒张期能量损耗为 7.9 ～ 86J/（m·s），平均为（30.41±16.93）J/（m·s），男性平均为（29.93±17.57）J/（m·s），女性平均为（32.96±13.75）J/（m·s），男女之间的左心室舒张期能量损耗没有统计学差异。正常成年人能量图显示舒张早期、舒张晚期左心室腔内能量损耗分布主要集中于近左心室基底段和左心室流出道的区域，颜色较暗淡。舒张晚期左心室能量损耗主要由二尖瓣涡旋的分解造成，心室内血流速度向量在收缩期较好地朝向左心室流出道，高能量损耗集中在左心室流出道区域，主要由左心室腔血液加速流入左心室流出道所致。舒张早期二尖瓣血流速度（E）是较好的能量损耗预测因子，E 值越大，心室内流体能量损耗越高。其他能量损耗预测因子还包括心率和年龄。心率增快，心室舒张时间缩短，导致心室内的血流更加紊乱，造成能量损耗的增加，而年龄的增大导致低动力的过瓣血流从而造成心室舒张期能量损耗的降低。然而，病理状态下如心脏瓣膜病、缺血性心脏病、左心室收缩不同步或者二尖瓣置换术等均可改变左心室内涡流的配置，从而导致能量损耗的增加。

作为一种应用于心脏功能研究时间尚短暂的新技术，VFM 技术存在以下局限性：多普勒角度依赖，图像帧频较低，二维模式难以完整地反映血流在三维空间的真实情况，图像分析及数据处理较为繁琐，有待统一的评价标准和完善的评价体系。

第二节　舒张期左心室心肌致密化不全流体能量损耗

疾病基础及技术背景

左心室心肌致密化不全（left ventricular non-compaction，LVNC）在人群中的发病率为0.05%～0.25%，其发病机制尚未完全清楚。2008年欧洲心脏病学会将LVNC归类于一种未分类的心肌病。LVNC具有家族遗传倾向，可单独存在也可与其他心肌病共存，可由一种或几种基因突变所致，还可能与后天心肌损伤代偿有关。有报道称核黄素的缺乏可引起LVNC及HCM等心肌病，心室压力负荷过重也可导致LVNC。LVNC病因复杂多样，且可与肥厚型心肌病（hypertrophic cardiomyopathy，HCM）、扩张型心肌病（dilated cardiomyopathy，DCM）、限制型心肌病（restrictive cardiomyopathy，RCM）及全身性肌病等疾病共存。

正常胚胎发育的最初4周，胚胎心肌为海绵状心肌，心肌的血液供应来自相应区域间的窦状隐窝。在胚胎发育的5～8周，心肌逐渐致密化，从基底部向心尖部、心外膜向心内膜方向进行。在此过程中，由于基因或环境因素的影响，心脏未能完全完成致密化过程，使心肌内窦状隐窝持续存在，病变可侵及左、右心室，多表现为左心室受累。心肌结构破坏、心肌肥大、心内膜下纤维化、心肌纤维化、炎症细胞浸润以及心肌瘢痕等是LVNC的常见病理学表现。

心脏的解剖形态结构和心肌功能的发育异常，必将导致心腔内的血流动力学状态异常。此时，伴随发生的血流涡旋运动形态、数量、位置和时相均有可能发生改变，从而导致心腔内的能量损耗相应增高。过往研究对于LVNC的评价局限于心室壁整体和节段的结构功能及力学变化，对部分室壁受累程度较轻的LVNC心功能障碍无法做出准确可靠的评价。

VFM技术是一种先进的血流速度向量可视化技术，能够通过计算血流黏滞摩擦以及邻近血流速度向量的大小、位置、方向，获得心腔内的能量损耗量化评价参数，可对LVNC左心室心腔内的流场及其能量损耗（EL）进行精确量化分析。可视化评价心腔内血流及能量损耗，有可能对不同程度的LVNC病理生理机制研究提供更为精准的评价标准。同时，为临床准确判断LVNC严重程度和采取及时有效的干预治疗提供了有力的证据。

（一）临床研究试验

汪智慧等通过VFM对左心室心肌致密化不全舒张期流体能量损耗进行研究，选取62例LVNC患者为观察组（LVNC组），其中临床组（LVNC1组）37例、亚临床组（LVNC2组）25例，健康对照组61例。按实验标准采集图像。将彩色多普勒图像导入图像工作站，根据时间流量曲线（time-flow curve，T-F curve）将舒张期分为7个时相：全舒张期（P0）、等容舒张期（P1）、舒张早期（P2）、快速充盈期（P3）、减慢充盈期（P4）、心房收缩期（P5）及舒张末期（P6），获得上述时相左心室血流速度向量、流线、涡旋数量、涡旋面积、涡旋循环量及EL值，见图7-1，图7-2。

研究结果显示，LVNC组与健康对照组比较，舒张期各时相左心室血流的速度及方向均发生了不同程度的变化，速度向量形态紊乱，形成湍流及涡流，涡旋个数增加，EL（能量损耗）的集中分布区域范围扩大，颜色鲜亮，分布情况较为离散，靠近湍流及涡流处分布明显。LVNC 1组与健康对照组比较，血流明显紊乱，涡旋个数明显增加，EL（能量损耗）的集中分布区域范围扩大且分布离散。LVNC 2组与健康对照组比较，涡旋个数有增加趋势，EL（能量损耗）的分布区域较为离散。LVNC 1组与LVNC 2组比较，血流形态紊乱，涡旋个数有所增加，EL的集中分布区域范围扩大。

（二）左心室心肌致密化不全舒张期流体血流动力学改变

LVNC心肌结构疏松、心肌细胞排列紊乱、不同程度的心肌纤维化以及心肌致密化过程失败伴随出现的冠状动脉构型异常，致使心内膜和（或）心脏传导系统发育异常，心肌电机械功能偶联障碍进而引发不

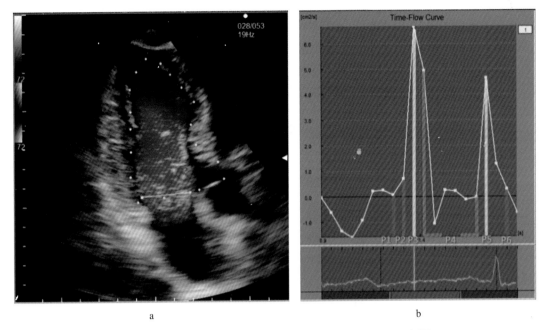

图 7-1　舒张期左心室时间流量曲线（Time-Flow Curve）图

a. 通过工作站描记心内膜；b. 时间流量曲线，P1 ~ P6 期如图所示，由于 P3 ~ P5 期时相相对较长，各帧对应的 EL 值变化较大；P4 期 EL 值为该时相内所有帧频对应 EL 值的平均值；P0 期 EL 值为 P1 ~ P6 期各帧对应 EL 值的平均值

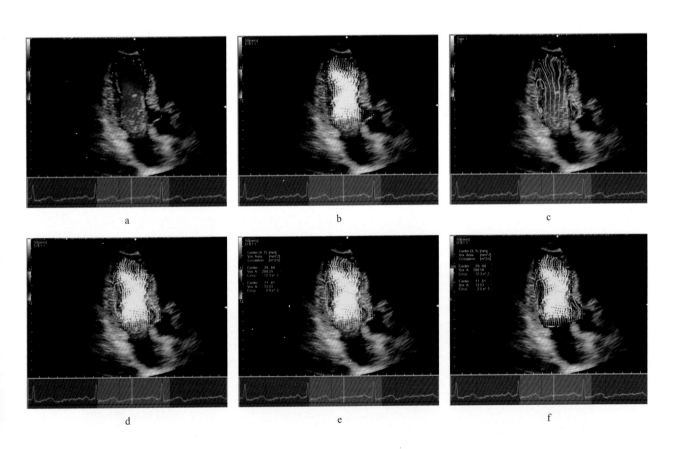

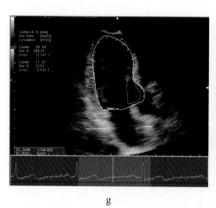
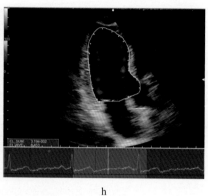

g　　　　　　　　　　　　　　h

图7-2　血流速度向量、流线、涡旋、EL模式图

　　a为舒张期左心室彩色多普勒血流图；b为舒张期左心室血流速度向量及彩色多普勒血流图；c为舒张期左心室流线及彩色多普勒血流图；d为舒张期左心室血流速度向量、流线及彩色多普勒血流图；e为舒张期左心室涡旋分布、血流速度向量、流线及彩色多普勒血流图；f为舒张期左心室涡旋分布、血流速度向量、流线及能量损耗图；g为舒张期左心室涡旋分布及能量损耗图；h为舒张期左心室能量损耗图

　　同程度的心律失常。同时，LVNC合并存在的心肌缺血、瘢痕形成等可引起心肌缺血缺氧、心肌收缩力下降以及心肌顺应性下降，进而将导致左心室出现不同程度的舒张或收缩功能障碍。由于LVNC病变心肌变异程度大，对LVNC病情的有效评估除解剖结构评价外，还应集中在左心室功能的异常改变。因此，使用VFM技术对LVNC左心室功能障碍进行精准评价具有重要意义。

　　涡旋作为一种能量储存与传递的形式，对维持心腔内正常较小的EL具有重要作用，而EL的异常改变在对心脏整体的功能影响中扮演着重要角色。EL的大小主要由邻近两速度向量差值的平方进行计算所得，如公式（5-25）。根据EL的计算原理可知，液体间的黏滞摩擦会产生相应的EL，血液的黏滞系数增加时，EL增大，邻近血流速度向量的大小、位置、方向发生改变时，EL增大。

　　LVNC由于心肌形态结构出现改变，心腔内出现低速的血流与窦状隐窝相通，窦状隐窝间的血流淤滞，导致心腔内血流速度和方向产生相应的改变。而不恰当的血流角度、方向及路径将产生黏滞摩擦，带来更多的EL，进一步加重左心室功能损害如图7-3。同时，LVNC可伴有冠状动脉构型异常，可能导致心肌缺血，已有研究表明，心肌缺血将引起左心室腔内血流时序及方向的改变，致使EL增加，损害左心室功能。另外，心血管几何形态的异常可引起血流速度向量的改变，血流速度向量的改变可引起EL的改变。由此，可推断LVNC心肌构型异常与心腔内EL改变以及心功能损害关系密切。

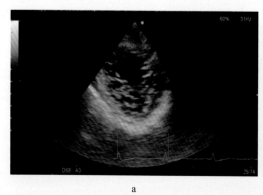
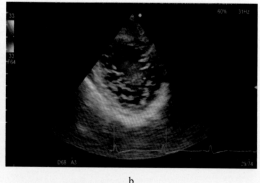

a　　　　　　　　　　　　　　b

图7-3　LVNC左心室短轴二维灰阶与彩色多普勒血流图

　　a为LVNC左心室短轴二维灰阶图，可见非致密心肌肌小梁粗大，小梁间见不规则低密度腔隙，心室内部轮廓呈蜂窝状改变；b为LVNC左心室短轴彩色多普勒血流图，可见非致密心肌窦隙内有彩色多普勒血流信号充填

生理状态下，心腔内血流分为层流和非层流，非层流中以湍流最为常见，而涡流是构成湍流的一种基本结构，是流体在自然界中一种高效传递能量的形式。正常情况下，舒张期血流通过开放的二尖瓣由左心房进入左心室，在此期间由于二尖瓣的开放作用，左心室腔内的涡旋于快速充盈期紧靠二尖瓣瓣尖开始形成，这种涡旋的形成有助于二尖瓣的关闭，转换左心室腔内血流的方向，将血流引向左心室流出道，使左心室得到有效的舒张充盈，减少血流动能的能量损耗，以及预防血栓的形成。相关研究发现，健康对照组左心室舒张期主要于二尖瓣瓣尖形成两个小的涡旋，后叶的涡旋在左心室继续舒张的过程中向心尖旋转消弭，前叶的涡旋随舒张过程中向心腔中间部扩大，形成一个大的涡旋或分成两个较大的涡旋，引导血流在心腔中的正常走向，随后房缩期二尖瓣瓣尖再次形成两个小涡旋，后叶的涡旋转向心尖消弭，前叶的涡旋向心腔中间部调整扩大，辅助心腔内的血液进行方向的调整，最终形成一个大的涡旋为左心室射血做准备。健康对照组整个舒张期涡旋的变化方式和谐自然，产生正确的血流秩序，有利于避免湍流的形成，并将心腔内的能量损耗维持在一个较低的合理范围内。

LVNC 由于病变心肌程度的不同，引发的血流速度向量变化程度亦存在差异。LVNC 1 组患者较 LVNC 2 组患者非致密层增厚、致密层变薄，NC/C 比值增大，故 LVNC 1 组患者由于心肌构型异常程度较 LVNC 2 组更大，NC 心肌所占的比例更大，窦状隐窝间在左心室舒张时与左心室交通的血流更多，可能导致心腔内血流摩擦阻力增大，黏滞度增高，产生更多的涡旋，涡旋持续时间更长，转换消耗的能量将更多。既往研究表明，涡旋出现的时相、位置、数量、大小、形态的改变，都将对 EL 产生影响。汪智慧等观察结果发现，LVNC 1 组血流方向较健康对照组及 LVNC 2 组明显紊乱，左心室腔内涡流出现的位置明显增多，涡旋数量增加，涡旋形态亦发生相应改变，除非致密的室壁处出现的小涡旋外，原本二尖瓣前叶的生理性涡旋也常受到其他异常涡旋的挤压、破坏，此时的涡旋不仅没有辅助心腔内的血流正常走向，反而将心腔内的血流搅动得十分混乱，产生大量的 EL。因此，LVNC 1 组患者 EL 较 LVNC 2 组及健康对照组明显增高。而 LVNC 2 组虽然血流方向较健康对照组紊乱，涡旋的个数较健康对照组有增多趋势，但是涡旋的形态以及出现的时相与健康对照组大致相似，且 LVNC 2 组心肌构型异常程度相对较小，左心室腔内的涡旋较为稳定，变化程度小，虽然其 EL 较健康对照组增高，但差异无统计学意义。涡旋的循环量与 EL 呈正相关，将涡旋与 EL 的关系进行初步的梳理，但两者间相关系数较低，涡旋由工作站自动追踪确认，对涡旋的识别并非精确无误，且无其他辅助调节方法，未来还需要大量的研究进一步明确两者之间的关系。研究中 EL 值的异常变化主要集中在 P3 期（快速充盈期）及 P0 期（全舒张期）。P3 期心室腔内的残余血流与左心室抽吸作用产生的高速血流相互冲击，此时血流与血流之间、血流与室壁之间的剪切摩擦作用有可能增强。由于 LVNC 心肌构型异常引起的舒张期心肌运动不协调在此期相亦作用显著，此时流体状态异常明显，涡旋数量明显增加，因而此期相的 EL 变化最具特征。P0 期则为全舒张期所有帧频 EL 的平均值，受帧频及心率变化影响较小，能准确地反映整个舒张期心腔内 EL 的变化情况见图 7-4，图 7-5，图 7-6，图 7-7。

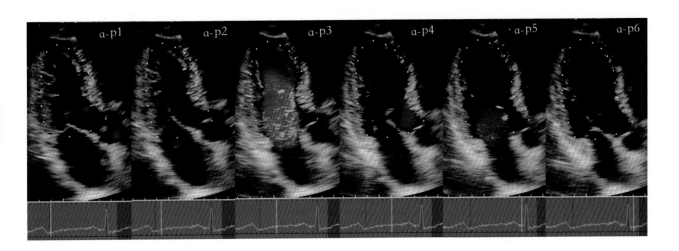

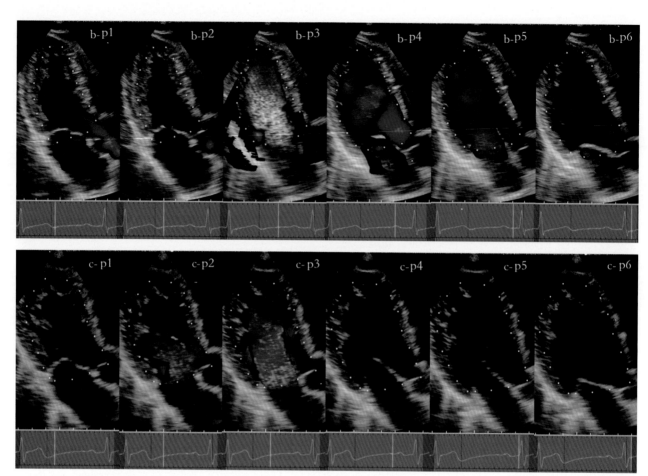

图 7-4　健康对照组、LVNC 2 组、LVNC 1 组左心室等容舒张期、舒张早期、快速充盈期、减慢充盈期、房缩期、舒末期彩色多普勒血流图

a-p1 ～ a-p6 为健康对照组；b-p1 ～ b-p6 为 LVNC 2 组；c-p1 ～ c-p6 为 LVNC 1 组（其中 p4 期图片取 p3 ～ p5 期间的一帧图片作为代表）。可观测左心室各时相血流充盈情况，LVNC 1 组血流充盈的时序性及血流量出现明显异常

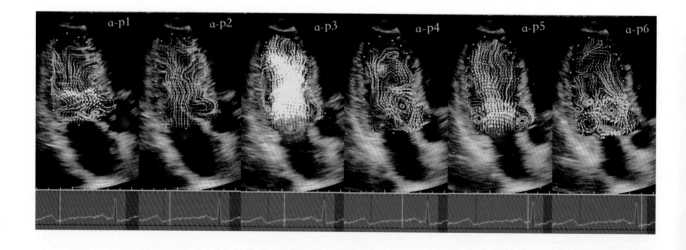

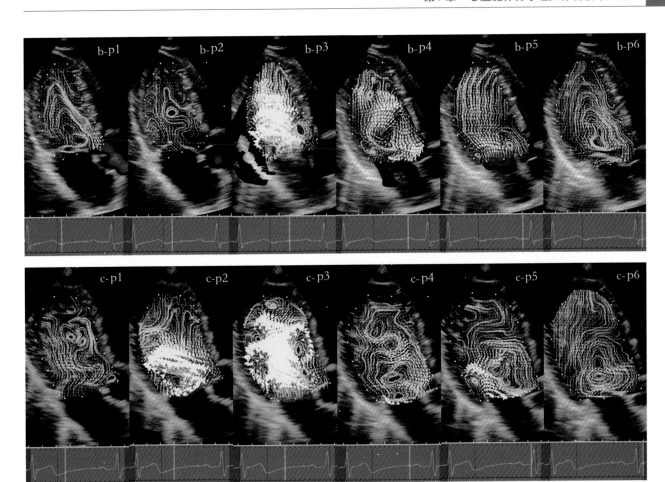

图7-5　健康对照组、LVNC 2组、LVNC 1组左心室等容舒张期、舒张早期、快速充盈期、减慢充盈期、房缩期、舒末期流线图、血流速度向量及彩色多普勒血流图

a-p1～a-p6为健康对照组；b-p1～b-p6为LVNC 2组；c-p1～c-p6为LVNC 1组（其中p4期图片取p3～p5期间的一帧图片作为代表）。可观测左心室各时相血流速度及方向，较单一彩色多普勒血流图更为明确地显示左心室腔内的流场状态，LVNC 2组血流较健康对照组稍紊乱，LVNC 1组血流较健康对照组明显紊乱

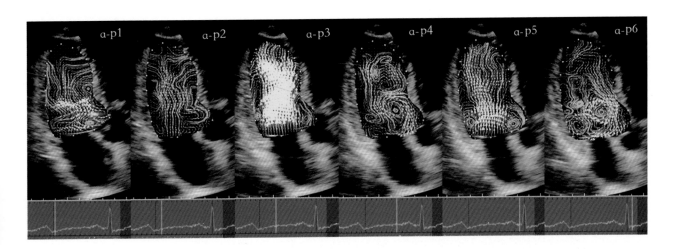

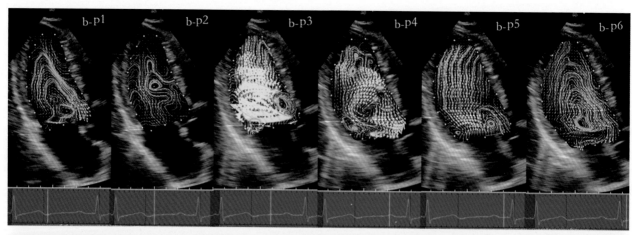

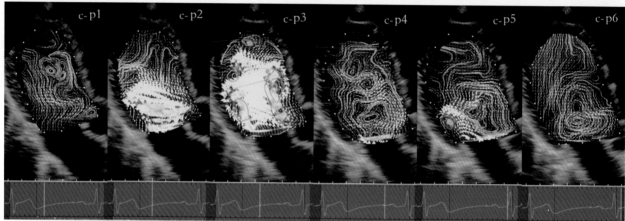

图7-6 健康对照组、LVNC 2组、LVNC 1组左心室等容舒张期，舒张早期，快速充盈期、减慢充盈期、房缩期、舒末期流线图、血流速度向量、涡旋及能量损耗图

a-p1～a-p6为健康对照组；b-p1～b-p6为LVNC 2组；c-p1～c-p6为LVNC 1组（其中p4期图片取p3～p5期间的一帧图片作为代表）。可观测左心室各时相血流速度及方向，系统自动勾画出涡旋，LVNC 1组部分时相涡旋较健康对照组明显增多

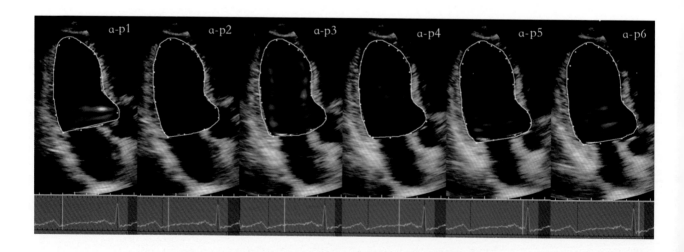

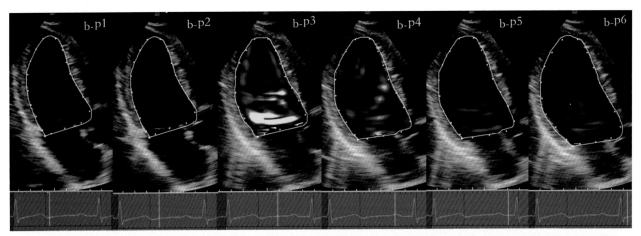

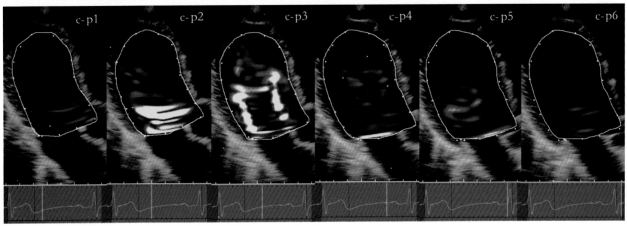

图7-7　健康对照组、LVNC 2组、LVNC 1组左心室等容舒张期、舒张早期、快速充盈期、减慢充盈期、房缩期、舒末期能量损耗图

a-p1～a-p6为健康对照组；b-p1～b-p6为LVNC 2组；c-p1～c-p6为LVNC 1组（其中p4期图片取p3～p5期间的一帧图片作为代表）。可观测左心室各时相能量损耗分布情况，LVNC 2组较健康对照组能量损耗增高且分布相对离散，LVNC 1组较健康对照组及LVNC 2组能量损耗明显增高且相对离散

　　当心脏发生期前收缩时，左心室舒张及收缩功能参数可能异常，心律正常时，则可能为正常或假性正常化。EL是由于长期的流体与室壁剪切摩擦，产生热能所导致的，较为稳定。常规舒张功能参数主要是通过二尖瓣口血流频谱和瓣环组织多普勒运动所得，而VFM是通过整个左心室腔内的血液流体动力学观察获得丰富的流场信息再通过方程式计算得出EL值，其反映的血流信息更为丰富。因此，汪智慧等研究发现LVNC组与健康对照组间虽然大部分期相EL差异明显，但相应舒张功能参数差异无统计学意义。通过VFM技术定量EL有可能在常规左心室收缩或舒张功能参数测值出现异常前，更为早期地识别LVNC心脏功能的改变。

第三节　糖尿病患者左心室腔内流体能量损耗

一、2型糖尿病及糖尿病前期患者左心室舒张期流场状态

（一）疾病基础

　　糖尿病心脏病变最早发生的是微血管病变，在心脏即表现为糖尿病心肌病，患者存在心室功能异常，其特点是以舒张功能异常为主。原因可能是糖代谢紊乱触发心肌细胞学改变而导致亚临床心功能异常，并逐渐进展为心肌小血管病变、微循环障碍及心脏收缩舒张功能异常甚至心脏结构改变。自1972年Rubber等首次提出糖尿病心肌病（diabetic cardiomyophathy，DCM）以来，多项研究结果均提示糖尿病特

异性心肌病的存在。早期流行病学研究发现，糖尿病患者心血管疾病的发病率较非糖尿病患者高2～3倍。AusDiab研究表明，糖尿病前期（包括空腹血糖受损、糖耐量减低及空腹血糖受损合并糖耐量减低）患者即存在心脏病变。超声心动图是诊断糖尿病心肌病的主要手段，在诊断糖尿病心肌病方面发挥了重要作用。目前认为糖尿病患者舒张功能受损主要与糖、脂代谢异常和钙离子失衡等因素有关。胰岛素抵抗导致的脂代谢紊乱引起细胞内钙蓄积，心肌细胞电生理活动异常，复极时间延长，心室肌松弛性、顺应性受损。心脏舒张是保证心室有足够的血液充盈的基本因素，由于心室的扩张受到限制，血液容量不能达到正常水平，从而导致左心室血液流场的异常变化。糖尿病患者左心室舒张功能减退与病程长短和血糖水平有关，糖尿病患者的左心室增厚和舒张功能异常可通过严格控制血糖等治疗得到部分逆转。因此，早期检测出糖尿病导致的微循环障碍和心脏功能的异常对改善糖尿病患者心脏病变预后尤为重要。

（二）技术方法

血流向量成像（VFM）技术是基于彩色多普勒超声血流成像对流体力学状态进行可视化描述的一种新型的流体力学定量分析技术，可能有助于对心脏疾病的血流动力学病理生理机制的深入认识和把握。按要求采集糖尿病前期及2型糖尿病患者彩色多普勒图像，经图像分析后，可以获得血流向量图、血流流线图和涡流模式图，在左心室中央设置标准线，分别放置三条取样线于左心室基底水平、乳头肌水平和心尖水平，可获得每个位点的真实速度向量曲线图、流量曲线图。

通过血流向量图、流线图可观察各位点运动方向、速度大小及腔内血液运动趋势，获得左心室不同水平取样线上每个位点的真实速度向量参数，以及舒张期正向流量、负向流量，计算得到左心室心腔内速度阶差（ΔV=基底水平速度−心尖水平速度）、压力梯度（$\Delta P = 4 * \Delta V^2$）及舒张期总流量（舒张期正向流量＋舒张期负向流量）。通过涡流模式图可观察舒张期左心室涡流变化特征，分析软件自动得出涡流峰值流量一半的区域的半径、面积及涡流强度参数，定量分析整个涡流的变化特征。

（三）糖尿病及糖尿病前期左心室舒张期流场状态

有研究采用血流向量成像技术对2型糖尿病和糖尿病前期患者进行定性定量分析，结果显示（图7-8，图7-9，图7-10），糖尿病前期患者等容舒张期血流向量图仍显示血流运动速度为各时相最缓慢时期，可见左心室少量散在血流分布，无涡流显示；快速充盈期血流自左心房沿左心室流入道流向左心室心尖，血液运动轨迹较健康正常人凌乱，速度较健康正常人有减慢趋势，可显示二尖瓣水平的对称或单个小涡流，涡流面积较健康正常人有增大趋势；减慢充盈期血流进入左心室速度显著减慢，血液运动轨迹更为凌乱，二尖瓣至乳头肌水平区域内明显可见逆时针运动的涡流，涡流面积也较健康正常人有增大趋势；心房收缩期，可显示血流自左心房进入左心室，速度仍较慢，二尖瓣与乳头肌之间靠近室间隔一侧显示逆时针运动的涡流，涡流面积也有增大趋势。糖尿病患者左心室舒张期流场状态与糖尿病前期的改变类似，但变化更明显。

研究显示，2型糖尿病患者二尖瓣口前向血流频谱E/A、二尖瓣环组织多普勒e/a及E/e较健康正常人降低，提示糖尿病患者存在左心室舒张功能受损情况，与以往研究结果一致；但采用常规超声检测技术未能发现糖尿病前期患者左心室舒张功能与健康正常人存在差别。而采用VFM技术对2型糖尿病和糖尿病前期患者左心室舒张期流场状态进行初步研究发现：糖尿病前期及糖尿病患者左心室舒张期基底水平血流速度峰值、速度阶差、压力变化、正向流量较健康正常人呈降低趋势；乳头肌水平、心尖水平正向血流量、舒张期正向总流量、舒张期总流量较正常对照组呈降低趋势。涡流强度均值、峰值均较健康正常人降低；涡流半径及涡流面积均值、峰值均较健康正常人有增大趋势。

研究提示，不仅糖尿病患者存在左心室流体力学状态的异常，糖尿病前期患者也已存在与糖尿病患者类似的流体动力学病变特征。以上参数诊断效能从高到低依次为：e/a比值、涡流强度峰值、速度阶差、舒张期总流量、涡流强度均值。此外，有研究发现糖尿病患者左心室舒张期左心室能量损耗均较健康正常人增高，表明糖尿病患者左心室内流体转换需消耗更多能量。VFM技术能够较常规超声左心室舒张功能探测方法更早期发现糖尿病前期患者左心室流体动力学变化。作为一种应用于心脏功能研究时间尚短暂的新技术，VFM技术尚存在以下局限性：多普勒角度依赖，图像帧频较低，二维模式难以完整反映血流在三维空间的真实情况，图像分析及数据处理较为繁琐，尚无统一的评价标准和完善的评价体系。

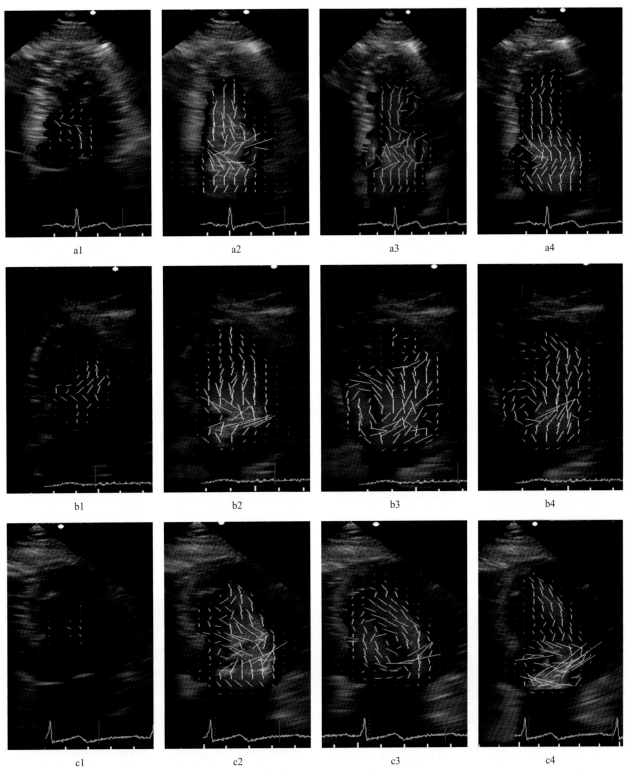

图7-8　左心室舒张期不同时相血流速度向量图

a1 ～ a4分别为正常组等容舒张期、快速充盈期、减慢充盈期、心房收缩期的速度向量模式图；b1 ～ b4分别为糖尿病前期组等容舒张期、快速充盈期、减慢充盈期、心房收缩期的速度向量模式图；c1 ～ c4分别为糖尿病组等容舒张期、快速充盈期、减慢充盈期、心房收缩期的速度向量模式图。可显示左心室舒张期不同时相糖尿病前期及糖尿病患者组较正常组受试者血流速度有减慢趋势，血流方向略显杂乱

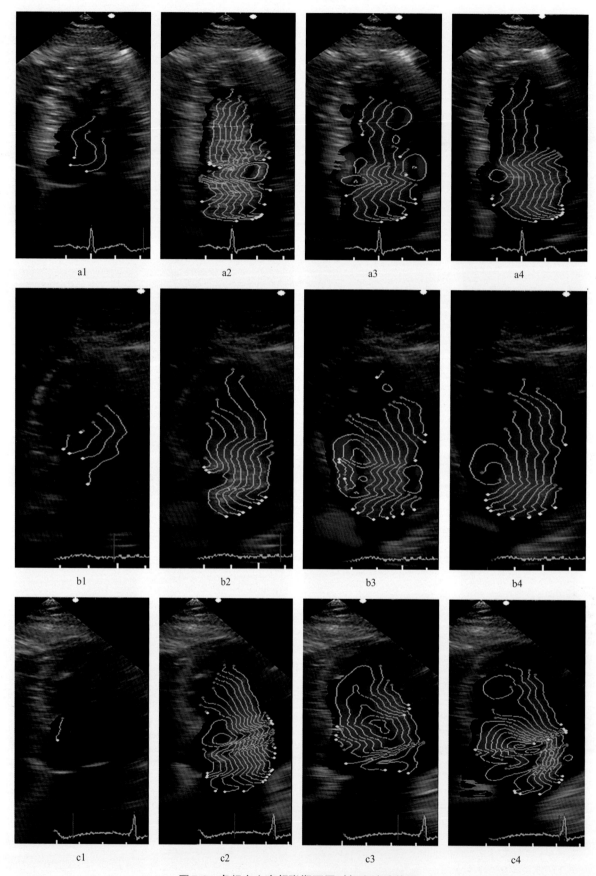

a1　　　　　　　　　a2　　　　　　　　　a3　　　　　　　　　a4

b1　　　　　　　　　b2　　　　　　　　　b3　　　　　　　　　b4

c1　　　　　　　　　c2　　　　　　　　　c3　　　　　　　　　c4

图7-9　各组左心室舒张期不同时相血流流线图

a1～a4分别为正常组等容舒张期、快速充盈期、减慢充盈期、心房收缩期的流线模式图；b1～b4分别为糖尿病前期组等容舒张期、快速充盈期、减慢充盈期、心房收缩期的流线模式图；c1～c4分别为糖尿病组等容舒张期、快速充盈期、减慢充盈期、心房收缩期的流线模式图。可显示左心室舒张期不同时相糖尿病前期及糖尿病患者组较正常组受试者血流流线运动轨迹更为凌乱

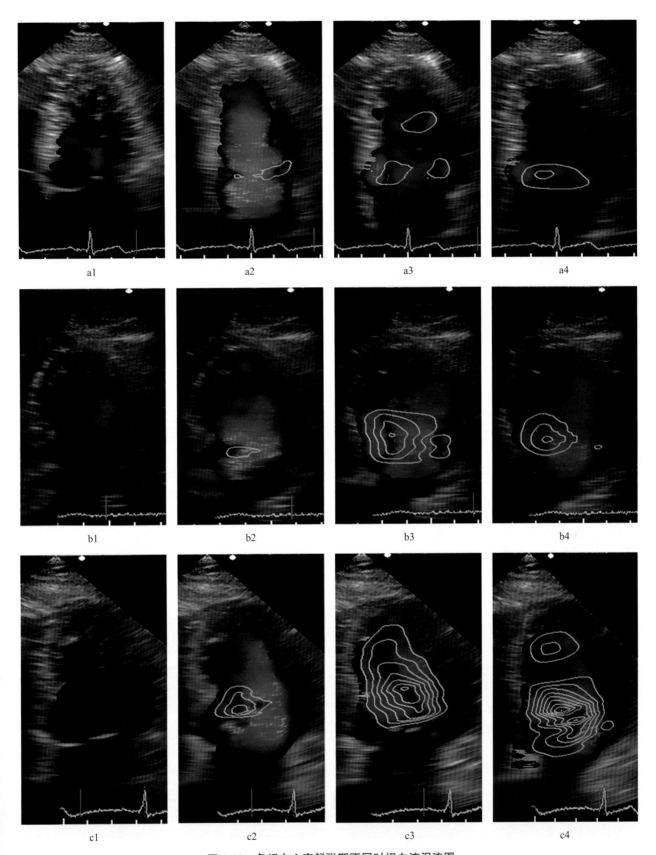

图7-10 各组左心室舒张期不同时相血流涡流图

a1～a4分别为正常组等容舒张期、快速充盈期、减慢充盈期、心房收缩期的涡流模式图；b1～b4分别为糖尿病前期组等容舒张期、快速充盈期、减慢充盈期、心房收缩期的涡流模式图；c1～c4分别为糖尿病组等容舒张期、快速充盈期、减慢充盈期、心房收缩期的涡流模式图。可显示左心室舒张期不同时相糖尿病前期及糖尿病患者组较正常组受试者涡流较为紊乱、面积有增大趋势、位置多变

　　在常规超声心动图检测糖尿病前期患者舒张功能正常时，糖尿病前期已存在与2型糖尿病类似的左心室流体力学异常状态；应用超声血流向量成像技术可直观定量评价糖尿病前期及2型糖尿病患者左心室舒张期血液流场的变化特征，有望为临床提供一种能够早期发现患者心脏血流动力学损害的新方法。

二、2型糖尿病患者左心室舒张期能量损耗

（一）疾病基础及技术背景

　　2型糖尿病是一种发病率和致死率较高的慢性内分泌疾病。糖尿病患者机体长期处于高糖、高脂环境，可引起心肌细胞凋亡、电机械功能异常以及心肌纤维化和肌纤维顺应性下降，致使左心室充盈压增高和左心室收缩及舒张功能受损。

　　超声血流向量成像（vector flow mapping，VFM）技术基于彩色多普勒血流成像，可对心腔内血液流场状态进行可视化定性、定量评价。已有研究对2型糖尿病所致左心室血液流场状态变化具有初步认识，左心室腔内血液流场将随左心室血流动力学变化而改变。基于VFM技术，定量评价左心室血流能量损耗（energy loss，EL），同时探讨左心室腔内血流EL与左心室舒张功能的相关性，试图为评价2型糖尿病患者左心室舒张功能异常提供新的量化指标。

（二）技术应用方法

　　前期按要求采集相应图像，收集相应基础数据。后期将图像导入工作站进行分析，获取时间流量曲线（time-flow curve，T-F curve），并根据T-F curve将舒张期分为6个时期：等容舒张期，即P1期；舒张早期，即P2期；快速充盈期，即P3期；减慢充盈期，即P4期；心房收缩期，即P5期；舒张晚期，即P6期。记录每一帧所对应的EL值（Pn-EL，$n = 1 \sim 6$）。

（三）2型糖尿病患者舒张期左心室腔内流体力学改变

　　2型糖尿病患者机体长期处于高糖、高脂环境，可引起心肌纤维化，左心室心肌纤维顺应性下降，致使左心室充盈压增高，左心室舒张功能受损。此外，心肌细胞长期处于高糖、高脂环境，可引起2型糖尿病患者心肌细胞钾、钙电流及相应离子通道异常，从而导致心肌电机械功能偶联异常，最终表现为心肌收缩和舒张功能障碍。2型糖尿病患者早期即可表现为左心室舒张功能降低，早期评价2型糖尿病患者左心室功能异常有利于改善预后。超声心动图是目前评价2型糖尿病患者早期心室功能改变的重要手段之一。常规左心室舒张功能参数由于存在假性正常化及多普勒角度依赖性等问题，而无法对2型糖尿病患者左心室舒张功能障碍做出准确评价。超声斑点追踪技术可评价整体或节段心肌力学状态，但无法直接反映左心室腔内流体力学变化情况。2型糖尿病患者体表面积、舒张压、左心房内径、空腹血糖浓度均高于健康成人。同时，2型糖尿病患者舒张末期峰值速度（A）、舒张早期峰值速度（E）与舒张早期二尖瓣前侧壁瓣环峰值运动速度（e）比值（E/e）、等容舒张时间、E峰减速时间、Tei指数均高于健康成人，而E/A、e、舒张早期二尖瓣前侧壁瓣环峰值运动速度与舒张晚期二尖瓣前侧壁瓣环峰值运动速度（a）比值（e/a）低于健康成人。患者E值略低于健康成人，而a值略高于健康成人。这表明2型糖尿病患者已出现舒张期左心室充盈压及室壁顺应性异常，左心室整体舒张功能受损。

　　VFM技术是近年出现的用于可视化评价血液流场状态的超声心动图新技术。目前已有较多关于应用VFM技术评价左心室功能的文献报道。笔者实验室前期应用VFM涡流参数评价糖尿病患者舒张期左心室流场变化。EL是基于VFM技术衍生出来的用于评价左心室功能的参数之一。舒张期EL表示二尖瓣开放后左心室充盈血流的摩擦热及与室壁剪切摩擦所消耗的能量。目前应用EL评价左心室功能的文献报道较少。Stugaard等研究认为EL有望成为定量评价主动脉瓣反流严重程度的指标之一。Hayashi等利用EL评价不同年龄段正常儿童左心室流体力学状态，认为EL可作为定量评价左心室功能的流体力学指标。已有实验研究结果亦表明EL可用于评价心肌缺血患者左心室舒张功能。

　　研究认为，涡旋是一种高效的能量传递形式，它能减少血流在舒缩期左心室内转换时引起的能量消耗，使左心室收缩期射血时具有足够的动能储备。2型糖尿病患者舒张期各期能量损耗（P1-EL、P2-EL、P3-EL、P4-EL、P5-EL、P6-EL）均增高，除快速充盈期外，其余各期左心室腔内能量损耗均明显高于健康成人。表明2型糖尿病患者心室内流体转换需消耗更多能量。有研究表明，涡旋稳定性改变可影响次级

涡旋形成，从而增加流体运动及转换过程中的能量消耗。涡旋在左心室存在时间过长会增加流体转换过程中的能量消耗。而2型糖尿病患者等容舒张时间及E峰减速时间均延长，使该过程流体转换耗能增加。另有研究表明，左心室流体动能随速度的增加而增加。而2型糖尿病患者在流体转换过程中EL较高，收缩期射血动能降低，长期可影响左心室收缩射血功能。

研究表明，2型糖尿病患者P3-EL与E、E/A均呈显著正相关，与e、E/e均呈正相关；P5-EL与A、a均呈显著正相关，而与E/A、e/a均呈显著负相关，这与Hayashi等研究结果相近。左心室EL与室壁运动存在关联，2型糖尿病患者左心室心肌电机械功能异常可影响左心室腔内流体力学变化。

三、2型糖尿病患者左心室等容收缩期流场状态

（一）疾病基础及技术背景

左心室腔内流体力学变化密切影响左心室功能。研究表明，左心室腔内流体运动与心室腔的几何形态及心室壁形变方式有关，而心室腔内血液自身变化与血液流场变化的关系尚不明确。等容收缩期是二尖瓣关闭至主动脉瓣开放之前的短暂时相。血液自舒张早期朝向心尖进入左心室后流体运动逐渐发生转换，至等容收缩期时流体运动转向主动脉，同时该期压力迅速增加以备射血。应用VFM技术可视化观察等容收缩期左心室流场状态变化，评价2型糖尿病患者射血前期左心室血流动力学状态，可为预测糖尿病患者病情进展过程中发生左心室收缩功能异常提供流体力学指标。

（二）技术应用方法

前期按要求采集相应图像，收集相应基础数据。后期将图像导入工作站进行图像分析，获取该时相下左心室逆时针涡旋循环强度、涡旋面积、涡旋中心位置及心腔内总能量损耗、平均能量损耗参数。

（三）2型糖尿病患者等容收缩期左心室腔内流体力学改变

涡旋运动是普遍存在于流体运动过程中的一种流体力学状态。舒张早期二尖瓣开放，血液快速自左心房充盈入左心室即可形成涡旋，并且涡旋随流体运动不断推进，等容收缩期时到达左心室流出道。自然生理状态下，涡旋运动是一种能量储备形式，生理性涡旋形成可以降低流体运动转换过程中的能量消耗，使心室收缩射血前期流体动能储备达到理想状态。涡旋的形成与运动易受所处管腔的几何形态及管壁运动形式影响。心室腔的几何形态和心肌缺血或梗死状态下室壁运动异常均可导致异常形态或大小的涡旋形成。2型糖尿病患者机体高血糖、高血脂状态可引起室壁电机械运动失偶联，室壁心肌纤维可出现形变异常。2型糖尿病患者等容收缩时间较延迟，表明室壁心肌电机械功能可能出现异常。目前，尚无血液黏滞性与心室腔内涡旋形成关系的研究。2型糖尿病患者涡旋循环强度（circulation）增高、涡旋中心位置远离主动脉瓣口，表明2型糖尿病患者受机体高糖、高脂环境影响，涡旋在左心室腔内推进转换过程较正常状态下缓慢。2型糖尿病患者左心室流场参数除涡旋面积外均有明显差异。高糖或高脂状态，使涡旋结构异常，扰乱了左心室内正常的流场秩序，同时流体间的黏滞摩擦增强，导致等容收缩期左心室能量损耗明显增高。这表明血液自身的黏滞性质变化同样可以引起左心室流场秩序改变，从而影响左心室收缩或舒张功能。而涡旋面积可能不能独立作为预测左心室功能变化的指标。

左心室内流体力学变化与左心室功能密切相关，涡旋的形成时间、强度、位置、大小等异常均可扰乱左心室腔内流体的生理性分布，这可能会增加流体转换过程中的能量损耗。2型糖尿病患者等容收缩期左心室腔内能量损耗增加也受到涡旋的循环强度影响。异常的涡旋循环强度使涡旋与周围流体及室壁间黏滞摩擦或剪切摩擦所产生的热能消耗增多。糖尿病患者左心室心肌固体力学研究发现，糖尿病患者心脏早期可表现为舒张功能异常，随病情进展而逐步出现左心室收缩功能异常。等容收缩期是左心室舒张充盈与收缩射血之间的间歇期，该期左心室容量无变化而心肌发生等长收缩使心室腔内压力迅速上升推动血液朝向左心室流出道以备射血。能量损耗可以作为评价左心室收缩或舒张功能的流体力学指标。2型糖尿病患者等容收缩期能量损耗较正常状态下增高，可能导致左心室射血期前动力储备不足，且涡旋中心位置相对偏低，表明心肌收缩推动血液流体运动较正常缓慢，流体更加偏离左心室流出道，均可导致左心室收缩射血异常。因此，等容收缩期左心室腔内血液流场变化可用于评估左心室射血前期心室功能状态，作为预测2

型糖尿病患者病情进展过程的新指标。

第四节　胸腔镜肺切除术后舒张期左心室流体能量损耗

既往研究表明，舒张早期二尖瓣口涡旋的形成需要心室具有合适的容积以及室壁之间的动力协同，异常涡流的形成提示心室功能不全。肺叶切除可造成胸腔内心脏的解剖位置、病变肺叶所属肺静脉和肺动脉残桩内血液淤滞，以及术后代偿性心率增快、心排血量减少等表现，以上病理变化可能造成心室容积改变从而导致左心室腔内涡流形成的异常以及 EL 增高。

应用 VFM 技术对胸腔镜肺切除术后患者左心室腔内流体变化进行可视化的观测及定量评价，同时设置年龄、性别、身高、体重等相匹配的健康人员为对照组。仪器采用 ALOKA Prosound f75（Hitachi-Aloka Co，Tokyo）型彩色多普勒超声诊断仪，相控阵探头，频率 2 ～ 5MHz。常规超声心动图检查，测量各腔室结构和功能参数。首先，获取左心容积参数，包括双平面辛普森法获取左心室舒张末期容积（left ventricular end diastolic volume，LVEDV）、左心室收缩末期容积（left ventricular end systolic volume，LVESV）及左心室射血分数（left ventricular ejective fraction，LVEF）。采用面积-长度法获取左心房收缩末期容积（left atrial end systolic volume，LAVs）、左心房舒张末期容积（left atrial end diastolic volume，LAVd）以及左心房排空容积（left atrial emptying volume，LAVe）。其次，在 VFM 模式下采集标准心尖四腔、三腔及两腔切面彩色多普勒动态图以供离线软件分析。最后，将图像导入自动成像分析软件（DAS-RS1 and SOP-RS1-6；Hitachi-Aloka Co，Ltd.）进行离线数据分析。值得一提的是，需要在心尖三腔切面，依据时间-流量曲线确定舒张早期（early diastolic，ED）、舒张晚期（late diastolic，LD），然后分别获取左心室整体能量损耗（total energy loss，EL_T）、左心室平均能量损耗（average energy loss，EL_A）、左心室基底段总能量损耗（total energy loss of basal segment，EL_{TB}）及平均能量损耗（average energy loss of basal segment，EL_{AB}）、左心室中间段总能量损耗（total energy loss of middle segment，EL_{TM}）及平均能量损耗（average energy loss of middle segment，EL_{AM}）、左心室心尖段总能量损耗（total energy loss of apical segment，EL_{TA}）及平均能量损耗（average energy loss of apical segment，EL_{AA}），见图 7-11。

经过 SPSS 软件进行统计分析后发现，肺切除术后早期，患者的 LVEDV、LVESV、LVEF 和 LAVd 较正常对照组无明显统计学差异；LAVs 和 LAVe 值轻度低于对照组，舒张功能参数 E、A、E/e 及 HR 均高于对照组。病例组能量损耗表现为，舒张早期仅 EL_{TB}、EL_{AM} 高于正常对照组，舒张晚期肺切除组 EL_T、EL_A、EL_{TB}、EL_{TM}、EL_{AM}、EL_{AB} 和 EL_{AA} 均高于正常对照组。肺切除术可导致术后肺功能降低和与呼吸受限相关的运动能力下降。术后早期可因肺实质组织减少及气体交换面积降低引起肺活量、第 1 秒用力呼气容积、

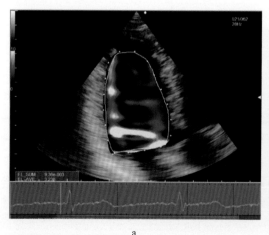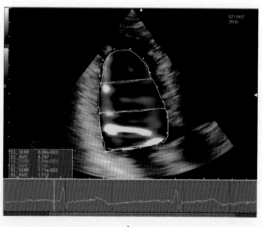

　　a　　　　　　　　　　　　　　　　　　　b

图 7-11　左心室能量损耗

a 为左心室整体能量损耗（EL_T）及平均能量损耗（EL_A）；b 为左心室基底段、中间段及心尖段总能量损耗及平均能量损耗（EL_{TB} 及 EL_{AB}、EL_{TM} 及 EL_{AM}、EL_{TA} 及 EL_{AA}）

最大随意通气量等显著下降，术后余肺体积与胸腔体积不匹配、胸膜腔积气等可使空间相关并发症发生率增高。肺实质减少导致缺氧性冠脉血管、肺血管收缩以及手术创伤应激引起血浆内皮素浓度升高和术后肺组织对血浆内皮素的代谢能力下降均可引起心肌缺血、心功能减退。

虽然研究结果显示肺切除术后患者左心室容积参数及左心室射血分数与对照组比较无统计学差异，但既往研究表明左心室各室壁节段纵向应变值和整体纵向应变值在术后均出现明显降低，以全肺切除组下降明显。说明肺切除术后早期患者即出现左心室局部和整体心肌功能降低。肺切除患者左房收缩末期容积、左房排空容积较正常对照组轻度减低，原因可能与以下因素相关。首先，收缩期左心房储备功能主要受心房自身顺应性影响。左下肺叶切除或者中央型肺癌透过心包或沿肺静脉干侵袭左心房壁时会造成左心房功能受损和自身顺应性下降。其次，术后代偿性心率增快、收缩期缩短可造成右心室每搏输出量减少，通过肺循环回流到左心房的血流量也一定程度地减低。患者术后E峰、A峰较正常人增快，以A峰增加明显，但E/A、E/e仍处于正常范围以内。既往研究表明E波减速时间（EDT）反映了心室松弛、心室肌和心房顺应性等，术后EDT明显缩短，说明术后早期患者出现左心室顺应性减低、僵硬度增加。因此仅以E/A、E/e作为肺切除患者术后舒张功能改变的评价指标是不够的。

肺切除术后患者舒张期左心室能量损耗较正常人明显增加，并表现为舒张晚期能量损耗增加明显，说明EL值反映肺切除术后患者左心室舒张功能损害较E/A、E/e更加敏感。血液黏度是影响EL的重要因素，肺切除组患者血液黏度增加原因是多方面的，肿瘤细胞组织因子过表达、组织因子-阳性微粒释放入血及手术程序的创伤都会激活外源性凝血系统，引起大量凝血因子的释放和血小板功能的激活。患者术后左心室顺应性减低可能是造成EL增加另一个原因。既往研究表明，舒张早期二尖瓣口涡旋的形成有助于将血液从左心房导流向左心室流出道并促进舒张期到收缩期的动能守恒以减少能源消耗，而左心室壁顺应性变化可影响心腔内涡旋的形成，从而造成EL增加。二尖瓣口A峰反映房室压差，受左心室顺应性和左心房收缩功能影响。肺切除患者A峰较对照组明显增快，舒张晚期EL亦较对照组明显增加，再次验证了EL与E峰、A峰正相关这一结论，说明左心室松弛受损、顺应性减低造成左心室能量损耗的增加。

VFM技术作为一种新的无创的可视化超声诊断技术，可显示左心室腔内血流流场状态及能量损耗变化规律，为肺切除患者术后左心室功能评价提供新的指标。在以后的研究中，研究者可以扩大样本量，进一步延长观察时间，分层分析切除左侧肺叶或者右侧肺叶以及切除肺叶数目不同对心室流场和心功能变化的影响，应进一步结合手术范围、空间并发症、癌组织病理类型、围手术期感染等因素综合分析肺切除术对心脏结构和功能的影响。

第五节　心脏双腔房室顺序起搏患者舒张期左心室腔内流场变化

心脏的机械不同步运动可导致心室收缩和舒张功能减低，心室功能减低的血流动力学机制尚未被充分揭示。理论推测心脏双腔起搏状态房室分离房室间和室内机械收缩呈非生理性不同步时，其左心室心腔内血液流场及其流体动力学状态将会发生改变。现有研究表明，血流速度向量技术可应用于初步观察评价心脏双腔起搏患者左心室收缩或舒张功能的流体力学状态，评价心肌因激动顺序差异导致的机械不同步与左心室腔内流场变化的关系。既往学者通过不同影像技术对心脏室壁运动进行评价并可视化揭示其心肌功能异常与临床心血管疾病的内在关系，但缺乏一种技术手段可以把心脏固体机械力学与心腔内流体力学结合起来进行评价。目前，心室内流体动力学被认为是评估心脏整体功能的潜在新方法。心腔内流体力学可视化评价方法包括磁共振成像、粒子成像测速技术及超声血流速度向量技术等。基于彩色多普勒和斑点追踪成像原理的超声血流速度向量技术较前两种技术能够更为方便和准确地可视量化观测血液流体的速度向量分布，其具有较高的时间和空间分辨率，能够计算出因湍流血流的黏性摩擦而导致的能量损耗。

以往认为，房室顺序起搏和频率反应性起搏是生理性起搏，能够为患者带来心脏功能和血流动力学益处。然而临床发现事实并非如此，Lieberman等研究发现无论正常还是左心功能不全患者在进行右心室起搏后左心室收缩、舒张功能均降低。同样丁戈琦等研究发现无论是右心耳和右心室心尖还是左心室心尖和前侧壁起搏，左心室每搏量和射血分数均较基础生理状态明显减低。这说明心脏功能的有效实现，需要心肌收缩、舒张的顺序性、同步性和有效性。而且只有在心脏解剖结构与功能正常并与流体互动产生正确的血流顺序时，才能保证在生理状态下舒张期血流在离开心房充盈心室的过程中所形成的涡流避免中途不必要的血流碰撞，以最小能量损耗方式转化为收缩期心室射血。

与心脏收缩相同，心脏舒张亦是主动耗能过程，在舒张期血流充盈左心室的过程中，血液的流体力学状态对于心脏整体功能的影响具有重要的作用。有研究发现，右心双腔起搏患者在等容舒张期、舒张早期、舒张晚期左心室腔内能量损耗较正常人明显增高。右心房室起搏时，右心室心尖最早激动而左心室前侧壁和右心室流出道最晚激动，较早激动区域心肌纤维提早缩短导致心肌血流灌注、氧耗量降低和心肌收缩力减低。后激动部位的心肌被持续增高的左心室内压力不断拉长，根据Frank-Starling机制，后激动部位有更强收缩力。同时，左、右心室激动传播时间明显不同延长，左心室平均激动时间较右心室更长，导致心室间、心室内的不同步和左心室舒张功能异常、心室充盈压的显著增高。心室壁的电机械收缩不同步性最终形成不正常的压力场分布和涡旋位置、血流传播方向及其转化方式，而非正常位置形成的涡流、异常血流运动形态和紊乱的血流传播方向将使流体彼此碰撞，增加了与局部心肌的室壁剪切和摩擦，高速紊乱的血流与室壁的高剪切作用及血流自身的不稳定性，最终导致了左心室部分舒张过程中的高耗能——等容舒张期左心室内残留较多不稳定非静态血流，非静态血流之间发生摩擦和流体剪切造成不必要的能量损耗。同时，过多残余血流造成左心室舒张末期压力增高明显，舒张早期当二尖瓣刚开放时，处于瓣口的加速血流与左心室腔内非静态血流间形成不正常的血流途径，其引起湍流并造成了不正常的涡旋形成和传播，局部心肌的室壁剪切应力会相应增高。这些综合作用的结果导致流体动力学异常，进而导致舒张早期流体能量损耗增高。舒张晚期左心房收缩时，起搏器置入后的心脏为了将残留在左心房内的更多血流挤入左心室强力收缩，产生较高A峰流速，由于起搏器患者左心室壁电-机械的同步性较差，左心室腔内非稳态的流体与A峰血流发生更多碰撞和剪切，有可能导致更高的能量损耗。另外，左心室舒张功能异常和心室充盈压的异常增高亦可使二尖瓣口前向血流状态发生改变。舒张期能量损耗和E峰之间是正相关关系，能量损耗如公式5-25。

在能量损耗变量中，峰值速度可能代表的前负荷影响舒张能量损耗，前负荷改变将影响左心室的充盈流程；其降低将导致E峰峰值速度变小。这表明具有一个更高的E峰峰值速度将有一个更高的左心室充盈压力，其可能会引起左心室产生更多湍流并导致舒张充盈期左心室腔内流体运动能量耗散增加。从能量损耗公式可以看到，当相邻速度向量的大小、方向及位置变化较大以及血流的黏滞度增高时，能量损耗将会伴随增高。此外，E峰峰值速度也可能受等容舒张速率影响。对于舒张中期起搏器患者能量损耗较正常人变小，考虑其原因可能是随着二尖瓣口前向血流不断涌入、增多，当进入舒张中期时，左心室腔内流体在方向上、稳定性上渐趋一致，并且左心室舒张压相比正常人要高，综合这两种原因导致二尖瓣口E峰流速就会比前期能量损失少的正常生理状态下的要低。根据能量损耗公式，当相邻速度向量的大小、方向及位置变化较小时，能量损耗将会伴随减小。

正常人左心室涡旋面积与涡旋强度呈线性相关，而起搏器患者左心室的涡旋面积与涡旋强度失关联，从另一方面可能说明了正常心脏功能在从舒张期向收缩期转化过程中心腔内流体始终遵循着方向性、有序性和时效性，而在转换过程中一旦破坏了这种规律，尽管起搏器患者舒张期左心室腔内产生同样大小的涡旋，但其方向性和有序性发生了变化，那么最终产生的效能-涡旋强度却明显较正常人变小，说明其在能量转化过程中额外损耗掉了更多的能量，这一推测尚需今后更大样本及进一步实验研究证实。

超声血流速度向量技术从心腔内流体力学角度揭示了临床起搏器治疗存在的不足，为今后高度选择性起搏点治疗提供了理论依据，但临床病例图像质量及其他非考虑因素以及多普勒角度依赖等可能会对研究结果造成一定的影响。

总之，超声血流速度向量技术提供了在体心脏腔室内血液流场和流体力学的可视化观察技术和可靠的量化评价方法，为临床心血管疾病和实验研究的深入开展提供了技术手段。

第六节　妊娠期高血压病患者左心室舒张期能量损耗

妊娠期高血压病（pregnancy induced hypertension，PIH）是妊娠期常见并发症，发病率约为所有妊娠妇女的 12%，为产科特有的不可避免的临床问题，是导致孕产妇及围产儿发病及死亡的主要原因。PIH 患者由于发生广泛血管内皮活化和血管痉挛，引起高血压和多器官灌注不足，将会导致左心室顺应性降低、心肌纤维化以及舒缩功能障碍，甚至出现心力衰竭。PIH 心脏病发病凶险且较隐匿，极易延误诊治，严重威胁孕妇及围产儿生命。因此，早期准确评估 PIH 患者心脏结构和功能改变，尽早诊断并采取医疗干预，对保障孕妇及围产儿的安全至关重要。超声心动图具有安全无创、无放射性、简便直观等特性，能敏感地检测到心脏结构和功能变化，是临床评价 PIH 患者心脏功能最重要的手段。

研究表明，左心室的压力负荷和容量负荷即使只是短时间超载亦可能引起 PIH 患者左心室功能障碍，PIH 患者的左心室舒张功能受损往往先于收缩功能障碍，并且可用于预测长期心血管疾病发病率。因此，早期评价 PIH 患者左心室舒张功能有利于指导更为有效的临床管理、改善预后。目前常用 PW、TDI 评价 PIH 患者左心室舒张功能，发现 PIH 患者 E 峰降低，A 峰增加，使 E/A 比值逆转，显著降低，等容舒张时间及 Tei 指数明显增加，二尖瓣环速度 e 显著减低，E/e 明显增加，提示 PIH 患者已经出现左心室充盈压的异常、心室壁顺应性改变，左心室舒张功能受损。但以上参数存在假性正常化及角度依赖性等不足，更无法早期、直接地反映左心室腔内的流体力学变化。

心腔内的血液流动模式是由心脏结构和功能所共同塑造的，揭示了心脏在工作负荷下保持相对恒定的血液循环的特殊适应性。既往研究已证实，血流动力学会影响心肌细胞及心脏的形态学改变，且其变化早于心脏大体形态学改变。因此，通过检测心腔内流体力学改变可能更早地反映心脏整体健康。VFM 是一种近期发展起来的超声心动图技术，它能在彩色多普勒基础上显示并分析心腔内的流体力学变化，可定量评估能量损耗（energy Loss，EL）。EL 是反映心血管腔内血流空间分布的新型流体力学参数，被计算为血液黏性摩擦所致的热量损失和流体能量消散的量。笔者曾用 VFM 技术定量评价妊娠晚期 57 例 PIH 患者及 38 例健康孕妇左心室等容舒张期、快速充盈期、舒张中期和心房收缩期的左心室整体平均能量损耗（ELt）、左心室基底水平平均能量损耗（ELb）、乳头肌水平平均能量损耗（ELp）、心尖水平平均能量损耗（ELa），比较两组之间的差异，并分析 ELt 与 E/e 的相关性。结果发现 PIH 患者左心室舒张期各时相各水平 EL 均明显增高（$P < 0.05$），且绝大多数时相 ELt 与 E/e 呈正相关（均 $P < 0.05$）。

健康人舒张期左心室内存在规律的涡旋运动，涡旋能促使血液高效流动并最大限度地减少 EL，而高血压或缺血性心脏病等可以改变心室内涡旋结构并增加 EL。PIH 患者左心室舒张期各时相各水平 EL 明显增高，提示 PIH 患者左心室舒张期流体力学已经发生改变。PIH 患者舒张末期左心室下侧壁厚度及室间隔厚度增厚，左心房前后径增大，表明其已经出现形态学改变，而改变的心脏形态将加剧左心室的高动力状态，进一步影响其血流动力学变化，使得左心室的血流失去规律流向，改变了心腔内流体能量之间的转换，涡旋增多，血流之间、血流与心肌之间的运动摩擦增加，摩擦消耗的能量增多，从而导致患者左心室 EL 增加。涡旋存在于左心室的时间延长将会使流体转换消耗更多的能量。PIH 患者左心室等容舒张期明显延长，使得该时相左心室内流体转换产生更多的摩擦热，EL 增加。同时，PIH 患者舒张期左心室的充盈模式发生改变可能是另一原因，在快速充盈期，左心室充盈压增加使得其负压吸引减弱，左心房内血液进入左心室减少，充盈时间延长，EL 增加；舒张中晚期，左心室室壁顺应性减低，为了保证左心室足够的射血效能，左心房代偿充盈，主动收缩加强，这种额外的做功使得进入左心室的血流方向及速度发生剧烈变化，导致 EL 增加。EL 与血液黏度密切相关，PIH 患者由于血管内皮细胞损伤，血管通透性增加，血液成分渗漏进入细胞间质，导致血液浓缩、黏滞度增加，引起血流内部的摩擦增加，从而 EL 增加。

由于等容舒张期时主动脉瓣处于关闭状态，而二尖瓣尚未开放，心腔内流体产生的涡流较另外 3 期明显减少，因而该时相 EL 较低，笔者亦发现 PIH 患者等容舒张期 EL 低于同组舒张期另外 3 个时相。而舒张期同一时相不同水平相比，EL 从基底水平至心尖水平逐渐递减，可能是由于血液自二尖瓣口进入左心室后，在基底水平形成湍流，EL增加，而后由于血液黏滞，涡流间、涡流及室壁间的动能消耗使得涡流减小，因此EL从基底水平至心尖水平依次递减。

张文等指出舒张期E/e无明显差异时就已经出现EL的显著变化，即EL比E/e值能更敏感地反映舒张功能改变。而任丽等发现PIH患者左心室等容舒张期、快速充盈期及心房收缩期ELt与其舒张功能参数E/e呈正相关（均$P<0.05$），这表明左心室充盈压改变能直接影响EL，并推测部分时相的EL可能为评估PIH患者左心室舒张功能受损及其程度提供一个全新的敏感的量化指标。

VFM技术作为一种新型超声心动图成像技术，能可视化地显示左心室舒张期血流动力学变化，为PIH患者舒张功能障碍评估提供额外的参考信息，部分舒张期时相的EL可能成为评价左心室舒张功能障碍的量化指标之一，同时EL的重复性良好（观察者内及观察者间均$P\leqslant0.001$）。VFM技术有望为PIH患者左心室舒张期血流动力学及功能改变评估提供新方法，但EL在PIH患者心功能评估中的临床应用值得进一步研究证实。

第七节　尿毒症患者单次血液透析左心室流体能量损耗

（一）疾病基础及技术背景

血液透析是尿毒症患者生命得以延长的重要手段，心血管疾病是维持性血液透析患者最常见的死亡原因。血液透析患者在左心室容量负荷增加的同时，受机械因素及神经内分泌因素影响，收缩压往往较高，左心室压力负荷也随之增加。有研究表明，收缩压的增高与左心室肥厚关系密切，左心室肥厚可导致心肌间质纤维化和灌注储备降低，心肌间质纤维化可导致左心室舒张功能降低。目前，血液透析前后左心室收缩功能变化的观点尚不一致。因此，进一步了解尿毒症患者血液透析前后心脏功能的变化，对指导临床采取及时的治疗措施有着非常重要的意义。

超声血流向量成像技术（VFM）可以处理心脏及血管内的多普勒信息，对心脏及血管内的血液流场状态进行可视化的定量分析，从而实现评估不同疾病状态下心脏的病理生理机制。目前，国内外诸多学者利用VFM进行了动物及人体试验研究，对健康成人、儿童及糖尿病、高血压、尿毒症、先天性心脏病、心肌病、瓣膜性心脏病等左心室内血液流场变化分别进行了不同程度的研究。国内也有学者分别对左心房和主动脉内血液流场变化进行了研究，对了解左房-左心室-动脉偶联关系有一定帮助。近年来，有学者运用VFM对尿毒症患者左心室血液流场状态进行研究，却并未利用VFM对尿毒症患者血液透析前后的血液流场变化进行可视化分析。因此，用VFM技术定量评价长期维持性血液透析的尿毒症患者左心室舒张期、等容收缩（isovolumetric contraction，IVC）期及快速射血（rapid ejection，RF）期整体的平均能量损耗（energy loss，EL），同时评价单次血液透析对尿毒症患者左心室舒张期、IVC期及RF期整体的平均EL的影响，并初步探讨左心室整体的平均EL与其相应的常规舒张、收缩功能参数的线性关系。

（二）尿毒症患者单次血液透析左心室流体力学改变

尿毒症患者由于不能有效排泄体内多余的代谢产物，心肌细胞长期暴露于这样复杂的内环境就会发生适应性的结构和功能改变，如心肌肥大、间质纤维化，最后表现为左心室肥厚、舒缩功能障碍等。研究表明，大鼠心脏间质成纤维细胞在肾脏次全切除术诱发肾功能衰竭后2周就开始活化，通常3~4周后发生左心室肥厚，并且在初始诱导后8~12周发生毛细血管稀疏和动脉变化。有研究者认为，尿毒症血液透析患者容量负荷频繁发生变化，心脏血流动力学也随之改变，从而导致冠状动脉及其微循环的血流不断变化，冠状动脉血流储备减少，使血液透析患者易患心肌缺血，在肌细胞水平表现为细胞膜完整性丧失，并伴钾离子外流、钙离子内流，酸中毒，静息膜电位降低，以及细胞缝隙连接分布模式改变等。血液透析引起的容量超负荷和心肌缺血，使心肌纤维伸展和缩短不对称，从而导致心肌机械运动不同步，影响心肌收缩功能。左心室收缩功能障碍在透析患者中的发病率为15%~28%，而在一项腹膜透析患者的研究中，EF降低1%导致心源性猝死风险增加6%（$P=0.004$），虽然EF的绝对值下降很小，但这在临床上可有一定的价值。血液透析患者左心室舒张功能障碍的患病率为48%~73%，且舒张功能障碍与血液透析患者死亡率有较高的关联性（$P=0.012$）。目前，对单次血液透析前后左心室心功能变化的研究有不同的结果。

Omrani等认为血液透析后尿毒症患者心脏收缩功能下降。Sarafidis等认为血液透析后尿毒症患者舒张功能降低，而收缩功能无明显变化。A.Gillian等认为早期透析对心脏结构和功能没有明显影响。也有学者的研究表明血液透析前后心尖扭转无明显差异。分析这些不同结果出现的原因，可能与研究方法、研究人群等因素有关。

超声心动图作为非侵入性的检查，比实验室检查提供了更多关于心脏形态和功能的实时信息。R.Chen等研究也发现，尿毒症患者与正常对照组间EF及s值无明显差异，而E/A较正常对照组降低。EF及s值无明显差异，但也不能排除尿毒症患者收缩功能障碍。常规的彩色多普勒血流显像和组织多普勒成像检查，可用于观察尿毒症患者整体或局部的心肌舒张和收缩功能，却受到角度依赖的限制，故不能准确评估心脏各个腔室的功能。有研究表明，4年以上的左心室几何形状异常与心血管疾病风险增加相关。而超声心动图对尿毒症患者的研究表明，左心室肥厚与尿毒症患者的心血管死亡率有关，而与左心室几何形状无关。有学者利用超声斑点追踪技术测得终末期肾病患儿的纵向应变受损。速度向量成像技术和斑点追踪技术不受入射角度影响，是评价心肌运动的可靠技术，但仍受心律等因素的影响，且对心腔内血液流场不能进行可视化分析。

陈燕萍等采用VFM定量评价长期维持性血液透析的尿毒症患者左心室舒张期、IVC期及RF期整体的平均EL，并评价单次血液透析对长期维持性血液透析的尿毒症患者左心室舒张期、IVC期及RF期整体的平均EL的影响，并初步探讨左心室整体的平均EL与其相应的常规舒张、收缩功能参数的线性关系。研究结果显示，长期维持性血液透析的尿毒症患者左心室舒张期、IVC期及RF期左心室整体的平均EL几乎均较对照组增加，提示长期维持性血液透析尿毒症患者左心室舒张、收缩功能降低；单次血液透析后，长期维持性血液透析的尿毒症患者左心室舒张期、IVC期左心室整体的平均EL较血液透析前降低，RF变化不明显，提示单次血液透析可改善长期维持性血液透析的尿毒症患者心脏的舒张功能，但仍不能有效改善快速射血期心脏的收缩功能（图7-12、图7-13）；舒张早期EL与二尖瓣口血流舒张早期E峰值（E）、舒张晚期EL与二尖瓣口血流舒张晚期A峰值（A）、舒张晚期EL与二尖瓣间隔壁瓣环组织运动舒张早期E峰值、舒张晚期A峰值的比值（e/a）具有一定的线性相关关系，提示EL也可以定量反映尿毒症患者左心室舒张功能情况。研究显示，舒张早期EL与E呈正相关关系，舒张晚期EL与A呈正相关关系，舒张晚期EL与e/a呈负相关关系。与常规功能参数E/e、E/A、e/a相比，VFM通过定量分析左心室内流体EL，能更早、更敏感地反映尿毒症患者血液透析前后左心室舒张功能的变化。尿毒症患者血液透析后快速射血期左心室整

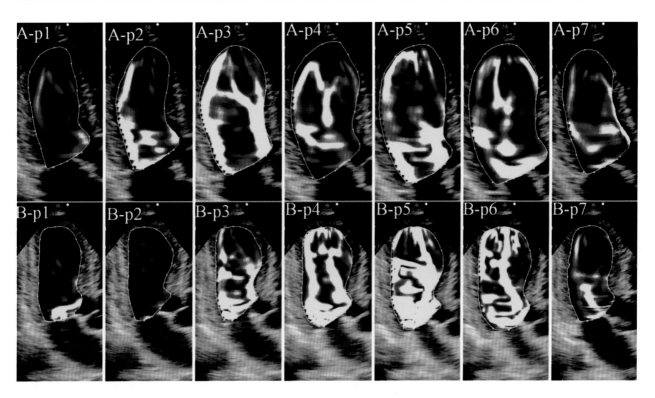

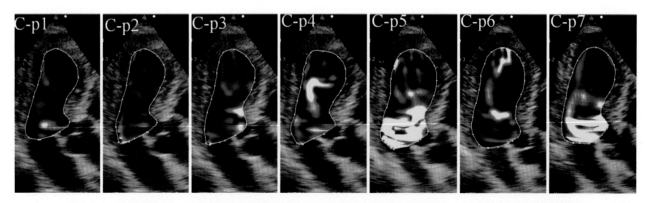

图7-12　正常对照组，尿毒症患者血液透析前，尿毒症患者血液透析后p1～p7期左心室能量损耗图

A-p1～A-p7分别为正常人p1～p7期能量损耗图；B-p1～B-p7分别为尿毒症患者血液透析前p1～p7期能量损耗图；C-p1～C-p7分别为尿毒症患者血液透析后p1～p7期能量损耗图。本研究分析所用参数为平均能量损耗参数。图中左心室心腔内黄色呈现的明暗表示该时相能量损耗的高低。此图提示血液透析后左心室整体的平均能量损耗明显减低

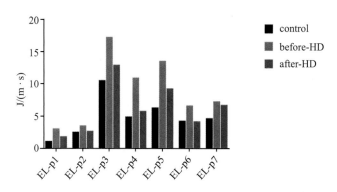

图7-13　p1～p7期正常对照组、尿毒症患者血液透析前、尿毒症患者血液透析后左心室整体的平均能量损耗

control：对照组；before-HD：尿毒症患者血液透析前；after-HD：尿毒症患者血液透析后

体的平均EL较血液透析前无明显变化，而较正常人增加，其可能与动脉硬化，心室-动脉偶联失常，射血耗能增加有关，这需要进一步研究证实。

第八节　高血压患者左心室收缩期能量损耗

原发性高血压是常见的慢性疾病，其患病率在我国呈逐年上升趋势。高血压可损害心脏的顺应性，导致心肌纤维化，影响心室及心房功能，它与多种心血管疾病如心力衰竭、心房颤动（房颤）、脑卒中的发生相关。在高血压早期阶段，患者已经出现心脏功能的损害，然而，在临床症状出现之前，高血压患者的心脏损害往往被忽视。

超声血流向量成像（VFM）技术是一种近年来开展的新技术，它基于彩色多普勒血流成像的原理，采用衍生的能量损耗（EL）参数，能够对特定时相以及特定节段心腔内流体运动的摩擦能量耗散进行定量评价（图7-14）。近年来研究表明，高血压患者舒张期左心室的EL增加，提示心肌舒张时心腔内血液流场损伤，采用超声血流向量成像技术对高血压患者收缩期左心腔内血液流场的改变评价时，发现在收缩期左心室腔内流场已经改变，并通过分析高血压左心室肥厚左心室心腔内EL的改变，发现左心室肥厚增加左心室心腔内流体EL，揭示了左心室肥厚对左心腔内流场的影响（图7-14、图7-15）。

健康人左心室心腔内流体运动能形成积极有效的涡流，涡流有利于血液流入心室，减少能源的消耗，保持流体运动的趋势并流出左心室。心脏瓣膜病、缺血性心脏病、左心室的收缩不同步以及二尖瓣置换术可以改变室内涡流的运动并增加EL，甚至在主动脉瓣的疾病中，舒张期EL增加与主动脉瓣反流的严重性

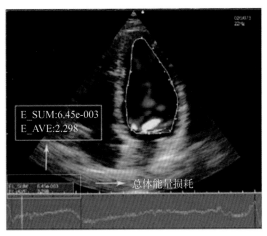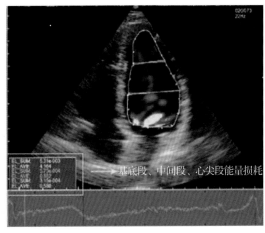

图7-14　左：左心室心尖四腔心切面等容收缩期左心室总体能量损耗描绘示意图；右：基底段、中间段及心尖段能量损耗描绘示意图

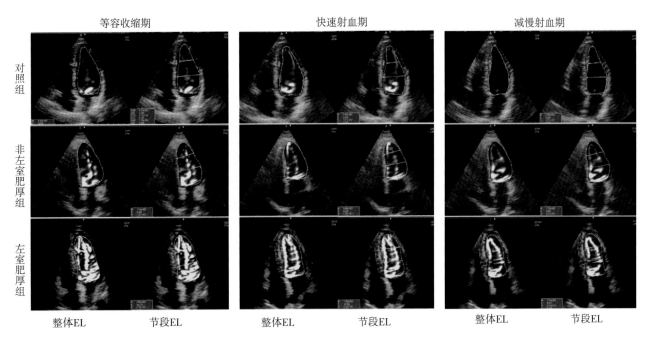

图7-15　正常对照组与高血压组不同时相左心腔能量损耗：高血压组各时相整体及节段部分能量损耗高于对照组，且左心室肥厚加重左心腔能量损耗

成正比关系，心室内涡流及其能量效率影响患者的预后，EL参数提供了独立的预后信息，且有研究发现，EL可能是糖尿病患者血糖控制不正常的临床前期左心室功能不全的敏感指标，高血压患者舒张期及收缩期EL增加，提示左心室心腔内血液流场在左心室舒张及收缩时均受损，血液流场的状态与心血管系统的形态和功能密切相关，它反映了心血管系统在病理性状态下的适应性反应。

　　众所周知，应用传统左心室收缩功能参数如左心室射血分数在评价收缩功能的异常变化上并不敏感，就高血压病患者而言，随着高血压左心室肥厚的发生，多种病理及功能因素引发代偿性心率加快，左心室收缩功能亢进，左心室射血分数呈增加状态，只有当左心室失代偿时，左心室射血分数才开始减低，但研究表明，高血压不伴左心室肥厚时收缩期各时相平均总EL均增高，说明EL参数提供了早期心功能受损的信息。近年来，已有许多研究发现高血压患者收缩期心肌力学状态明显改变，且在高血压不伴左心室肥厚时，心肌的应变、应变率及左心室扭转已明显减低，提示心肌功能在高血压病不伴左心室肥厚时已经受损，左心室室壁顺应性的变化可影响心腔内涡旋形成、心室肌舒缩和形态学变化，与血液流场变化存在密切联系。高血压患者心室壁僵硬度的增加影响血流动力学，导致心腔内流体波动、涡流运动状态改变并增加血液的湍流，最终需消散更多能量维持正常心脏功能。高血压伴左心室肥厚时收缩期各节段及总体高于对照组，大部分节段及总体高于高血压不伴左心室肥厚的组别，高血压伴左心室肥厚时患者由于心肌纤维化的增加导致其室壁顺应性进一步降低以及僵硬度增加，使心腔内无规则的涡流增多，增加血流黏滞性摩擦，造成更多的EL，这表明左心室肥厚对心腔血液流场有着明显的影响。也有研究显示，左心室心肌细胞的肥大在一定程度上影响着左心室的血液流场并可相互作用。

左心室基底段EL到中间段及心尖段呈降低趋势，这可能与基底段、中间段及心尖段的特殊结构有关，心室收缩时，心腔内所有血液往流出道汇聚，血液量及流速逐渐增高，血液摩擦产生的能量损失增多。左心室从等容收缩期到射血期结束期间，心室内正常的生理血流运动方向是由心底到心尖再到流出道，高血压不伴左心室肥厚时，部分节段EL无明显改变，这是由于此时心室壁僵硬度尚处在初期，心尖及中间段的血流运动尚能维持在正常范围之内，能量传递与转换尚未明显改变。研究也发现，等容收缩期EL与左心室质量指数及左心室射血分数均有相关性，等容收缩期左心室血液发生流体转换，是流体由流入道经心腔到流出道的过程，此时仅有心肌长度的变化而无容量的改变，而高血压患者因心室僵硬度的增加，心肌收缩力减低，使得正常流场的运动由规则变为紊乱，使血液摩擦增加，等容收缩期EL改变可能成为临床早期检测高血压收缩期流场损伤的指标之一。

血流向量成像技术能够检测心腔内血液流场的改变，并定量流场改变导致的EL，以往的研究也已论证了血流向量成像技术在对病理状态下流场损耗监测的可靠性。上述可见，血流向量成像技术有望为高血压收缩期流场变化的检测以及评估其受损程度提供新方法，这为临床对高血压的干预及预后评估，以及监测药物的反应提供了一种新的技术手段。

第九节　舒张期左心室节段心肌运动及其邻近心室腔内同步血流耦合

心动周期中不同时相血液流场和流体力学状态的同步、顺序和有效动态变化过程是心脏机械功能表达的最终结果。当心脏功能正常时，心脏机械功能与心腔内血液流场和流体力学状态存在特定的力和能量传递及转换的时空关联关系。当心脏疾病发生时，心脏功能或解剖结构异常，力和能量的传递和转换发生改变，时空关联关系被破坏，又可能进一步促进疾病的发展。例如，原发性高血压患者早期即已存在心室舒张充盈障碍，此时可能尚无临床症状，但心脏机械功能与心腔内血液流场和流体力学状态已改变，进一步发展造成左心室心肌肥厚或舒张性心力衰竭。

血流在心腔内流动时受到挤压剪切，流动阻力、与其他流体和心肌的摩擦力及其流动特性都会影响血流分布。血流经过瓣膜加速后于瓣膜下出现流固分离、漩涡干扰等现象，使心腔内血流环境呈现更加复杂的情况。心肌组织与腔内血流是耦合运动的，血流振荡将影响到周围心肌组织结构，而心肌组织的位移反过来影响流体的动力学特性。因此，在实际研究过程中，不仅需要精确评价异常血液流体力学状态以建立全新的系统性可视化观察和量化评价方法，也需要构建这一流体动力系统中心肌力学的时空关联关系，并以此建立包括心脏结构、固体机械力学和血液流体力学在内的充分整合的固体和流体动力系统。

很长一段时间内，人们都试图建立心脏机械力学与心腔内血液流场和流体力学的流固耦合关系，现行研究多为数值建模方法，为准确描述大变形问题的血流动力学状态，流固耦合数值建模方法已被应用于主动脉、肺动脉、人工血管及心脏人工机械瓣膜等方面，因其能捕获血液与周围生物组织和瓣膜本身之间的相互作用。在设置流固耦合模拟时，尤其是为了模拟心脏瓣膜，流体域的离散化类型是至关重要的，可以使用任意拉格朗日-欧拉或欧拉公式描述。大多数报道的3D心脏瓣膜流固耦合模拟均采用欧拉配方进行，允许域的大变形而不会影响流体网格的质量。而任意拉格朗日-欧拉流固耦合方法在固体和流体之间的界面处保证了更准确的结果。Bavo等在两种情况下描述相同的主动脉瓣模型，比较基于任意拉格朗日-欧拉的流固耦合解决方案和基于欧拉的流固耦合方法的性能。Zhang等开发了三维有限元分析程序用于结构屈曲和大域变化的流固耦合问题，为应对由薄壳结构的屈曲引起的数值不稳定性，采用强耦合策略及流固稳定技术，通过模拟流固耦合的有限元方法揭示人工心脏中薄壁和血液流动之间相互作用的机制。Carmody等用左心室和主动脉两个有限元模型来模拟跨瓣血液和主动脉瓣的耦合情况。Xu等将脉冲心室辅助装置作为体外机械循环支持装置，研究不同的操作条件对血液损伤的影响，发现余弦运动轮廓、射血分数高、更高的脉冲率和反搏能减少血小板沉积而增加溶血和血小板活化，反之亦然。选择合适的操作条件可减少临床应用中的血液损伤。

超声心动图具有数值建模方法所没有的优势，它能真实反映心脏内的心肌运动和血液流动的情况，是更准确地建模的基础。目前临床常用的超声心动图技术仅能反映不同时间点的单点PW、TDI信息，而对于心脏功能的整体把握、复杂病变的全面认识、毗邻位点流固情况的直观理解、实时位点心肌组织运动及血流流速的准确计算和自然心脏内瞬态流固的复杂耦合等方面存在一定的不足。双脉冲波多普勒超声是一种可以同切面、实时、直观、快速观测室壁心肌和腔内血流的心血管系统流固力学可视化评价的新技术，可获得观测区域内任意时刻、任意观测点的同步的心肌组织运动和腔内血流信息，进而可以探索血流和组织的时空关联。它既可以分析某一位点的邻近血流/心肌组织信息，也可以分析某两位点的血流/血流信息或心肌组织/心肌组织运动信息；它既可以定性地观察，也可以定量地分析。双脉冲波多普勒超声只需一半时间即可同时获得双频谱数据，为临床检查节省了扫描时间，是详细、全面、深入地研究心脏血流动力学及心肌力学的理想技术，也是实现医学可视化和数值模拟的又一新兴辅助工具。受观测条件限制，常规超声各室壁节段心肌舒张早期峰值速度（regional peak early diastolic velocity，Em）与相邻血流舒张早期峰值速度（regional peak early diastolic inflow velocity，E）通常不在同一个周期内测量，不断变化的血流动力学状态意味着不同心动周期E和Em不是配对的。双脉冲波多普勒超声比常规超声能更敏感地发现E与Em之间的相关关系，其准确性也更高。由实时同步的血流和心肌组织运动情况共同提供的丰富信息，比单一的血流或组织运动信息或者不同步的血流和心肌组织运动信息更能直观准确地反映心脏的实时功能。以往研究显示，同一室壁不同节段心肌收缩、舒张速度不同，自基底段、中段至心尖段运动速度逐渐减低，这是因为纵行肌纤维对心脏长轴方向上的舒缩运动起主导作用；各室壁自基底段至心尖段逐渐递减的趋势亦符合心肌纵行纤维的走行和分布。同一室壁不同水平各节段间心肌运动速度有差异，左心室前侧壁最高，前、下壁间隔最低，这与纵行肌纤维主要分布在左心室游离壁心内膜及心外膜层和乳头肌内的特征相吻合。正常左心室腔各位点舒张早期血流峰值速度自基底段、中段至心尖段运动速度逐渐减低；同一水平各位点之间差异无统计学意义。当左心室舒张功能发生改变时，速度不再呈梯度变化。Garcia-Fernandez等用组织多普勒成像技术评价缺血性心脏病患者的左心室局部舒张功能，发现冠心病患者病变节段与正常节段比平均E峰速度和E/A降低，局部等容舒张时间延长，提示在收缩功能正常时局部舒张功能已发生改变。沈玉萍等曾经研究应用双脉冲波多普勒超声将组织多普勒对左心室室壁心肌运动的显示及测量，与脉冲多普勒对左心室腔内血流情况的显示及测量对比分析，探讨正常成人室壁节段运动及相邻血流数据与时相数据结合的时空关联关系，发现左心室壁各节段舒张早期和晚期心肌运动峰值速度以及相邻腔内位点舒张早期血流峰值速度由基底、中段至心尖逐步减低（图7-16）。

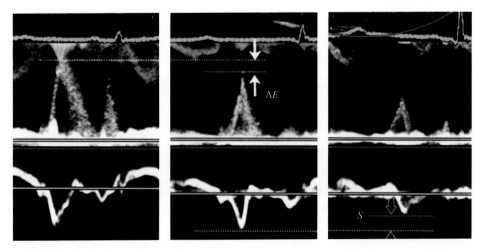

图7-16　PW/TDI获取正常人左心室壁下壁间隔基底部、中部、心尖部的多普勒频谱。同一室壁不同节段心肌收缩、舒张速度不同，自基底段、中段至心尖段逐渐减低

白色箭头示下壁间隔基底部到中部的 ΔE，白框黑色箭头示下间隔中部到心尖部的局部心肌应变S

正常人二尖瓣口舒张早期血流峰值速度与二尖瓣环舒张早期峰值速度存在良好相关性，相关系数为0.418。正常人各位点E与Em存在良好相关性，相关系数为0.412。这是因为心脏机械功能的表达影响血液流场分布，心脏的泵血功能主要取决于心脏的收缩舒张能力，舒张早期血流由左心房进入左心室主要是由左心室心肌主动松弛及二尖瓣开放后左房室间压力差所决定的；而血流振荡也影响周围心肌组织运动。除了二尖瓣口舒张早期血流峰值速度与二尖瓣环舒张早期峰值速度、E与Em的相互作用外，影响二尖瓣口舒张早期血流峰值速度、E的因素还包括年龄、左房收缩性、松弛性、左房压、左心室顺应性和主动松弛性等，而年龄、左心室顺应性和主动松弛性也同样影响二尖瓣环舒张早期峰值速度及Em。局部血流频谱还受脉冲多普勒取样容积放置部位的影响，取样容积置于远离二尖瓣的位置，血流速度反映的主要是局部流速分布改变，而正常心腔内血液流场是层流和湍流时相交替出现的多个流场的叠加，该流场还受舒张早期基底部瓣膜尾迹后不对称逆时针旋转涡流推动的影响。这也许是二尖瓣口舒张早期血流峰值速度与二尖瓣环舒张早期峰值速度、E与Em相关系数r值不接近1的原因。同一切面同一室壁相邻两个节段之间的局部心肌应变（S）的计算方法为：前壁基底段与乳头肌节段的$S=$前壁基底段$Em-$乳头肌节段Em，前侧壁基底段与乳头肌节段的$S=$前侧壁基底段$Em-$乳头肌节段Em，其余依次类推。同一切面同一室壁相邻两个节段之间的局部心肌相应血液流场压差的简易计算方法为：前壁基底段与乳头肌节段的压差$=4\times$（前壁基底段$E-$乳头肌节段E）^{2}，前侧壁基底段与乳头肌节段的压差$=4\times$（前侧壁基底段$E-$乳头肌节段E）^{2}，其余依次类推。分析正常左心室各室壁局部心肌应变与相邻血液流场压差间的相关关系得知下壁间隔心肌应变与相邻血液流场压差间具有一定的相关性（$r=0.319$，$P<0.005$）。这可能是由于：心肌舒张过程中除了长轴方向舒张释放能量，还有收缩期扭转储备的弹性势能；间隔壁受呼吸运动等的影响较游离壁小；下壁间隔心肌应变与邻近血流压差运动方向一致性较其他室壁好；下壁间隔各参数与超声声束夹角小。

双脉冲波多普勒超声观测心肌组织及邻近位点血流的运动，可直观反映心腔的真实情况，有助于全面地认识左心室长轴功能的改变，为临床评价左心室流固耦合提供了一种新方法，有望应用于临床领域，成为常规的、有价值的影像学检查手段。基于双脉冲多普勒超声建立的同步可视化和量化心肌运动和血流评价方法，避免了单一方法孤立评价心脏功能参数的单一层次变化过程，能够更充分地揭示两者间的时空关联关系，系统性地评价正常和疾病状态下作为功能载体的心脏和局部心肌血流的流固关系。

第十节　乳腺癌患者蒽环类药物化疗后左心室功能

心脏药物毒性可以发生在化学治疗疗程中甚至化学治疗完成后的任何时期。其中，急性心脏毒性事件可以出现在化学治疗开始至结束后2周以内，一般可在1～2周好转。这些心脏毒性事件包括传导障碍、心室复极异常、Q-T间期的异常、心包炎/心肌炎综合征、急性冠状动脉综合征等，慢性心脏毒性则常发生在完成治疗的第一年内（早期：1.6%～2.1%）或间隔数年后的第一年治疗期间（晚期/延迟期：1.6%～5%）。现有研究同时发现，长期随访患者中有1.6%～5%表现为有症状的心力衰竭，高达40%的患者表现为无症状的左心室射血分数减低，最常见的临床特征是持续性心功能不全。基于现有相关研究已经能够确认化学治疗对心脏存在一定程度的损害，运用超声心动图技术能检出这些损害，但尚缺乏可应用于临床检测心脏早期损害的技术与指标。但传统超声技术方法局限于评价左心室室壁结构功能与室壁力学参数，未见对于左心室腔内的血流动力学参数进行定量分析的研究报道。

超声血流向量成像技术是基于彩色多普勒信息对左心室腔内血液流场状态和血流动力学的超声可视化、量化的超声新技术，能够可视化定量评价左心室能量损耗和循环强度，能够反映左心室腔内的血流动力学状态，为早期精确诊断心脏功能损伤提供可靠的流体力学依据，有可能提供评价左心室功能早期异常变化的新指标。

多西他赛、表柔比星、环磷酰胺方案是治疗乳腺癌的常用化疗方案，其中蒽环类药物表柔比星可以诱导心肌细胞内Ca^{2+}释放，激活Ca^{2+}通道，使肌浆网的Ca^{2+}释放到胞质，细胞内游离Ca^{2+}增加，使心电活动发生改变从而导致心律失常。同时，蒽环类药物抑制心肌细胞肌浆网上的Ca^{2+}-ATP酶基因表达，肌浆网

摄取 Ca^{2+} 能力下降，线粒体产生 ATP 的能力下降，加重细胞损伤，导致心肌细胞死亡。自由基和超氧化物形成、脂质过氧化反应破坏心肌细胞膜的完整性，宏观表现为心肌组织损伤。另外，铁调节蛋白-铁效应元件结合改变，细胞铁代谢的作用也会影响心肌的结构和功能。且蒽环类药物与心肌组织的亲和力明显高于其他组织，蒽环类药物自身及其产生的代谢产物使得心肌组织更容易受到损害，心肌细胞支架结构完整性破坏，同时也减低了心肌细胞自身的抗氧化作用。蒽环类药物对骨髓功能也有明显的抑制作用。在生理情况下骨髓内细胞的增殖、成熟和释放与外周血液粒细胞的衰老、死亡、破坏和排出呈相对恒定状态。蒽环类药物可作用于癌细胞增殖周期的不同环节，抑制肿瘤细胞 DNA 分裂增殖能力，从而起到抗肿瘤作用，但因其缺乏选择性，在杀死大量肿瘤细胞的同时亦可杀死大量正常骨髓细胞，破坏骨髓内的生产、代谢平衡，出现白细胞减少甚至全血细胞减少。一般在每个周期用药后的 7～10d 开始出现骨髓抑制表现，10～14d 白细胞达到最低值，21～28d 恢复。蒽环类药物使骨髓系统抑制，血液成分改变，进而引起全血黏度的减低，同时由于蒽环类药物有明显的消化系统副作用，患者出现典型的食欲缺乏、营养状态较差、血浆内蛋白含量减低，进一步加重全血黏度的减低，有可能导致血液血流动力学发生改变。多西他赛并没有改变蒽环类药物的药动学，目前没有明显证据证明多西他赛增加蒽环类药物相关的心脏并发症。环磷酰胺的心脏毒性少见，多发生于大剂量使用时，与蒽环类药物联合使用可能增加心脏毒性发病率，主要引起心肌病和心包炎。其诱发心脏毒性的机制尚未明确，但有学者认为环磷酰胺及其代谢产物可直接损伤血管内皮，引起毛细血管微血栓、血管内皮通透性增高，发生药物血液外渗，引起心肌细胞损耗。但是环磷酰胺与蒽环类药物的不同之处在于其心脏毒性为非剂量依赖型，不具有累积效应。

超声血流向量技术是一项可视化定量研究心腔血流向量的超声新技术，心腔内血液流场状态与心脏整体功能密切相关，早期应用超声血流向量技术分析左心室心动周期各时相的循环强度和能量损耗能够反映心脏的整体和局部功能，已有较多的文献报道提示应用超声血流向量技术可以观察左心室功能。超声血流向量技术基于彩色多普勒成像技术，叠加斑点追踪技术，以速度向量反映血流速度的大小和方向，显示左心室腔内的能量损耗分布。由于血液存在黏滞性，在血流的内部以及血流与室壁之间会产生摩擦热，这种摩擦热消耗的能量称为血流的能量损耗。能量损耗的大小与血液黏滞度系数、血流向量变化程度有关。当血液黏滞度、心脏出现结构和功能异常时，血流动力学发生改变，能量损耗发生变化，从而反映出心脏功能的改变。超声血流向量技术不依赖声束方向，不受角度和心脏几何形状的限制，可视化观察左心室心腔内的血液流场，不需造影剂就能清晰地显示心腔内的层流和湍流，显示涡旋出现的时相、位置、范围、数量、旋转方向和强度等信息，能够准确地进行心腔内血流分析。

有研究采集术后予以多西他赛、表柔比星、环磷酰胺方案行6个周期化学治疗乳腺癌患者43例，采用自身对照方法，应用超声血流向量技术分别于舒张早期、舒张晚期、等容收缩期、快速射血期测量左心室整体平均能量损耗参数和左心室整体循环强度参数，得到以下结果：舒张早期、舒张晚期、等容收缩期、快速射血期的左心室整体能量损耗分别从化疗第四周期、第二周期、第四周期、第五周期出现减低。舒张早期、舒张晚期、等容收缩期的左心室整体循环强度分别从化疗第五周期、第二周期、第六周期出现增高。ROC 曲线分析随着化学治疗的进行，各指标的曲线下面积逐渐增高。因所有患者均不可避免地从第一周期化学治疗后就出现骨髓抑制、血液黏滞度减低、血液内部及血液对心室壁的摩擦力减小，故左心室整体能量损耗值下降。与化学治疗前对比，舒张晚期能量损耗从第二周期后开始减低，而其余时相出现差异较晚，舒张早期和等容收缩期能量损耗从第四周期后开始出现减低，快速射血期能量损耗从第五周期后开始出现减低。另外，左心室顺应性变化影响心腔内涡旋运动，涡旋稳定性改变，次级涡旋形成，循环强度增加，左心室整体循环强度仍是在舒张晚期时相于第二周期化学治疗后开始出现增高，其余时相出现差异均更晚，舒张早期循环强度从第五周期、等容收缩期循环强度从第六周期较化疗前增高，快速射血期循环强度在六个周期化学治疗期间均未出现具有统计意义的改变。可见，舒张晚期指标出现变化更早。有研究认为左心房构型和功能参数变化是心脏损害的早期征象。左心房主要具有三个功能：一是储蓄功能，储蓄肺静脉回流血；二是管道功能，在舒张期作为肺静脉血流入左心室的管道；三是助力泵功能，舒张晚期左心房主动收缩将心房残余血泵入左心室增加其充盈。当左心室舒张功能障碍时，左心房被动排空减低，因而左心房容积增加，储蓄功能增强，根据 Frank-Starling 定律，左心房收缩力增加，助力泵功能增加，故左心室舒张功能异常时，左心房助力泵功能的早期代偿是实现左心室充分充盈的关键，故舒张晚期的指标出现异常早于其他指标。

在化学治疗疗程早期，舒张晚期左心室整体能量损耗具有较好的敏感性，但特异性较差，而舒张晚期左心室整体循环强度诊断的特异性突出但敏感性低。推测由于能量损耗值的测量是基于血液黏滞度，当乳腺癌患者进行化学治疗时均会经历骨髓抑制期，血液黏滞度有不同程度的下降，故对于蒽环类药物化疗的患者，无论是否出现典型的心肌组织损害，舒张晚期左心室整体能量损耗在早期出现降低。心肌出现损害时造成心肌结构功能异常可导致左心室腔内血流动力学异常，进而形成异常的涡旋，当检测到舒张晚期左心室整体循环强度增高时，基本可以判断心肌损伤，故舒张晚期左心室整体循环强度特异性高。舒张晚期左心室整体能量损耗与舒张晚期左心室整体循环强度都表现为随着化学治疗疗程的进行，AUC逐渐增大，它们的总体诊断效率不断提高，虽AUC仍介于0.7～0.9，尚仅具有中等诊断效率，但其各自优越的敏感性、特异性以及早期诊断优点，不可否认它们的临床意义重大。

左心室超声血流向量成像指标可以较好地评价乳腺癌术后化学治疗患者的左心室功能，近年来鲜有应用超声血流向量技术中的能量损耗、循环强度指标评价化学治疗所致心脏毒副作用的文章发表。

在未出现明显左心功能衰竭临床表现和左心室射血分数下降的情况下，超声血流向量成像技术表现出更高的早期诊断效力，左心室于较早化疗周期即出现舒张晚期能量损耗、循环强度明显变化，可能早期反映化疗患者左心室血流动力学功能异常并具有较高的诊断效能，有望成为连续动态定量评价乳腺癌患者化学治疗后左心室功能障碍的早期诊断指标。

（沈　洁　马荣川　周　秘　汪智慧　任　丽　陈燕萍　徐　芸　沈玉萍　王斯佳）

参考文献

陈刘平，邓又斌，刘红云，等，2010. 斑点追踪超声心动图技术评价肺切除患者早期左心室局部及整体心肌收缩功能. 中国介入影像与治疗学，7（3）：292-295.

陈璐璐，钱蕴秋，张海滨，等，2009. 应用血流向量图技术分析正常人左心室血流动力学特点. 中华超声影像学杂志，18（10）：829-831.

陈颖，雷玉洁，黄云超，等，2014. 右侧非小细胞肺癌患者双肺叶切除与单肺叶切除术后并发症的比较. 中国肺癌杂志，15（8）：596-600.

丁戈琦，尹立雪，王志刚，等，2015a. 超声血流向量成像评价健康比格犬心脏不同位点起搏左心室血流涡旋. 中华超声影像学杂志，24（4）：337-341.

丁戈琦，尹立雪，王志刚，等，2015b. 超声血流向量成像评价犬急性心肌缺血时舒张期左心室流体能量损耗. 中国医学影像技术，31（6）：807-811.

匡裕康，曾来铎，王东升，等，2008. 肺切除加左心房部分切除治疗局部晚期肺癌. 中日肿瘤介入治疗学术会议：287-289.

李治安，陈倬，何怡华，等，2010. 超声向量血流图对人体左心室涡流的初步探讨. 中华超声影像学杂志，19（3）：195-199.

马荣川，尹立雪，汪智慧，等，2016. 超声血流向量成像技术评价2型糖尿病患者左心室舒张期能量损耗. 中华医学超声杂志（电子版），13（3）：178-184.

孟庆国，尹立雪，丁戈琦，等，2016. 超声血流速度向量技术评价心脏房室顺序起搏患者舒张期左心室腔内能量损耗. 中华超声影像学杂志，25（5）：374-379.

沈洁，尹立雪，陆景，等，2012. 超声血流向量成像评价糖尿病前期左心室舒张期流场状态. 中华超声影像学杂志，21（2）：93-98.

谭静，俞杉，吴强，等，2012. 实时三维经胸超声心动图评价右心室不同部位起搏对左心室收缩同步性和收缩功能的影响. 中国医学影像学杂志，20（3）：208-211.

汪智慧，尹立雪，马荣川，等，2016. 超声血流向量成像评价舒张期左心室心肌致密化不全流体能量损耗. 四川医学，（1）：1-7.

王丽，徐铭俊，张瑜，等，2017. 血流向量成像技术对高血压患者左心室血流能量损耗的初步研究. 中华超声影像学杂志，26（2）：93-97.

王期佳，2018. 超声血流向量成像评价乳腺癌患者化疗后左心室功能不全. 遵义医学院硕士学位论文.

徐芸，尹立雪，王胰，等，2018. 血流向量成像技术评价高血压患者左心室收缩期能量损耗. 中华超声影像学杂志，27（1）：1-5.

尹立雪，2009. 心腔内血液流场及流体力学状态的可视化观察及量化评价. 中华医学超声杂志（电子版），6（3）：3-5.

张丽，李大连，曾强，等，2003. 肺叶切除术围手术期心肌缺血的可能机制的实验研究. 中华老年心脑血管病杂志，5（3）：192-194.

张丽，王士雯，李大连，等，2002. 肺叶切除术对心肌血供及血流动力学的影响. 解放军医学杂志，27（2）：152-154.

张文，张艳梅，刘志月，等，2017. 应用血流向量成像技术研究原发性高血压左心室能量损耗. 生物医学工程学杂志，（2）：260-264.

周秘，尹立雪，谢苓，等，2018. 超声血流向量成像技术评价胸腔镜肺切除术后舒张期左心室流体能量损耗. 中华超声影像学杂志，27（2）：123-127.

Agati L，Cimino S，Tonti G，et al，2014. Quantitative analysis of intraventricular blood flow dynamics by echocardiographic particle image velocimetry in patients with acute myocardial infarction at different stages of left ventricular dysfunction. Eur Heart J Cardiovasc Imaging，15（11）：1203-1212.

Akiyama K，Maedas S，Matsuyama T，et al，2017. Vector flow mapping analysis of left ventricular energetic performance in healthy adult volunteers. BMC Cardiovasc Disord，17（1）：21.

Al-Rikabi ZA，Saeed GT，Haji GF，2016. Estimation of left ventricular diastolic function in gestational hypertension during the third trimester inbaghdad teaching hospital. IOSR Journal of Dental and Medical Sciences（IOSR-JDMS），15（7）：123-128

Barr EL，Zimmet PZ，Welborn TA，et al，2007. Risk of cardiovascular and all-cause mortality in individuals with diabetes mellitus，impaired fasting glucose，and impaired glucose tolerance：the Australian Diabetes，Obesity，and Lifestyle Study（AusDiab）. Circulation，116（2）：151-157.

Cagalinec M，Waczulíková I，Uličná O，et al，2013. Morphology and contractility of cardiac myocytes in early stages of streptozotocin-induced diabetes mellitus in rats. Physiol Res，62（5）：489-501.

Domenichini F，Pedrizzetti G，Baccani B，2005. Three-dimensional filling flow into a model left ventricle. Fluid Mech，539（9）：179-198.

Elbaz M S M，Calkoen E E，Westenberg J J M，et al，2014. Vortex flow during early and late left ventricular filling in normal subjects：quantitative characterization using retrospectively-gated 4D flow cardiovascular magnetic resonance and three-dimensional vortex core analysis. J Cardiovasc Magn Reson，16：78.

Haniuda M，Kubo K，Fujimoto K，et al，2000. Different effects of lung volume reduction surgery and lobectomy on pulmonary circulation. Ann Surg，231（1）：119-125.

Itatani K，Okada T，Uejima T，et al，2013. Intraventricular flow velocity vector visualization based on the continuity equation and measurements of vorticity and wall shear stress. Japanese Journal of Applied Physics，52：07HF16.

Kim JS，Yang JW，Yoo JS，et al，2017. Association between E/e'ratio and fluid overload in patients with predialysis chronic kidney disease. PloS one，12（9）：e0184764.

Kusunose K，Yamada H，Nishio S，et al，2009. Clinical utility of single-beat E/e，obtained by simultaneous recording of flow and tissue doppler velocities in atrial fibrillation with preserved systolic function. JACC Cardiovasc Imaging，2（10）：1147-1156.

Li C，Zhang J，Zhou C，et al，2010. Will simultaneous measurement of E/e'index facilitate the non—invasive assessment of left ventricular filling pressure in patients with non-valvular atrial fibrillation?Eur J Echocardiogr，11（3）：296-301.

Lieberman R，Padeletti L，Schreuder J，et al，2006. Ventricular pacing lead location alters systemic hemodynamics and left ventricular function in patients with and without reduced ejection fraction. J AM Coll Cardiol，48（8）：1634-1641.

Malik R，Kumar V，2017. Hypertension in Pregnancy. Adv Exp Med Biol，956：375-393.

Martínez-Legazpi P，Bermejo J，Benito Y，et al，2014. Contribution of the diastolic vortex ring to left ventricular filling. J Am Coll Cardiol，64（16）：1711-1721.

Ohtaka K，Takahashi Y，Uemura S，et al，2014. Blood stasis may cause thrombosis in the left superior pulmonary vein stump after left upper lobectomy. J Cardiothorac Surg，9：159.

Ohtsuki S，Tanaka M，2006. The flow velodity distribution from the Doppler information on a plane in three-dimensional flow. J Visual，9（1）：69-82.

Pitocco D，Tesauro M，Alessandro R，et al，2013. Oxidative stress in diabetes：implications for vascular and other complications. Int J Mol Sci，14（11）：21525-21550.

Raushani A，Franzen S，Eliasson B，et al，2017. Mortality and Cardiovascular Disease in Type 1 and Type 2 Diabetes. N Engl J Med，376（15）：1407-1418.

Rodriguez Munoz D，Moya Mur JL，Fernandez-Golfin C，et al，2015. Left ventricular vortices as observed by vecor flow mapping: main determinants and their relation to left ventricular filling. Echocardiogr, 32 (1): 96-105.

Sugawara M, Niki K, Ohte N, et al, 2009. Clinical usefulness of wave intensity analysis. Med Biol Eng Comput, 47 (2): 197-206.

Tanaka M, Sakamoto T, Sugawara S, et al, 2008. Blood flow structure and dynamics, and ejection mechanism in the left ventricle: analysis using echo-dynamography. J Cardiol, 52 (2): 86-101.

Wang Y, Ma R, Ding G, et al, 2016. Left Ventricular Energy Loss Assessed by Vector Flow Mapping in Patients with Prediabetes and Type 2 Diabetes Mellitus. Ultrasound Med Biol, 42 (8): 1730-1740.

Wang Z, Yuan J, Chu W, et al, 2016. Evaluation of left and right ventricular myocardial function after lung resection using speckle tracking echocardiography. Medicine (Baltimore), 95 (31): e4290.

Wanner C, Amann K, Shoji T, 2016. The heart and vascular system in dialysis. Lancet, 388 (10041): 276-284.

Zeng S, Jiang T, Zhou QC, et al, 2014. Time-course changes in left ventricular myocardial deformation in STZ-induced rabbits on velocity vector imaging. Cardiovasc Ultrasound, 12: 17.

Zhang H, Zhang J, Zhu X, et al, 2012. The left ventricular intracavitary vortex during the isovolumic contraction period as detecte by vector flow mapping. Echocardiogr, 29 (5): 579-587.

第8章
超声心脏计算力学分析

第一节　计算力学基础

计算力学是随着计算机技术和科学计算的兴起，作为传统力学的一个分支而出现的一门新兴学科。计算力学以力学和应用数学为基础，以计算机为工具，用数值方法模拟工程和科学中的复杂问题。计算力学不但能给出问题的数值结果，还可以通过图形形象地显示问题的发展、演化过程，便于更为深刻和细致地探讨和分析其内在的机制。在很多特殊情况下，如心血管力学研究领域，计算机数值模拟能够实现实验方法很难或者无法实施的工作。一方面，可以用计算力学方法对实验系统和过程进行数值模拟，为实验方案的设计提供更可靠的依据；另一方面，计算机模拟结果也需要实验测试数据的验证和支持。

随着理论研究的不断深入和工程应用的不断普及，计算力学的应用范围已扩大到固体力学、岩土力学、水力学、流体力学、生物力学等领域。与此同时，计算力学的方法也在不断发展和完善，主要包括有限元法、差分法、边界元法、加权残数法等。

一、计算力学的一般步骤

计算结构力学研究的是结构力学中的结构分析和结构综合问题。结构分析指在一定外界因素作用下分析结构的反应，包括应力、变形、频率、极限承载能力等。计算流体力学主要研究流体力学中的无黏绕流和黏性流动。无黏绕流包括低速流、跨声速流、超声速流等；黏性流动包括湍流、边界层流等。

计算力学已在应用中逐步形成自己的理论和方法。有限元法和有限差分法是典型的代表。有限元法主要用于固体力学，有限差分法主要用于流体力学。但是，近年来这种状况已发生变化，它们正在互相交叉和渗透，特别是有限元法在流体力学中的应用日趋广泛。

计算力学求解各种力学问题，一般分为以下几个步骤：

1. 针对所研究的问题，用工程和力学理论建立物理模型，并抽象成为数学和力学的计算模型。
2. 采用数学知识寻求最恰当的数值计算方法。
3. 编制计算机程序进行数值计算，得出答案。
4. 运用工程和力学知识做出科学的解释。

二、有限元法简介

有限元法是在变分原理的基础上吸收差分格式的思想发展起来的，是变分问题中欧拉法的进一步发展。它是人们在尝试求解具有复杂区域，复杂边界条件下的数学物理方程的过程中，找到的一种比较完美的离散化方法。简单来说，有限元法是基于变分原理，通过求解一个泛函取极小值的变分问题。

有限元法是把要分析的连续体假想地分割成有限个单元所组成的组合体，简称离散化。这些单元仅在顶角处互相连接，称这些连接点为结点。离散化的组合体与真实弹性体的区别在于：组合体中单元与单元之间的连接除了结点之外再无任何关联。但是这种连接要满足变形协调条件，即不能出现裂缝，也不允许发生重叠。显然，单元之间只能通过结点来传递内力。

通过结点来传递的内力称为结点力,作用在结点上的荷载称为结点荷载。当连续体受到外力作用发生变形时,组成它的各个单元也将发生变形,因而各个结点要产生不同程度的位移,这种位移称为结点位移。

在有限元中,常以结点位移作为基本未知量,并对每个单元根据分块近似的思想,假设一个简单的函数近似地表示单元内位移的分布规律,再利用力学理论中的变分原理或其他方法,建立结点力与位移之间的力学特性关系,得到一组以结点位移为未知量的代数方程,从而求解结点的位移分量。然后,利用插值函数确定单元集合体上的场函数。显然,如果单元满足问题的收敛性要求,那么随着单元尺寸的缩小,求解区域内单元数目的增加,解的近似程度将不断改进,近似解最终将收敛于精确解。

有限元法比有限差分法的矩形网格划分方法在布局上更为合理,在处理复杂区域和复杂边界条件时更方便和适当。采用有限元法还能使物理特性基本上被保持,计算精度和收敛性进一步得到保证。正是由于有限元法有这样一些优点,尽管其计算格式比较复杂,但仍然在很多场合代替了差分法而受到计算物理工作者的偏爱。但是,需要指出的是,并不是所有有限差分法处理的问题都可以采用有限元法。

第二节   左心室壁舒张早期僵硬度力学模型的评价方法

一、心肌的僵硬度

半个世纪以来,心肌被认为是由单一的带状的心肌束捆扎而成。心肌僵硬度所表现的是心肌的被动特性,主要是由肌细胞外的各种网状连接组织包括胶原纤维和细胞骨架所决定的(图8-1)。当发生心肌梗死或心肌缺血等病症时,容易引起灶性损伤和纤维化使心肌僵硬度在整体或局部增大,心室变得难以舒张。心室舒张的缓慢充盈和心房收缩阶段主要是由心肌的僵硬度特性所决定的,使用心肌应力-应变关系来描述心肌僵硬度评价舒张功能障碍是完全可行的。Mirsky根据猫的乳头肌和狗的完整心脏实验所得数据,推导出心肌弹性模量 E_m 的表达式:

$$E_m = \mathrm{d}\sigma_m / \mathrm{d}\varepsilon_m = [1+(V_w/V)a^2/(a^2+b^2)][1+(V/P)(\mathrm{d}P/\mathrm{d}V)]\sigma_m$$
$$-3[b^2/(a^2+b^2)][(b^3-a^3)/(2R^3+b^3)]\sigma_m \tag{8-1}$$

其中 a、b 分别是心室的内径和外径,$R=(a、b)/2$ 是平均半径,V 是左心室容积,V_w 是室壁容积,P 是左心室压力,σ_m 和 ε_m 分别为心肌的应力和应变。为应用方便 Mirsky 进行多个假设将表达式简化为

$$E_m = 3(1+\log_e 2.33 P_{ed})\{1+1/[\upsilon+\upsilon^{\frac{1}{3}}(1+\upsilon)^{\frac{2}{3}}]\} \tag{8-2}$$

其中 $\upsilon=V_{ed}/V_w$,ed 是舒张末期时的参数,通过舒张末期的压力和容积即可估计室壁的僵硬度。Kolipaka 等基于 Spherical shell 反演算法所得数据与 Mirsky 推导出舒张期心肌弹性模量 E_m,和剪切刚度的计算模型相对比,结果表明两种算法所得结果基本相同。Mossahebi 等以充盈期的动力学模型和伯努利方程为基础,使用超声心动图对 E 峰进行测量,推导出在体心肌僵硬度的计算模型。Chung 等从生理学和运动学的角度建模,认为心脏作为一个压力和容积输出具有确定位相关系的振荡器而发挥功能,从而推导出心肌僵硬度 K 的方法。欧颖等修改了 Chung 提出的模型:

$$K_d = [-(\mathrm{d}P/\mathrm{d}t)_{\max}]^2/(P_d-P_{\min})^2 \tag{8-3}$$

其中,$P_{\max}$ 和 $P_{\min}$ 分别为心室内最大压力和最小压力,P_d 是在 $P-\mathrm{d}P/\mathrm{d}t$ 环上,$-(\mathrm{d}P/\mathrm{d}t)$ 所对应的 P 值,这种模型不受传统计算方法的限制,使得计算结果可以描述心室舒张期的被动属性。在临床中,使用这些模型只能整体评估心肌的僵硬度对舒张功能的影响,但是对于局部僵硬度的变化不能准确分析。基于心肌的本构关系建立有限元模型进行仿真可有效地解决此类问题,根据实验数据对心室壁不同位置的本构参数分别拟合,由此改变局部的心肌僵硬度使仿真结果更加可靠,可视化的结果也更加明了。基于双轴拉伸试验(图8-2)总结的心肌特性所建立的心肌本构模型包括 Hunter 的 "zero-pole" 模型、Costa 的各向异性指

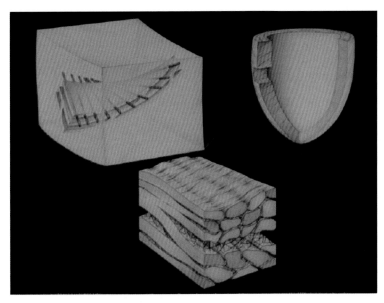

图8-1　心肌微观结构的示意图

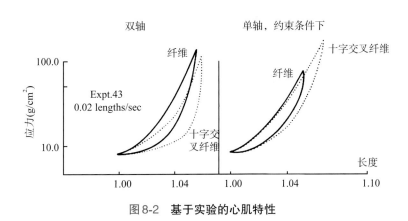

图8-2　基于实验的心肌特性

数模型、Fung-type七个独立参数模型等。Wang等在心肌非线性大变形理论的基础上建立了心室的有限元模型并对舒张期的心肌僵硬度进行仿真。但是由于有限元模型在荷载、边界条件等方面的加载有一定限制，目前还没有一个能够被广泛接受的有限元模型。

二、左心室壁舒张早期僵硬度力学模型

（一）多普勒E峰图像分析

要想实现超声心动图的E峰图像变为参数化的数学方法，首先要在开始就设定几个假设条件：

1.方程拟合获得的多普勒速度要和图像信息能够实时相一致，实时与E峰速度大小相符合。

2.对于图像采集多普勒探头的角度cos（θ）是固定不变的，保持一致。

3.流体的速度是通过数学参数的方式表达的并且是连续的，即A峰和E峰在数学表达上能够连续。

4.对于单独病例的研究个体，其心率和舒张时间是固定不变的。

5.忽略重力对本研究的影响。

基于以上假设，可以将窦性心律的舒张时间分为两个阶段，第一阶段可以定义成T_V，表示二尖瓣打开后血流快速进入左心室。第二阶段定义为T_A，表示左心房开始收缩，压迫左心房内的血流通过二尖瓣进入左心室。因此，整个舒张期的持续时间可以表示为

$$T = T_V + T_A \qquad\qquad （8\text{-}4）$$

从数学角度来看，多普勒E峰速度是一个和时间相关的非线性关系，速度的大小和时间具有较高的相

关性（图8-3）。

　　建立左心室在舒张期的理论模型，必须满足它的物理约束条件，这个模型需有惯性和阻尼特性，同时满足能够提供一个外力来模拟心房收缩（即A峰）时给血流的力，将血流压入左心室。此模型还需满足当血流进入左心室后左心室内压力会逐渐降低，产生负压使得左心室能够产生一种"吮吸"的状态。

　　因此，可将左心室视为一个压力和容积输出具有确定位相关系的振荡器而发挥功能，可将其功能特性与激振器进行类比，如图8-4所示，其运动方程为

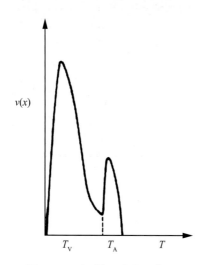
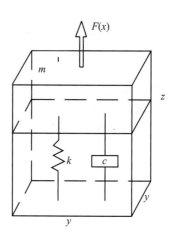

图8-3　E峰时间-速度示意图　　　图8-4　左心室类比激振器模型

$$m\ddot{x} + c\dot{x} + kx = F(x) \tag{8-5}$$

　　在第一阶段血流多普勒E峰期间，即$0 \leqslant t \leqslant T_D$。由于二尖瓣开放血流进入左心室，此时运动方程中$F(x)$为0，左心室处于"吮吸"状态，类比于弹簧处于最大拉伸状态。根据此模型本身的性质给定其初始条件，初始速度为0，位移为x_0。求解方程获得第一阶段的血流速度方程为

$$v(t) = \frac{dx}{dt} = -\frac{x_0 k}{\omega} e^{\left(-\frac{ct}{2}\right)} \sin(\omega t) \tag{8-6}$$

　　其中，$\omega = (4k\text{-}c2)1/2/2$，$k\,(g/s^2)$是弹性参数，$c\,(g/s)$是松弛参数，$x_0\,(cm)$是初始位移参数。

　　第二阶段是心房收缩期，即$T_D \leqslant t \leqslant T_A$。在这个阶段心房主动收缩对血流做功（推动血流流动）。类比激振器模型心房的收缩力可用$F(x)$来表示，方向和血流的方向相反，将$F(t)$变换为傅里叶级数，则运动方程为

$$m\ddot{x} + c\dot{x} + kx = F_0\sin(\omega t) \tag{8-7}$$

　　在第二阶段的初始条件是必须和第一阶段的位移速度是连续的，求解速度方程为

$$v(t) = -\frac{\left(\frac{c}{2}-\omega\right)^2(x_0-A)+(\dot{x}_0-Bx_0)}{2\omega}e^{-\left(\frac{c}{2}-\omega\right)t} + \frac{k(x_0-A)+(Bx_0-\dot{x}_0)}{2\omega}e^{-\left(\frac{c}{2}+\omega\right)t} - \omega A\sin(\omega t) + \omega B\cos(\omega t) \tag{8-8}$$

其中，$A = F_0 wc/[(w_0^2-w^2)^2+w^2c^2]$，$B = F_0(w_0^2-w^2)/[(w_0^2-w^2)^2+w^2c^2]$。

　　将采集的多普勒E峰图像基于该模型进行分析。编制的Matlab人机交互式程序沿超声心动图多普勒E峰图像勾取轮廓，然后使用Levenberg-Marquardt算法拟合E峰轮廓分别获得k，c，x_0三个参数，实现E峰图像的数学表达，如图8-5所示。

　　为减小勾取轮廓的误差和拟合三个参数的准确性，对所采集图像的连续5个周期均进行轮廓的勾取拟合后获得的三个参数进行平均值计算，以最大程度的降低误差。

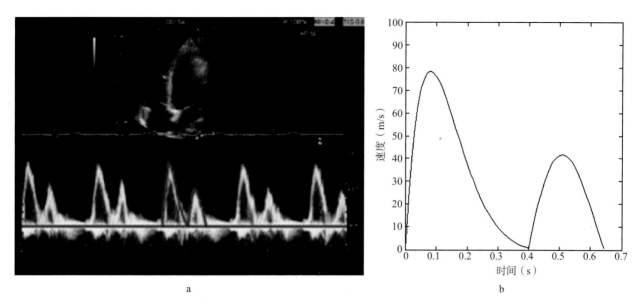

图8-5 a.左心室心尖四腔心切面血流过二尖瓣频谱图像及E峰、A峰速度轮廓的勾取。b.通过建立的力学模型对E峰和A峰速度曲线的数值模拟,其中E峰参数$x_0 = -14.2$cm,$k = 180.4$g/s^2,$c = 22.3$g/s

（二）左心室舒张早期容积每搏变化量和压力

舒张早期左心室容积（VLV）每搏的变化率可表示为

$$dV_{LV} = \text{MVA} \cdot v(t)dt \tag{8-9}$$

其中,MVA是有效二尖瓣口面积（约5cm^2）,$v(t)$是血流过二尖瓣E峰速度。因此,快速充盈期左心室容积每搏变化量为

$$\Delta V_{LV} = \text{MVA} \cdot \int_0^t v(t)dt \tag{8-10}$$

其中,$t = \text{AT} + \text{DT}$（AT,加速时间;DT,减速时间）。此时,左心室舒张期最大容积可表示为

$$V_{LV} = x_0 \cos(\omega t)e^{-\frac{ct}{2}} + cx_0 \sin(\omega t)e^{-c\omega t} + \text{ESV} \tag{8-11}$$

其中,ESV是上一个心动周期收缩末期左心室容积或二尖瓣打开时左心室容积。

血液为不可压缩非理想黏性流体,流体质点由于黏性和惯性,在相对运动时会产生切应力,血流在经过二尖瓣口进入左心室时,血流横截面突然扩大,会发生局部损失,在二尖瓣后产生涡流。左心室压力力学模型的原理如图8-6所示,损失的能量为原理方程满足方程

$$h_j = \frac{(v_1 - v_2)^2}{2} \tag{8-12}$$

且满足血流流量连续性原理。因此,舒张早期左心室压力通过非稳态伯努利方程可表示为

$$\int_{LA}^{LV}\frac{dv(x,t)}{dt}dx + \frac{[(\text{MVA}/A_{LV})\times v]^2 - v^2}{2} + \frac{\text{LVP} - \text{LAP}}{\rho} + \zeta h_j = 0 \tag{8-13}$$

其中,ζ是无量纲量为局部损失系数（约为0.8）,LVP和LAP分别是左心室和左心房压力,ρ是血流密度（$\rho = 1.06$ g/ml,式中$\int_{LA}^{LV}\frac{dv(x,t)}{dt}dx = M\frac{dv}{dt}$,$M$为血流流动距离,可视为常数,$A_{LV}$是左心室内短轴横截面平均面积。当$t = \text{DT}$时,二尖瓣完全打开,血流从左心房进入左心室,此时可近似认为LVP＝LAP,可得

$$M = -\frac{\frac{1}{2}[(v \times \text{MVA}/ A_{\text{LV}})^2 - v^2] + \zeta h_j}{\frac{\mathrm{d}v}{\mathrm{d}t}}\bigg|_{t=\text{DT}} \qquad (8\text{-}14)$$

由方程（8-13）到（8-14）可推导出舒张早期左心室压力为

$$\text{LVP} = \rho[\frac{1}{2}v^2 - \frac{1}{2}(v \times \text{MVA}/ A_{\text{LV}})^2 - M\frac{\mathrm{d}v}{\mathrm{d}t} - \zeta h_j] + \text{LAP} \qquad (8\text{-}15)$$

左心室壁僵硬度 K 可表示为

$$K = \frac{\mathrm{d}\text{LVP}}{\mathrm{d}V} = \frac{\mathrm{d}\text{LVP}}{\mathrm{d}t} \times \frac{\mathrm{d}t}{\mathrm{d}V} \qquad (8\text{-}16)$$

LAP 和 ESV 都近似视为常数，在微分计算过程中常数不会对结果产生影响，因此对通过模型计算获得的舒张早期 P-V 数据进行线性回归斜率得到左心室壁僵硬度 K 值。

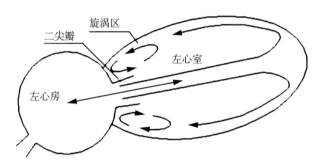

图 8-6   建立左侧心脏血流从左心房过二尖瓣的力学模型示意图

三、左心室壁舒张早期僵硬度计算实验分析

（一）实验对象

正常心脏对照组：正常人 58 例，男性 25 例，女性 33 例，年龄 22 ～ 47 岁，平均（30.5±7.7）岁，正常人群来自职工、医院学生和退休人员等。正常人健康入组标准包括正常的左心室射血分数（LVEF）＞50%，窦性心率，在心动周期内 E 峰图像显示清晰，具有正常的二尖瓣功能；经病史询问、体检、常规心电图、实验室检查、超声心动图检查正常，排除其他心血管疾病。

左心室肥厚组：共 17 例，男性 9 例，女性 8 例，年龄 34 ～ 62 岁，平均（50.5±10.7）岁。原发性高血压左心室肥厚均符合高血压病诊断标准，且心脏超声检查计算左心室重量指数男性＞125g/m²，女性＞120g/m²，有严重心力衰竭、瓣膜型心脏病、扩张型心肌病的患者均不包括在实验内。

（二）图像的获取

超声心动图检查前，测量受测者身高、体重后安静休息使心率平复。使用 Siemens SC2000 超声诊断仪。受检者取左侧卧位，平静呼吸，超声心动图的图像及数据采集按照美国超声心动图学会标准，探查二维心尖四腔心切面，将取样容积置于二尖瓣口稍下方（取样容积一般为 3 ～ 5mm），取样线与血流方向夹角小于 10°，记录二尖瓣口脉冲血流频谱 E 峰、A 峰和等容舒张时间（IVRT），选取连续的 5 个心动周期，获得正常对照组和 LVH 组共 375 个心动周期的舒张早期血流频谱。

（三）实验数据分析

分析正常对照组 58 例、LVH 组 17 例共 375 个心动周期的图像，获得了生理和病理参数及 E 峰图像数学表达参数的数据。将正常对照组与 LVH 组常规超声参数和数值计算参数相比较，结果显示 E 峰峰值速度明显降低，E/A 比值减小，LVH 组的 DT 和 IVRT 时间延长，E 峰的数值参数 x_0 降低，c 显著增高，k 无统计学差异（表8-1）。

表8-1　对照组与肥厚组相关参数结果比较

组别	x_0（cm）	k（g/s²）	c（g/s）	DT（s）	K	E/A	E（cm/s）	IVRT（s）
对照组	-10.6 ± 2.28	208.4 ± 39.6	16.5 ± 3.9	0.2 ± 0.04	$0.21\pm.047$	1.9 ± 0.9	79.3 ± 13.9	83.2 ± 11.8
肥厚组	-8.9 ± 3.13	197.5 ± 32.5	21.3 ± 5.7	0.24 ± 0.06	0.42 ± 0.09	0.89 ± 0.27	60.9 ± 13.2	119.3 ± 20.7
t值	-28.468	-0.682	3.41	3.055	8.405	-42.33	-7.255	8.414
P值	0.00^{**}	0.512	0.004^{**}	0.007^{*}	0.000^{**}	0.000^{**}	0.000^{**}	0.000^{**}

与对照组相比，$^{**}P<0.01$，$^{*}P<0.05$；x_0、k、c. E峰速度数值化参数；DT. E峰减速时间；K. 左心室壁僵硬度；E/A. E峰和A峰峰值速度比值；E. E峰峰值速度；IVRT. 等容舒张时间

正常对照组各超声参数、E峰数值参数与左心室壁僵硬度相关性的分析表明，左心室壁僵硬度K与E峰速度、x_0呈正相关，与DT和IVRT呈负相关（表8-2），参数c和k与室壁僵硬度K没有线性相关性。LVH组各超声参数和数值计算参数与左心室腔僵硬度相关性的分析表明，数值参数c、IVRT、DT与左心室壁僵硬度K呈正相关，其中与DT和IVRT呈高度正相关（表8-3）。在正常人群中K值的大小与E峰的峰值速度相关性更高，而在LVH人群中K值则表现出与松弛性参数具有更高的相关性。

表8-2　正常对照组各参数与室壁僵硬度K的相关性分析

K	x_0		k		c		DT		IVRT		E	
	r	P	r	P	r	P	r	P	r	P	r	p
	-0.149	0.02	0.4	0.266	0.07	0.958	-0.42	0.001	-0.452	0.003	0.476	0.000

表8-3　左心室肥厚组各参数与室壁僵硬度K的相关性分析

	x_0		k		c		DT		IVRT		E	
	r	P	r	P	r	P	r	P	r	P	r	P
	-0.93	0.721	0.169	0.518	0.228	0.039	0.807	0.000	0.11	0.001	-0.29	0.914

通过模型计算得到的左心室单个舒张早期内室腔压力随时间变化的关系曲线如图8-7所示。根据其中一例左心室肥厚患者图像数据计算，结果表明舒张早期持续时间内左心室压力快速下降到最小值7mmHg后，随着左心室松弛和反冲的完成，压力会逐渐升高到左心室舒张末期压力15mmHg，与正常对照组计算结果相比充盈压升高。此外，图8-8结果显示正常人左心室舒张早期容积每搏变化量明显大于左心室舒张功能异常患者，LVH患者异常二尖瓣血流频谱模拟获得的每搏容积变化量仅为$\Delta V=30$ml，低于正常对照组的$\Delta V=62$ml。计算所获得数据与实测结果相近，表明心肌弹性降低使得心肌难以舒张，导致左心室壁僵硬度变大，左心室舒张早期容积每搏变化量减少，心室功能发生改变。

以E峰数学参数的均值作为输入数据，通过建立的模型对舒张早期左心室压力和容积分别计算，获得舒张早期P和V数据并对左心室压力-容积关系曲线进行线性斜率回归，结果表明舒张早期左心室压力-容积关系呈指数函数，计算其切线斜率得到左心室壁僵硬度。使用该模型分别对正常对照组和LVH组左心室壁僵硬度进行计算，获得结果如图8-9所示，回归数据显示具有较好的线性拟合度，决定系数R_2均大于0.5，正常人左心室壁僵硬度约为0.18，二尖瓣血流频谱异常患者左心室壁僵硬度约为0.47。

通过P-V曲线斜率来确定的左心室壁僵硬度是心血管生理学上的一个重要特征值。目前，左心室壁僵硬度被认为是定量评价其舒张功能的有效手段。既往左心室壁僵硬度的测量主要依赖于心导管术，受心

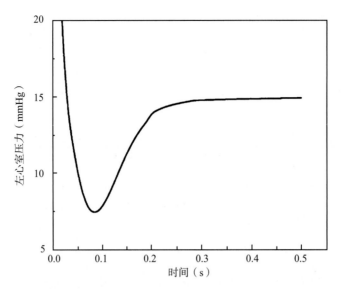

图8-7 通过模型计算左心室肥厚患者舒张早期左心室压力-时间关系曲线

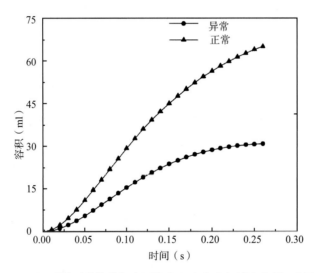

图8-8 通过模型计算的舒张早期左心室容积每搏变化量-时间曲线
▲为正常血流频谱计算结果，●为异常二尖瓣血流频谱计算结果

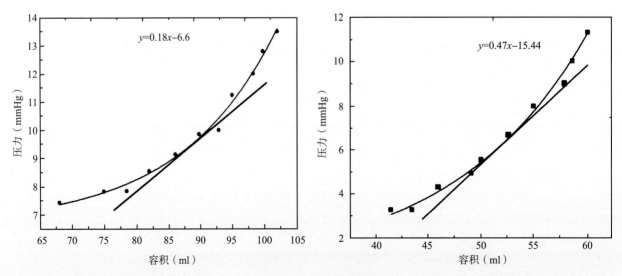

图8-9 模型计算左心室压力-容积关系，切线斜率为左心室腔僵硬度。左：正常对照组E峰图像模拟获得P-V数据。右：左心室肥厚异常二尖瓣血流P-V曲线

率、右心室负荷、左心室形态等因素影响，且对患者会产生一定的损伤。而结合力学、数学理论建立的舒张期室壁僵硬度模型可以是无创的，在临床将会很有价值。

E峰由心房和心室在舒张早期的压力阶差产生，并不单纯受心房或者心室的压力变化而变化。左心室壁和血流的运动特性维持在一个动态平衡状态，左心室和左心房压力在舒张早期变化的程度是由血流变化量和心房、心室壁的僵硬度来决定的。在此期间，血流从肺静脉快速流入使左心房压力保持相对恒定，因此左心房的僵硬度对充盈早期的影响很小。E峰是一个相对能够反映左心室舒张期房室间相对压力，评价血流动力学的参数。因此，基于流体力学非稳态伯努利方程获得舒张早期左心室平均压力及左心室容积每搏变化量，推导左心室壁僵硬度K在理论模型上是合理的。

在本实验中，计算模型通过P-V环在舒张早期的斜率$\Delta P/\Delta V$定义室壁僵硬度K，是定量评价左心室腔变化的常用标准。当左心室充盈开始（多普勒E峰开始），心室在快速充盈的过程中压力下降到最小值P_{min}，之后逐渐升高至左心室舒张压P_{dias}，ΔP即为P_{min}和P_{dias}的差值，ΔV为E峰在完整持续充盈时间对应的左心室舒张早期每搏变化量，此时通过计算获得的P-V曲线并不是单纯的线性关系，而是一个指数函数曲线。

实验结果显示，基于力学模型模拟获得的LVH患者左心的室壁僵硬度K明显高于正常值（左心室肥厚患者$K=0.42\pm0.09$，正常值实验室标准<0.27）。左心室壁僵硬度是反映左心室腔被动特性的理想指标，主要影响因素包括左心室容积大小、室壁厚度以及心肌自身解剖和功能特性的改变。心室肥厚患者不仅有心肌细胞的肥大，而且常伴有心肌间质内胶原体积增大及胶原纤维异常堆积，使胶原合成增加而造成心肌的纤维化，引起心室在舒张期的硬度增高，顺应性下降。

目前，采用无创性手段估测左心室壁僵硬度评价左心室舒张功能已成为国内外相关研究的热点。本研究通过数值模拟的方法获得正常人群和LVH患者的左心室壁僵硬度，结果显示正常对照组E峰轮廓对室腔僵硬度的影响比较大，其中参数x_0直接影响峰值速度，与模拟结果具有一定的线性相关性。LVH组左心室壁僵硬度K与E峰峰值速度并无线性相关性，结果应由房室间的压力梯度和左心室内压力梯度变化共同决定，较难单纯根据此参数将正常与假性正常患者加以区别。

E/E′（舒张早期二尖瓣血流速度与舒张早期二尖瓣环运动速度的比值）是近年提出的评价左心室舒张功能的新指标，左心室壁僵硬度异常是血流动力学状态异常和心肌解剖及功能异常双重异常改变的结果。同时广泛认为左心室壁僵硬度会受到左心室的松弛减慢和E峰减速时间的影响，这在本研究中得到了印证。LVH患者二尖瓣血流减速时间和等容舒张时间与K具有显著的相关性，其原因可能是舒张早期左心室最低压力升高，引起房室间压力差变小，给予血流的动力下降，导致心室松弛速度降低，在舒张晚期左心室舒张末压升高，引起左心室壁僵硬度升高。

在本实验研究模型中，定义常数c为一种阻尼参数或黏性参数，从方程（8-6）的拟合过程来看参数c可以用于确定数学方程上二尖瓣血流频谱的减速时间速率，与DT具有很强的相关性。1/（为左心室压力衰减时间常数）能够确定等容舒张期左心室压力下降的速率也可反映左心室舒张功能，两种参数的单位都是1/s。先前的研究表明，心脏的能量损失率与Ca^+摄取数量和舒张期回弹阻力相关，常数c和1/ 从生理角度都与Ca^+的摄取和肌凝蛋白-肌纤蛋白之间化学结合的解离，因此推测常数c和1/ 存在着线性相关的关系。kx_0为简谐激振器模型在弹簧运动时的最大力，kx_0的数值大小可间接反映左心房室间的压差。有研究表明，在二尖瓣打开后二尖瓣压力梯度与左心室压力的减低速度相关，也就是说，如果假设存在一个稳定的左心房压，左心室进行快速松弛就能够产生一个较大的房室间压力梯度（kx_0）。因此，推测常数c和变量kx_0可作为一个评价左心室的舒张功能相关参数。

对血流从心房到心室的流体动力学状态描述使用了非理想流体非稳态伯努利方程。考虑由于心肌边界条件引起的局部损失，其更符合人体生理特征。舒张早期血流进入左心室，心肌边界急剧变化，左心室血流的速度分布也会发生变化，在很短的距离为克服由边界发生的剧变，流体微团相互碰撞产生漩涡导致局部阻力，漩涡区外侧流体质点与主流方向不一致，产生摩擦使自身机械能损失，发生局部损失。血流进入左心室在二尖瓣后会产生左右对称的漩涡区，这种现象也与超声血流动力学分析结果相一致，局部损失是舒张早期在二尖瓣后产生漩涡区的一个因素。因此，能否根据该模型计算局部损失的大小来评价左心室的外形结构，进而推测心脏功能的改变将是进一步研究的方向。

　　本实验建立的力学模型仍存在一些限制和不足，包括假设血流在通过二尖瓣时瓣口面积（MVA）是恒定不变的，而实际研究证明MVA是随心动周期不断变化的。由于心脏结构和功能的复杂性，还有很多影响因素并没有考虑。另外，已建立的左心室壁僵硬度的模型只能大致反映整个室壁的顺应程度，并不能直接反映局部心肌的僵硬度/顺应性，因此建立一个心肌和室腔相结合的模型将会很有意义。

第三节　左心室流场数值模拟试验

一、心脏模型的建立

　　无论是在静态还是动态的情况下重建心脏模型都是比较困难的，因为人体的心脏是一个极度复杂和不规则的实体在进行四维运动，其中心房、心室、相连接血管都是极度不规则的曲面，因此通过简单的几何体操作是不切合实际的。现在多数的研究是通过CT技术获得心脏从底部扫描到顶部的许多断层的照片，通过计算机技术还可转化为三维立体图形。MRI技术则是另一个常用于图像三维重建的方法，它是一种生物磁自旋成像技术。利用人体中的遍布全身的氢原子在外加的强磁场内受到射频脉冲的激发，产生磁共振现象，经过空间编码技术，用探测器检测并接受以电磁形式放出的磁共振信号，输入计算机，经过数据处理转换，最后将心脏的三维形态形成图像（图8-10）。

　　以上两种成像技术的三维成像可以非常直观地获得心脏的三维结构，但是这种图像信息是不能直接应用于CFD计算分析的。由于条件和时间限制，隋成龙等并没有采用三维的心脏模型，而是对超声心动图技术的二维灰阶心尖四腔心切面图像进行二维的模型重建，通过编制的Matlab程序采用交互式界面选取左心室内壁，自动获得左心室内壁的轮廓和空间坐标数据，此模型的几何外形包括舒张早期时的左心室内壁及二尖瓣。然后利用AutoCAD软件包对获取的左心室数据进行重建生成sat格式文件（图8-11）。

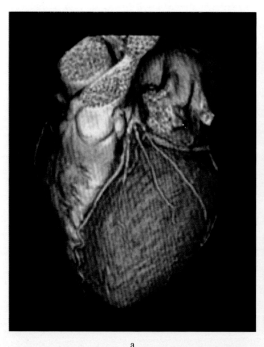
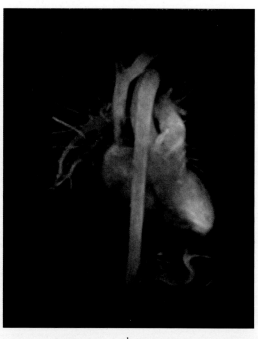

a　　　　　　　　　　　　　　b

图8-10　医疗影像技术重建心脏模型
a.CT重建三维心脏模型；b.为MRI重建三维心脏模型

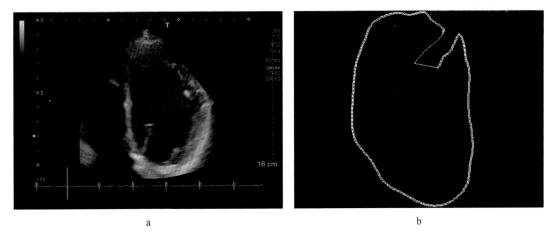

图8-11　超声心动图心尖四腔心切面左心室图像（a）及CAD重建左心室模型（b）

二、左心室网格划分

现代计算机辅助工程（CAE）学科的基本载体是结合有限元、离散元技术，这些也同样适用于CFD计算。Fluent软件只能解决基于连续介质假设的流体力学问题，在处理流体力学问题时基于有限元体积法，将待解的微分方程对每一个体积元积分，得到离散方程，用于计算机数值求解，其本质就是把连续的空间变量用离散的网格点上的变量来近似，连续的控制方程在离散之后就成为所有网格点上的变量的非线性方程组。网格的划分就是对流体区域的离散化。

网格的划分方法分为自由网格剖分和结构化映射网格。自由结构网格划分在面上多采用三角形或四边形网格。在体网格往往采用Tetra或Hexa网格方案，自由结构网格划分能够适用的群体较广但欠专业，网格的可控性较差。结构化映射网格即映射序列网格，其主要思路是将原始几何映射成规则的四边形（Quad），生成正四边形网格，再重新映射（mapping）到原来的几何形状。

隋成龙等采用目前功能较为强大的ICEM CFD软件作为划分网格的工具。在ICEM CFD中流动区域的边界必须是封闭的，因此在网格的划分过程中添加了另一条线将二尖瓣血液流动区域单独生成一个面（图8-12）。需要分别将两个面独立划分网格后使用Merge命令重新整合在一起。在该研究中，首先设置全局网格参数，将全局网格因子的最大值设置为0.5，即所生成的面网格最大值不超过0.5。选取需要划分的面，整个过程ICEM CFD会自动完成。

生成的ICEM CFD网格文件可选择输出为符合不同求解器的文件，本研究采用Flunet_V6求解器类型，

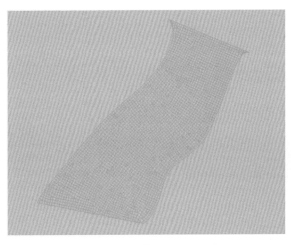
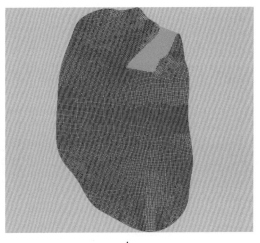

图8-12　左心室模型划分网格图

a.二尖瓣血流区域划分的网格结果；b.整个左心室划分网格结果

以便之后使用Fluent软件对其进行设置计算。

三、左心室流体动力学模型设置

实际上人体的心脏内部血液流动是非稳态的，由于内部结构的影响，不可能是完全的层流状态，因此在该研究中决定采用Fluent湍流模型对流体力学状态进行仿真。Fluent软件的计算原理需满足质量守恒的连续性方程（直角坐标系）：

$$\frac{\partial \rho}{\partial t} + \frac{\partial \rho V_i}{\partial x_i} = 0 \tag{8-17}$$

若流体不可压缩，ρ=const，这时方程可简化为

$$\frac{\partial V_i}{\partial x_i} = 0 \text{或} \frac{\partial u}{\partial x} + \frac{\partial \upsilon}{\partial y} + \frac{\partial \omega}{\partial z} = 0 \tag{8-18}$$

动量守恒的Navier-Stokes方程

$$\rho \frac{\partial u_i}{\partial x} + \rho u_j \frac{\partial u_i}{\partial x_j} = -\frac{\partial p}{\partial x_i} + \rho f_i + \mu \Delta u_i \tag{8-19}$$

对于湍流，最基本的模拟方法是在湍流尺度的网格尺寸内求解瞬态三维N-S方程的全模拟，这时是无须引入任何模型的，但计算机的运算能力有限很难达到。常应用由Reynolds时均方程出发的模拟方法，这就是目前常说的"湍流模型"，其基本点是利用某些假设，将Reynolds时均方程或者湍流特征量的输运方程中的高阶未知关联项用低阶关联项或时均量来表达，从而使Reynolds时均方程封闭。

湍流模型大致可以分为三类：第一类是湍流输运系数模型；第二类是直接建立湍流应力和其他二阶关联量的输运方程；第三类是大涡模拟。Fluent系统提供的湍流模型包括单方程（Spalart-Allmaras）模型、双方程模型（标准模型）、修正的模型及雷诺应力模型和大涡模拟等。本研究综合实际情况选择（2eqn）模型进行模拟。

左心室内流动的流体为血液。血液由血浆和血细胞组成，血浆占全血总体积的50%～60%，血细胞占40%～50%，血液由各种有形组元和某些液态颗粒在血浆中的悬浮液及集合，研究中通常认为血液是不可压缩的流体，具有黏性的非牛顿流体。在Fluent的Materials中自行新建Blood的材料特性，密度为1006kg/m^3，黏度设定为3.5cp。

利用Fluent软件包进行计算设置过程中，边界条件是否正确是关键一步。Fluent提供了丰富的边界条件类型，本研究考虑血液为不可压缩流动问题，对入口的条件设置为速度入口（Velocity-inlet），可设定入口速度的大小、方向等参数，此条件对于不可压缩问题是不合适的，否则该入口边界条件会使入口的总温或总压有一定的波动。Fluent对于非稳态的求解过程需要先获得定常解，并将其作为瞬态解的初始条件。因此，需要先计算稳态情况下后再加载编写了左心室E峰血流频谱数学表达的UDF文件来定义非稳态的边界条件VDF程序如图8-13。本研究是为了寻找超声心动图获得舒张早期左心室内流场的状态和不同疾病流场的特异性，所以在边界类型的设定上做出了一定的简化，设定左心室壁和二尖瓣为壁面（wall），避免研究涉及流固耦合方面的问题。

在求解器方面选择了非耦合、隐式求解方法，该算法是对Navier-Stokes方程组进行联立求解，由于采用了隐式格式，计算的精确度和收敛性比较好，可求解高速到低速的流动问题。设置残差值为1×10^{-3}，同时在左心室内部取了监测点，以其速度保持基本不变作为是否收敛的条件残差分析如图8-14。对于数值计算要给定初始值，较好的初

```
/**********************************/
/*LV.c/
/**********************************/
#include"udf.h"
DEFINE_PROFILE (unsteady_pressure, thread, position)
{
face_t f;
begin_f_loop (f, thread)
{
real t=RP_Get_Real("flow-time");
F_PROFILE(f, thread, position) =0.7*sin(0.048*t);
}
end_f_loop (f, thread)
}
```

图8-13　正常人非稳态UDF程序

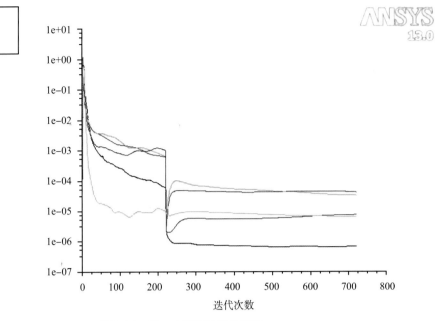

图8-14　Fluent仿真残差分析图

始值能够使整个计算模型快速收敛，对于此类左心室流场分析问题，选择以入口速度（Velocity-inlet）作为初始速度，初始迭代次数设置为500，计算结束后加载UDF文件，选择Transient模型，Time Step Size（s）设置为0.001，Max Iterations/Time Step设置为30，再迭代获得左心室流体力学结果。

四、在心室流场数值模拟实验结果

（一）正常人模拟结果

目前能够实时观察研究左心室内血流的流动状态的方法和手段并不丰富，通过超声心动图血流多普勒技术以及其他医疗图像技术也并不能完美地解决一些棘手的问题。因此，采用以超声心动图数据为基础，Fluent软件包对左心室内血流状态进行仿真模拟，并与本实验室基于数值分析方法的左心室可视化技术进行对比验证，获得结果见图8-15～图8-21。

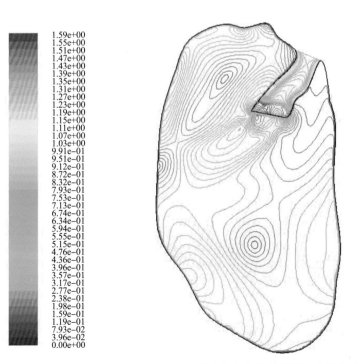

图8-15　正常人左心室仿真结果速度等值图

　　图8-15和图8-16是正常人左心室血流速度仿真结果，血流流过二尖瓣进入左心室后血流速度逐渐下降，特别是在两侧二尖瓣后和心尖部上方位置血流速度都比较小。在云图中显示的颜色从蓝色逐渐到红色表示速度逐渐增大，可以很明确地看到速度大小在左心室内的分布情况。左心室内的最大血流速度分布在二尖瓣瓣口区域，其最大速度约为1.59m/s。整个左心室内血流等值线的分布比较对称。

　　图8-17和图8-18分别为正常人左心室血流函数的等值图和云图。左心室内舒张早期血流的流线可以从图8-17中很清晰地表现出来。血流从二尖瓣冲入左心室后，血流并没有一直快速冲击到左心室壁后才分别向左右两侧形成涡流。从图8-17可以发现，左心室在舒张早期时会出现两处比较明显的涡流和一处即将形

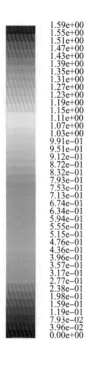
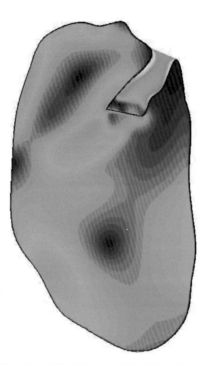

图8-16　正常人左心室仿真结果速度云图

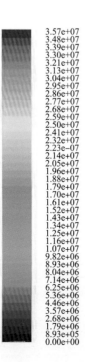
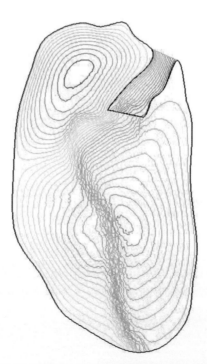

图8-17　正常人左心室仿真结果流函数等值图

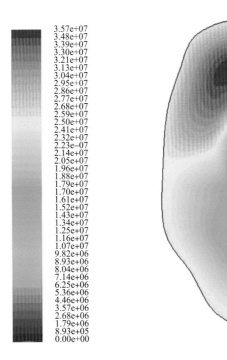

图8-18 正常人左心室仿真结果流函数云图

成的涡流,两处明显的涡流分别位于左侧二尖瓣后和血流交汇区域右侧,血流交汇处左侧的涡流还没有完全形成。由于Fluent缺少分析涡流半径的定量分析功能,只能根据流线图大概估测左心室中交汇区域右侧的涡流半径较大。根据Fluent软件包后处理计算可以获得最大涡流强度(vortex intensity),在左心室左侧二尖瓣瓣后其涡流强度为56.33(1/s),此结果与通过VFM(vector flow mapping)技术获得的研究结果相类似。

在舒张早期左心室壁的压力可以较为准确地反映左心室壁所受到血流压力的负荷,图8-19为Fluent仿真获得的舒张早期时左心室内壁所受到的压力值。横坐标轴显示左心室壁从左侧二尖瓣到心尖再到右侧二尖瓣的位置。从结果可以发现,左心室壁受到的压力大小有正有负。最大正压约为2.5kPa,最大负压约

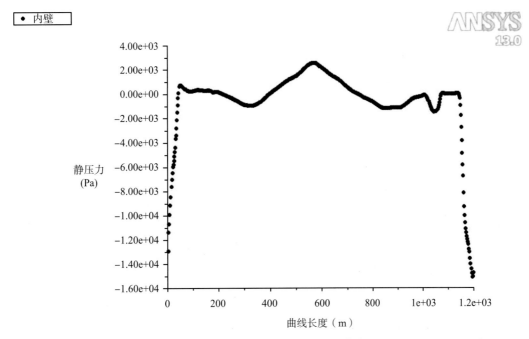

图8-19 正常人左心室壁的压力曲线

为－15kPa。图8-20表示的是左心室内舒张早期的压力云图，舒张早期血流的速度转变为压强水头，从压力云图和涡流图的比较来看，在压力相对较低的地方就是涡流的中心，这和台风风眼或龙卷风的原理是类似的，在风眼处为低压。

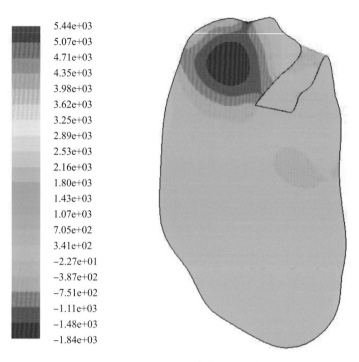

图8-20　正常人左心室舒张早期血流压力云图

　　图8-21为二维超声血流多普勒图像使用数值积分的方法对多普勒信息直接进行的图像处理。仔细观察左心室长轴舒张早期的血流矢量图，箭头所指方向表示血流的流动方向，血流在左心室内的状态和数值仿真结果较为一致。无论从血流分流的地方和涡流形成的位置都比较相似，但是由于缺乏定量的测量手段，并不能对位置和涡流强度进行数值大小的比较。但是从两种不同的研究方法获得相似的血流流动趋势来看，通过数值仿真左心室血流状态的方法是可行的，其结果是可信的。

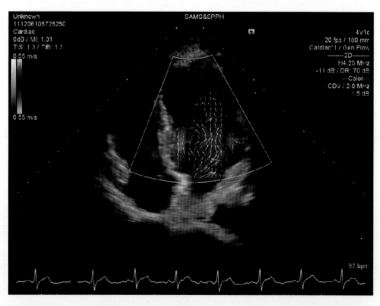

图8-21　基于图像处理方法获得的左心室可视化血流速度矢量图

（二）扩张型心肌病患者左心室流场数值模拟结果

扩张型心肌病（dilated cardiomyopathy）是最常见的心肌病类型，主要特征就是左心室或双心室心腔扩大和收缩功能障碍，产生充血性心力衰竭，常伴有心律失常。超声心动图表现为心尖四腔可见心脏增大而以左心室扩大为显著，左心室室壁运动弥漫性减弱；如有附壁血栓则多发生在左心室心尖部；多合并有二尖瓣和三尖瓣反流。测定射血分数和左心室内径缩短率可反映心室收缩功能。按前面的方法获得扩张型心肌病左心室二维模型如图8-22所示。

从图8-22可以看出扩张型心肌病患者的左心室和正常人比较有明显的扩大，心尖处球形度增大，整个心室为一个椭球形。计算后获得的图8-23和图8-24分别为扩张型心肌病患者左心室血流速度大小的等值图和云图。从图8-23可以看出，扩张型心肌病患者左心室内血流速度的最大值仅为0.923m/s，与正常人的血流速度大小相比较低，速度大小的等值线的分布差别也较大，且并不对称。将图8-16和图8-24对比可以看出两者血流最小速度所出现的区域也不同，和正常人相比扩张型心肌病患者血流最小速度所出现的位置要更靠近二尖瓣区域，离心尖更远。相同的是两者的速度最大值都是出现在二尖瓣瓣口位置，但是正常人的二尖瓣口的血流分布速度更为对称，扩张型心肌病患者对单侧二尖瓣的负荷更大一些。

图8-25和图8-26分别为扩张型心肌病患者左心室内血流的流函数等值图和云图，也可显示出血流的流线。经图8-17和图8-25的对比，发现两者血流交汇部分外形趋势差别较大，正常人的血流交汇部分是

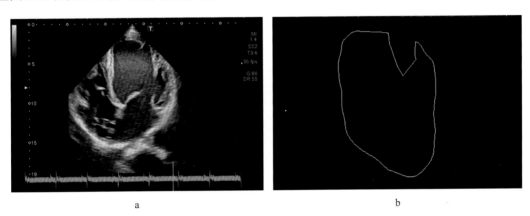

a　　　　　　　　　　　　　　b

图8-22　扩张型心肌病超声心动图切面（a）及重建二维左心室模型（b）

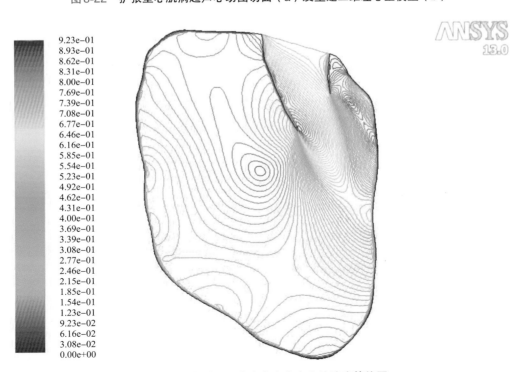

图8-23　扩张型心肌病患者左心室血流速度等值图

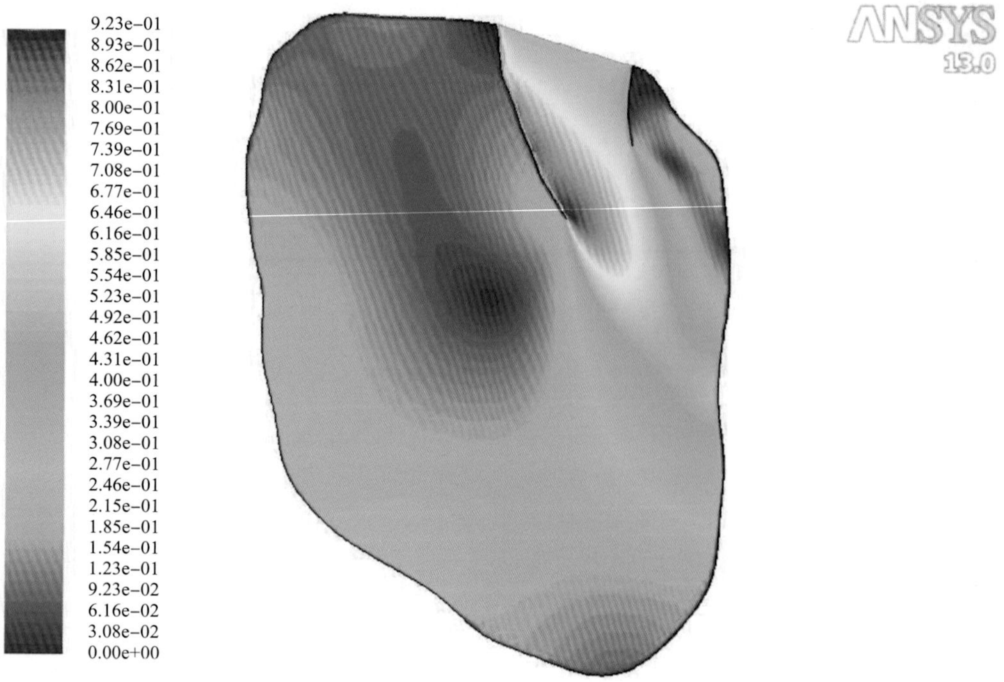

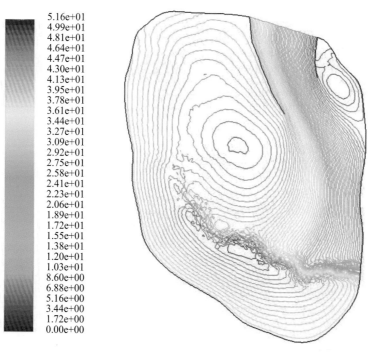

图 8-24　扩张型心肌病患者左心室血流速度云图

图 8-25　扩张型心肌病患者左心室血流流函数等值图

　　从上至下即从二尖瓣口到心尖区域呈纵向分布，而扩张型心肌病患者的血流交汇区域则在心尖上呈横向分布。扩张型心肌病患者在血流交汇处的流线较为混乱。同时两者的涡流位置分布也不相同，扩张型心肌病患者左心室内左侧的涡流位置更偏下，位于中间位置远离左心室内壁，且和正常人相比涡流的半径更大。扩张型心肌病患者右侧的涡流位于二尖瓣后，和正常人相比位置更靠近二尖瓣，涡流半径更小。扩张型心肌病患者血流在交汇区域附近的涡流能够比正常人更早地形成，这可能和左心室的球形度增加有直接的关系。

　　经图8-19和图8-27对比发现，扩心病患者左心室壁所受血流压力的最大正压力比正常人左心室壁所受压力

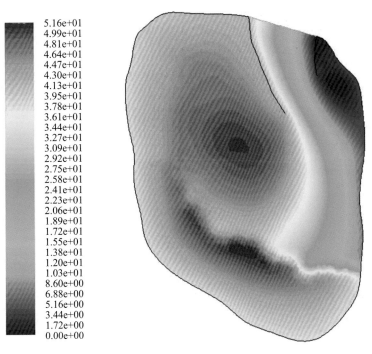

图8-26　扩张型心肌病患者左心室血流流函数云图

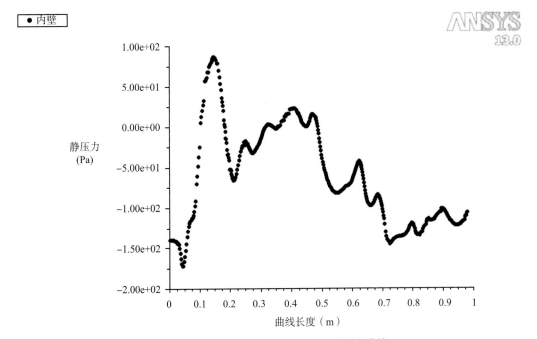

图8-27　扩张型心肌病患者左心室壁压力曲线

小很多，且分布情况极不对称，没有任何规律。形成这样的情况可能有两个原因，一个是心功能的衰退使血流速度降低导致血流携带的能量下降，另一个是心脏病变后使得左心室功能重塑，降低了患者的心脏负荷。

　　扩心病患者由于心肌细胞通常会发生坏死、增生病变，导致心脏的几何形态会发生较大的变化，影响整个心脏的泵血功能，心腔内的血流状态肯定会发生变化。研究表明，液体以涡流的形式传播，可能是自然界中最高效的能量传递方式。因此，对于涡流的研究是观察左心室内血流动力学的一个重要方面。扩张型心肌病患者由于心腔不规则的扩大，收缩舒张时左心室壁的运动很不协调，导致泵血功能降低，在收缩期结束后残留血液量会较正常人多，舒张早期进入左心室的血流和残留待出的血流就会产生交汇，因此在二尖瓣口附近血流大小的等值线会相对较乱。当血流进入左心室流量增多以后，交汇的情况更加明显，涡流的半径较正常人大，左心室内的血流速度较正常降低。扩张型心肌病患者左心室血流的变化推测是由于左心室重构、球形度增大导致收缩时向心的位置上移，最终左心室运动幅度降低，节段性的运动不协调。另一种推测是基于能量守恒定律，收缩期残留于左心室内的血液流量越多，与舒张期进入左心室血流间的黏滞力越大，消耗的能量越多，导致心脏的做功效率下降，引起左心室内血流动力学方面的变化。

第四节　左心室二尖瓣——血流流固耦合数值模拟方法

一、格子玻尔兹曼方法

（一）格子玻尔兹曼方法概述

针对流体的研究需要建立对应的研究模型，根据不同的尺度，流体系统模型大致分为宏观连续模型、微观分子模型和介观动力学模型三类。宏观连续模型认为流体由流体微元组成，并且是充满整个流场的连续介质，研究对象主要是流体微元，利用偏微分方程来分析流体的宏观运动规律，而不会在意具体的微观粒子运动，因为内外的这些微观粒子运动并不影响流体质量、动量和能量的守恒性。微观分子模型认为流体是由众多分子或原子组成的系统，主要研究对象是单个流体分子或原子的动力学行为，运用统计方法将大量微观粒子运动的统计平均结果来描述流体的整体运动规律。介观动力学模型主要研究流体分子的分布函数，研究速度分布函数的变化过程，通过定义分布函数与宏观物理量之间的转化关系来得到流体的宏观流动信息。由于介观动力学模型不仅满足宏观上的质量守恒、动量守恒及能量守恒等基本物理规律，还避免了微观分子模型中大量分子运动计算带来的巨大计算负担，因此近年来备受研究人员的关注。

格子玻尔兹曼方法（lattice Boltzmann method，LBM）来源于格子气元胞自动机，是一种介于宏观和微观之间的介观方法，核心是建立微观尺度与宏观尺度的桥梁，粒子的整体运动特性由分布函数表示，分布函数很关键，表示大量粒子的集体行为。其主要优点是物理意义清楚、边界条件处理简单、程序易于实施、并行性好、模型健壮性高。

格子玻尔兹曼方法是以流体的分子运动论描述为基础，根据微观运动过程的某些基本特征建立简化的时间和空间完全离散的动力学格子模型。在格子之间有许多流体粒子（这些粒子的质量比分子量级要大，同时又比有限容积法中的控制容积质量要小得多）根据一定的法则沿格线迁移并在格点上发生碰撞。运动过程遵守力学定律，同时服从统计定律，通过计算流场中大量粒子的统计平均得出流体的宏观运动变量。这种方法也被认为是一种简化的分子动力学模型。LBM是一种不同于传统数值方法的流体计算和建模方法，与传统宏观方法求解Navier-Stokes方程算法相比，它具有很多独特的优点。从建模思想的角度看，它从微观粒子角度进行模拟，因而可以比较方便地处理不同组分、不同流体界面间的复杂相互作用，不需要借助经验和半经验公式。从计算角度看，相对于N-S方程的非线性对流项，LBM相空间对流过程是线性的，求解更容易，演化过程更清晰；另外，压力用状态方程表示，无须与速度迭代求解，算法比较简单。

当然，格子玻尔兹曼方法也存在着一些缺点。首先，由于求解的对象是密度分布函数，需要经过换算才能得到常用的质量、速度、压力等力学量的值。其次，LBM方法使用规则的正方形网格，因此缺乏一定的灵活性，如果希望对曲线边缘附近做局部网格加密会比较困难。同时，由于LBM网格具有一体性，如果想要增加局部网格的密度，通常只能对整体网格都进行加密，这样显然会大大增加计算成本。

（二）Q2D9模型

目前常用的规则网格模型有D2Q9、D3Q13、D3Q15、D3Q19等，此外，还有各种非规则以及类似于传统网格划分的自适应格子布局。

由于本节内容采用的格子玻尔兹曼方法所用的是D2Q9模型，因此这里着重介绍D2Q9模型。D2Q9模型中的D2表示二维空间（D3则是指三维空间），Q9表示在每个网格节点上粒子都有9个运动迁移的方向，如图8-28所示。

图8-28中的红色圆点表示LBM网格节点，$e_0 \sim e_8$分别表示粒子运动的9个方向。其中e_0表示粒子当前

所在网格节点，$e_1 \sim e_8$ 则表示指向邻近网格节点的迁移方向矢量，矢量长度就等于当前网格节点与邻近网格节点之间的距离。本节所提到的粒子在格子玻尔兹曼方法的计算过程中实际是粒子的密度分布函数，是一个统计概率。

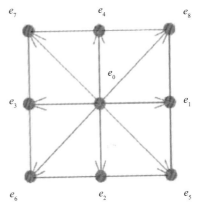

图8-28　D2Q9模型示意图

在格子玻尔兹曼方法求解流场问题时，包含两个关键步骤，即粒子的碰撞和迁移。在碰撞步中，格子玻尔兹曼方程根据当前的密度分布情况，可以计算出每个节点朝各个方向上的平衡密度分布函数；在迁移步中，密度分布函数会沿着固定的方向移动到相邻的网格节点。在格子玻尔兹曼方法的计算过程中，对于 D2Q9 模型，所有网格节点的粒子都会向 9 个方向进行迁移，在经过一个迁移步之后，会同时到达邻近的目标网格节点，然后再经过碰撞达到平衡，周而复始。在此过程中，任何一个迁移步结束后，粒子都不会停留在网格之间，这是格子玻尔兹曼方法的基本假设条件。

在 D2Q9 模型中，$e_0 \sim e_8$ 的速度定义如公式（8-20）所示。

$$e_\alpha = \begin{cases} (0,\ 0) & \alpha = 0 \\ c\left(\cos\left[(\alpha-1)\frac{\pi}{2}\right],\ \sin\left[(\alpha-1)\frac{\pi}{2}\right]\right) & \alpha = 1,\ 2,\ 3,\ 4 \\ \sqrt{2}c\left(\cos\left[(2\alpha-1)\frac{\pi}{4}\right],\ \sin\left[(2\alpha-1)\frac{\pi}{4}\right]\right) & \alpha = 5,\ 6,\ 7,\ 8 \end{cases} \tag{8-20}$$

其中，c 是格子速度，其值为 $c = \delta_x/\delta_t$，δ_x 和 δ_t 分别为网格步长和时间步长，通常 $\delta_x = \delta_t$。

（三）格子玻尔兹曼控制方程

格子玻尔兹曼方法源自于格子气动机，其演化方程如公式（8-21）所示。

$$f_\alpha(x_i + e_\alpha\delta_x,\ t + \delta_t) - f_\alpha(x_i,\ t) = \Omega_\alpha(f_\alpha) \tag{8-21}$$

式中，x_i 为网格上一个格点，e_α 如公式（8-20）所示，$f_\alpha(X_i,\ t)$ 为格点上的粒子在 t 时刻、位置 x 处沿 e_α 方向的粒子密度分布函数，δ_x 为格子的单位长度，δ_t 为单位时间步长，$\Omega_\alpha(f_\alpha)$ 是碰撞对分布函数 f_α 的作用。对于流体来说，格子玻尔兹曼方程中的碰撞项必须满足质量守恒和动量守恒，因此有 $\Omega_\alpha(f_\alpha) = 0$ 和 $e_\alpha\Omega_\alpha(f_\alpha) = 0$。在对碰撞项进行简化后，引入简单的单松弛因子模型 $\Omega_\alpha = -\frac{1}{\tau}[f_\alpha - f_\alpha^{eq}]$，该模型用来近似替换原来较复杂的碰撞项，其中，$f_\alpha^{eq}$ 是局部平衡分布函数，τ 是无量纲松弛时间，此时的格子玻尔兹曼方程离散化形式为公式（8-22）所示。

$$f_\alpha(x_i + e_\alpha\delta_t,\ t + \delta_t) - f_\alpha(x_i,\ t) = -\frac{1}{\tau}[f_\alpha(x_i,\ t) - f_\alpha^{eq}(x_i, t)] + \delta_t G_\alpha \tag{8-22}$$

松弛时间或弛豫时间是指两次碰撞的平均时间间隔。在物理学中，从非平衡态分布向平衡态分布趋近的过程称为"弛豫"。公式（8-22）中，τ 是松张常数，具有时间量纲，是格子玻尔兹曼法中与流体物理性质相关的重要参数，流体的黏度可以通过 τ 直接求出；δ_t 为单位时间步长，一般设定其值为 1；G_α 是外力项。公式（8-22）表示的含义是 t 时刻 x 位置的网格节点上粒子密度分布函数迁移过程中产生的变化量，等于粒子密度分布函数经过碰撞趋于平衡后的变化量及单位时间内的外力。

局部平衡态分布函数为公式（8-23）所示。

$$f_\alpha^{eq} = \rho\omega_\alpha\left[1 + \frac{e_\alpha \cdot u}{c_s^2} + \frac{(e_\alpha \cdot u)^2}{2c_s^4} - \frac{u^2}{2c^2}\right] \tag{8-23}$$

其中，c_s 是格子声速，其值为 $c/\sqrt{3}$，ρ 为压力场，u 为流体流速，ω_α 为方向权值。

外力项 G_α 由公式（8-24）计算。

$$G_\alpha = \left(1 - \frac{1}{2\tau}\right)\omega_\alpha\left[\frac{e_\alpha - u}{c_s^2} + \frac{e_\alpha - u}{c_s^4}e_\alpha\right] \cdot f \tag{8-24}$$

ω_a取值如公式（8-25）所示。

$$\omega_\alpha = \begin{cases} \frac{4}{9}, & \alpha = 0 \\ \frac{1}{9}, & \alpha = 1, 2, 3, 4 \\ \frac{1}{36}, & \alpha = 5, 6, 7, 8 \end{cases} \qquad (8\text{-}25)$$

由于格子玻尔兹曼方法求解的是粒子密度分布函数，因此宏观量物理量，如流体速度u、流体黏度u、流体密度ρ、流体压力P等都不能直接求得，必须对粒子密度分布函数做一定的转换，换算关系如公式（8-26）所示。

$$\begin{cases} v = \left(\tau - \frac{1}{2}\right) c_s^2 \delta_t \\ \rho = \sum_i f_i \\ u = \sum_i e_\alpha f_i + \frac{\delta_t}{2G_\alpha} \\ p = c_s^2 \end{cases} \qquad (8\text{-}26)$$

二、浸入边界法

在流体流动的数值模拟过程中，用传统的方法处理流固耦合时既要处理复杂的边界移动，又要保证计算的精度和效率，非常困难。Peskin在1972年提出了一种用于处理流固耦合问题的数值计算方法——浸入边界法（immersed boundary method，IBM），并将其应用于心脏瓣膜的运动中，模拟得到了心脏流场变化图像，为数值计算领域和心脏血流动力学研究做出了非常卓越的贡献。

浸入边界法的基本思想是将浸入到流体中的复杂边界的运动，转化为流场中的内力，边界本身由依序连接的可移动点来表示，同时使用简单的笛卡尔网格作为背景网格，整个流场计算过程都使用笛卡尔网格，无须处理从物理平面到计算平面的坐标和网格转换问题，因而可以大大提高计算效率而且节省了网格生成所需的步骤。对于运动边界问题，贴体网格方法在每个时间步都需要进行网格重构，并且把旧网格上的信息映射到新的网格上，显然这些操作会严重影响计算过程的简便性、计算精度、鲁棒性，并且计算耗时，尤其当边界运动速度较大时。相反，当采用浸入边界法处理运动边界问题时，始终采用固定的正交网格，无须网格重构，只须更新标记点的信息即可，如图8-29所示。

浸入边界法的一个主要特点是采用欧拉和拉格朗日两种坐标，它采用欧拉变量描述流体的动态，利用拉格朗日变量描述结构的运动边界。流体一般在固定的笛卡尔网格上求解，流固之间的界面采用一系列的拉格朗日点来标记，用光滑Delta近似函数通过分布节点力和插值速度来表示流场和结构物的交互作用。

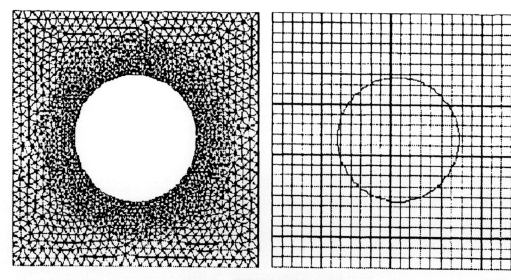

图8-29　贴体网格和笛卡儿网格

浸入边界通常被假定由无质量的纤维组成，这样能简化边界扭曲产生的力转换到流体中时的计算量。在浸入边界法中，笛卡尔正交网格不需要与边界重叠，边界对流体的作用通过在控制方程中添加源项的方式来实现。流固之间的相互作用通过狄拉克函数进行关联。传统浸入边界法采用的是直接网格，浸入边界对周围流场的影响是通过力的形式来体现的，通常的做法是把浸入边界上的集中力分布到其周围的流场中，在分布力的作用下，重新求解控制方程得到新的流场。通过不断迭代，试图满足边界无滑移条件。传统浸入边界法的主要优势在于网格生成简单、效率高。同时，它也存在两大缺点：一是有流线穿透现象，二是边界附近精度很低。造成这两大问题的主要原因是在传统浸入边界法中无滑移边界条件只得到近似满足。

三、基于格子玻尔兹曼-浸入边界法的左心室流场数值模拟

（一）格子玻尔兹曼-浸入边界法

格子玻尔兹曼方法也是直角网格，因此能和浸入边界法有效结合起来处理流固耦合问题，这就是格子玻尔兹曼-浸入边界法，最早由Feng和Michaelides在2004年提出。一个基于格子玻尔兹曼-浸入边界法的二维封闭圆形边界的例子如图8-30所示。图中的Γ_b表示浸入的封闭圆形边界，Ω_f表示流场域，小写字母表示欧拉变量，大写字母表示拉格朗日变量。$X(s,t)$代表圆形边界的拉格朗日矢量函数，根据弧长s和时间t能确定Γ_b的具体位置。$X(s,t)$处的边界变化通过一个单独的拉格朗日力密度函数$F(s,t)$来确定，然后$F(s,t)$需要在求解N-S方程前转换为欧拉力变量f，最后通过在流场域Ω_f中求解N-S方程得到流速和压强。

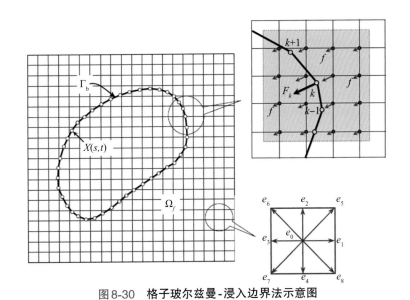

图8-30　格子玻尔兹曼-浸入边界法示意图

在本节研究的二尖瓣和血流进行流固交互的过程中，考虑二尖瓣作为弹性肌肉纤维的特性，对其弹性力在交互过程中的变化进行建模，以确保在流固耦合过程中，流场域变化的精确性。

假定浸入边界的二尖瓣弹性势能ε由其肌肉纤维的拉伸/压缩或者弯曲产生，因此外力项F可以分为两个部分$F = F_s + F_b$，其中F_s和F_b分别表示拉伸和弯曲产生的弹力。同样，二尖瓣边界弹性势能ε也可以分为两个部分$\varepsilon = \varepsilon_s + \varepsilon_b$，其中$\varepsilon_s$、$\varepsilon_b$分别代表拉伸和弯曲产生的势能，如公式（8-27）和（8-28）所示。

$$\varepsilon_s = \frac{1}{2} K_s \int A_s \left(\left| \frac{\partial X}{\partial \alpha} \right| \right) \mathrm{d}\alpha = \frac{1}{2} K_s \int \left(\left| \frac{\partial X}{\partial \alpha} \right| - 1 \right)^2 \mathrm{d}\alpha \tag{8-27}$$

$$\varepsilon_b = \frac{1}{2} K_s \int A_b \left(\left| \frac{\partial^2 X(\alpha,t)}{\partial \alpha^2} \right| \right) \mathrm{d}\alpha = \frac{1}{2} K_b \int \left| \frac{\partial^2 X(\alpha,t)}{\partial \alpha^2} \right|^2 \mathrm{d}\alpha \tag{8-28}$$

其中，K_s表示拉伸/压缩强度系数，K_b表示弯曲强度系数，A_s、A_b是假定的弹性函数。

F_s和F_b分别表示拉伸和弯曲产生的弹力，如公式（8-29）所示。

$$\begin{cases} F_s = \frac{\partial}{\partial \alpha}\left[A_s'\left(\left|\frac{\partial X}{\partial \alpha}\right|\right)t\right] \\ F_b = \frac{\partial^2}{\partial \alpha^2}\left[A_b'\left(\left|\frac{\partial^2 X}{\partial \alpha^2}\right|\right)n\right] \\ F = F_s + F_b \end{cases}$$

（8-29）

式中，t 表示二尖瓣弹性纤维的切向量方向，n 表示二尖瓣弹性纤维的法向量方向。A_s'、A_b' 是 A_s 和 A_b 对应的派生。

在血流和二尖瓣之间的流固耦合过程中，欧拉力 f 可以通过拉格朗日力 F 计算得到，如公式（8-30）所示。

$$f_{ib}(x, t) = \int F(\alpha, t)\delta[x - X(\alpha, t)]\mathrm{d}\alpha$$

（8-30）

其中，α 表示沿纤维原点的幅度，$\delta(x)$ 表示狄拉克函数。

浸入流体中的边界的运动通过一阶常微分方程公式（8-31）描述：

$$\frac{\partial X}{\partial t}(\alpha, t) = U(\alpha, t)$$

（8-31）

等式中 X 为浸入边界在 t 时刻，拉格朗日坐标为 α 时的欧拉坐标描述。U 通过对流体的速度 u 进行插值计算得到，在此过程中同样使用了狄拉克函数。

格子玻尔兹曼结合外力项的控制方程如公式（8-32）所示。

$$f_j(x + v_j, \ t + 1) = f_j(x, \ t) - \frac{1}{\tau}[f_j(x, \ t) - f_j^0(x, \ t)] + \left(1 - \frac{1}{2\tau}\right)w_j\left(\frac{v_j - u}{c_s^2} + \frac{v_j \cdot u}{c_s^4}v_j\right) \cdot f_{ib}$$

（8-32）

式中，$f_j(x, \ t)$ 表示 j 方向的分布函数。$c_s = c/\sqrt{3}$ 是模型中的声速，c 表示模型中的晶格速度。当 $j = 0$ 时，$c = 0$；$j = 1, 2, 3, 4$ 时，$c = 1$；$j = 5, 6, 7, 8$ 时，$c = \sqrt{2}$。

格子玻尔兹曼法求解对象是粒子密度分布函数，平常实验中可以检测到的宏观物理量需要经过换算得到。此处的模型中，宏观物理量 $\rho(x, \ t)$ 和 $(\rho u)(x, \ t)$ 通过公式（8-33）和（8-34）计算得到。

$$\rho(x, \ t) = \sum_j f_j(x, \ t)$$

（8-33）

$$(\rho u)(x, \ t) = \sum_j v_j f_j(x, \ t) + \frac{f_{ib}(x, \ t)}{2}$$

（8-34）

二尖瓣肌肉纤维的拉伸势能及其产生的对应拉伸力如公式（8-35）和（8-36）所示。

$$\varepsilon_s = \frac{1}{2}K_s\sum_{m=1}^{n_f - 1}\left(\frac{|X_{m+1} - X_m|}{\Delta \alpha} - 1\right)^2\Delta\alpha$$

（8-35）

$$(F_s)_t = \frac{K_s}{(\Delta\alpha)}\sum_{m=1}^{n_f - 1}(|X_{m+1} - X_m| - \Delta\alpha)\frac{X_{m+1} - X_m}{|X_{m+1} - X_m|}\left(\delta_{ml} - \delta_{m+1, \ l}\right)$$

（8-36）

其中，$l = 1, 2, \cdots, n_f$，n_f 为二尖瓣肌肉纤维上的拉格朗日格点总数。

同理，二尖瓣肌肉纤维的弯曲势能及其产生的对应弯曲力如公式（8-37）和（8-38）所示。

$$\varepsilon_b = \frac{1}{2}K_b\sum_{m=2}^{n_f - 1}\left(\frac{|X_{m+1} + X_{m-1} - 2X_m|^2}{(\Delta\alpha)^4}\right)\Delta\alpha$$

（8-37）

$$(F_b)_l = \frac{K_b}{(\Delta\alpha)^4}\sum_{m=2}^{n_f - 1}(X_{m+1} + X_{m-1} - 2X_m)\left(2\delta_{ml} - 2\delta_{m+1, \ l} - \delta_{m-1, \ l}\right)$$

（8-38）

总的拉格朗日力为拉伸力和弯曲力之和，即 $F(\alpha, t) = F_s(\alpha, t) + F_b(\alpha, t)$，在传播到欧拉网格后，转换得到的欧拉力如公式（8-39）所示。

$$f_{ib}^n(x) = \sum_\alpha F^n(\alpha)\delta_h[x - X^n(\alpha)]\Delta\alpha$$

（8-39）

通过周围流体速度结合插值计算可以得到浸入边界速度，如公式（8-40）所示。

$$U^{n+1}(\alpha) = \sum_x u^{n+1}(x)\delta_h[x - X^n(\alpha)]h^2 \qquad (8\text{-}40)$$

浸入边界的拉格朗日坐标 X^{n+1} 由公式（8-41）更新获得。

$$X^{n+1}(\alpha) = X^n(\alpha) + U^{n+1}(\alpha) \qquad (8\text{-}41)$$

本节中基于格子玻尔兹曼模型-浸入边界法进行的二尖瓣流场域流固耦合计算流程如下所示：

（1）通过浸入边界的拉格朗日坐标 X^n，弹性力 F^{n+1} 可以由公式（8-36）和（8-38）计算得到。

（2）通过公式（8-39）将拉格朗日弹性力传播到流体域晶格点。

（3）计算粒子分布函数和碰撞传播过程，如通过公式（8-32）计算粒子碰撞项 $\frac{1}{\tau}[f - f(0)]$。

（4）通过公式（8-32），经由流体和外力计算更新速度分布函数。

（5）通过公式（8-33）和公式（8-34）计算流体速度 u^{n+1}，并通过拉格朗日插值法修正速度，使无滑移边界条件能够满足。

（6）利用环境中周围流体的速度 u^{n+1}，由公式（8-40）通过插值得到浸入边界速度 U^{n+1}。

（7）通过公式（8-41）更新浸入边界的拉格朗日坐标 $X^{n+1}(\alpha)$。

（二）建模及数值模拟试验

人类心脏二尖瓣由前叶、后叶、腱索及乳头肌4个部件构成，在人一生中开合约30亿次，担负着保障血液循环和新陈代谢功能的重大使命。如果其中任何一个部件发生损坏，都会使心脏内血流动力学发生改变，引发瓣膜下垂或关闭不全等疾病，严重时甚至会导致死亡，因此对二尖瓣在血液中的动态运动进行生理、病理的生物力学研究具有重要的意义。本节针对二尖瓣流固耦合完成了两次建模和数值模拟，一个是仅包含二尖瓣的流场域建模和数值模拟，另一个是包含了二尖瓣和刚性左心室壁的流场域建模和数值模拟。

1.二尖瓣流场域建模和数值模拟　采用一个长方形简化模型模拟二尖瓣流场域，假定一个长为60，宽为70的区域为建模的二尖瓣流场域，左右两侧均为无滑移边界，在其中采用两个1/4椭圆弧的简化结构模拟二尖瓣。椭圆弧的左方代表心房，右方则代表心室。二尖瓣的数学建模模型如公式（8-42）所示，二尖瓣的建模结构图如图8-31所示。

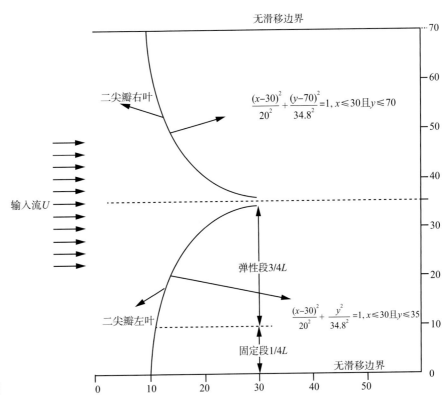

图8-31　二尖瓣流场域建模结构图

$$\begin{cases} \dfrac{(x-30)^2}{20^2} + \dfrac{(y-70)^2}{34.8^2} = 1, \ x \leqslant 30\text{且}y \leqslant 70 \\[3mm] \dfrac{(x-30)^2}{20^2} + \dfrac{y^2}{34.8^2} = 1, \ x \leqslant 30\text{且}y \leqslant 35 \end{cases} \tag{8-42}$$

两个圆弧在x轴的投影长度为L，假定都由无弹性的固定段和有弹性的弹性段两部分组成，在x轴投影方向的前1/4为无弹性的刚性固定段，后3/4为有弹性的弹性段。血流输入速度设为$U = 0.8\text{m/s}$，血流密度系数设为$\rho = 1060\text{kg/m}^3$，血流黏性系数设为$\mu = 0.0033\text{kg/ms}$。

从左心室舒张初期到末期的流固耦合过程如图8-32所示。从图中可以看出，二尖瓣随血流的运动逐渐变形打开，并在图c中的时刻形成明显的4对血流漩涡，基本展现了左心室舒张期的血流变化特征。

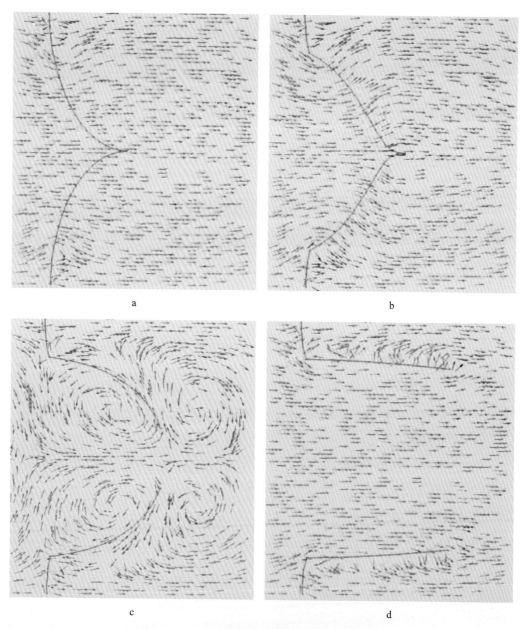

图8-32　二尖瓣流场域舒张期数值模拟示意图

2.二尖瓣结合刚性心室壁流场域建模和数值模拟　采用一个长方形简化模型模拟二尖瓣结合刚性心室壁流场域，假定一个长为100，宽为70的区域为格子玻尔兹曼建模区域，左右两侧均为无滑移边界，在其中采用两个1/4椭圆弧的简化结构模拟二尖瓣，同时采用一个1/2半椭圆模拟刚性心室壁。椭圆弧的左方代表心房，右方半椭圆范围内则代表心室。左心室的数学建模模型如公式（8-43）所示，左心室流场域建模结构图如图8-33所示。

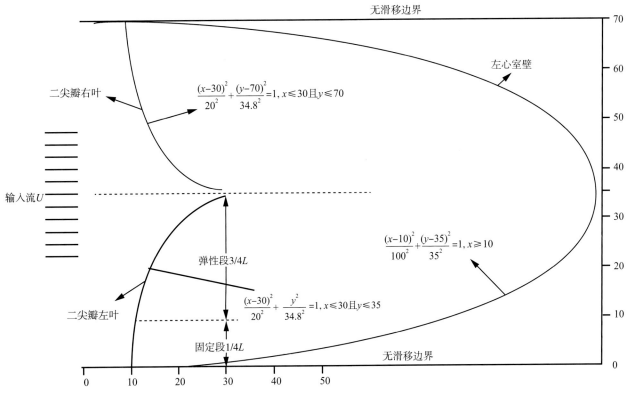

图8-33　左心室流场域建模结构图

$$\begin{cases} \dfrac{(x-30)^2}{20^2}+\dfrac{(y-70)^2}{34.8^2}=1,\ x\leqslant30且y\leqslant70 \\ \dfrac{(x-30)^2}{20^2}+\dfrac{y^2}{34.8^2}=1,\ x\leqslant30且y\leqslant35 \\ \dfrac{(x-10)^2}{100^2}+\dfrac{(y-35)^2}{35^2}=1,\ x\geqslant10 \end{cases} \tag{8-43}$$

　　从左心室舒张初期到末期的流固耦合过程如图8-34 a～e所示。从图中可以看出，二尖瓣随血流的运动逐渐变形打开，并在图c中的时刻在二尖瓣口形成明显的4对血流漩涡，在图d和图e时刻在二尖瓣膜后形成血流漩涡对，同时从左心室壁底到二尖瓣又分别形成了两个大的血流漩涡，基本展现了左心室舒张期

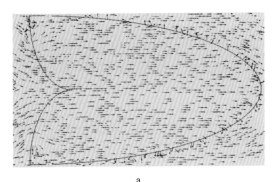

a

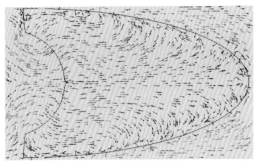

b

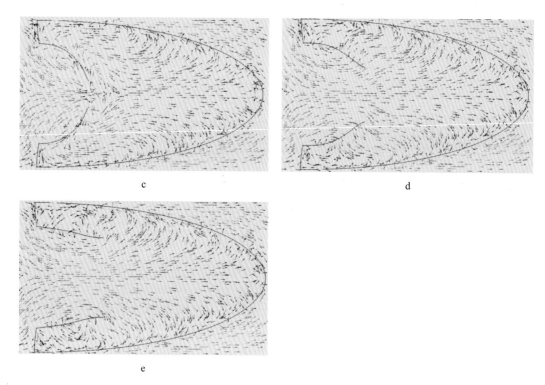

图8-34　左心室流场域舒张期数值模拟示意图

的血流变化特征。

本节主要研究了格子玻尔兹曼法和浸入边界法的基本理论，并将这两种方法相结合，设计实现了左心室二尖瓣-血流流固耦合的数值模拟。针对二尖瓣流固耦合进行了两种建模和数值模拟，一种是仅包含二尖瓣的流场域建模和数值模拟，另一种是包含了二尖瓣和刚性左心室壁的流场域建模和数值模拟。在研究中，将左心室壁设定为固定刚性边界，二尖瓣为浸入边界。以椭圆弧为基础构建二尖瓣及左心室壁，采用两个1/4椭圆弧模拟二尖瓣，再用一个1/2椭圆模拟左心室壁，完成系统几何模型建模。随后，通过格子玻尔兹曼方法划分网格，对浸入边界建立拉格朗日坐标，采用格子玻尔兹曼D2Q9网格计算模型，最后求解二尖瓣和血流运动变化过程，实现左心室二尖瓣-血流流固耦合的数值模拟，模拟结果较好地展示了左心室舒张期在二尖瓣的影响下血流流场的变化过程。

（阿都建华　隋成龙　谢盛华）

参考文献

陈孝义，石华，孙彬，等，1998. 应用E峰时间参数评价左心室舒张功能. 中国现代医学杂志，8（10）：38-39.

陈颖力，陈永信，2001. 磁共振成像MRI的原理及其发展动向. 山西电子技术，1：3-4.

段欣悦，2006. 格子玻尔兹曼方法的理论研究与应用. 青岛：中国石油大学（华东）.

古成中，吴新跃，2008. 有限元网格划分及发展趋势. 计算机科学与探索，2（3）：248-259.

何雅玲，王勇，李庆，2009. 格子Boltzmann方法的理论及应用. 北京：科学出版社.

吉强，洪洋，周至尊，等，2000. 医学影像物理学. 北京：人民卫生出版社：32-50.

姜宗来，樊瑜波，2010. 生物力学——从基础到前沿. 北京：科学出版社，104-106.

林亚华，景在平，赵志清，等，2006. 人胸主动脉血液脉动流的三维数值分析. 第二军医大学学报，27（8）：867-875.

吕霞付，蔡绍皙，2001. 血液密度测量及其在基础医学和临床中的应用. 国际生物医学工程杂志，24（4）：165-168.

马楚云，2011. VFM技术对扩张型心肌病患者心动周期不同时相左心室腔内流场的研究. 上海：第二军医大学：25-28.

任志安，郝点，谢红杰，2009. 几种湍流模型及其在Fluent中的应用. 化工装备技术，30（2）：38-40，44.

沈洁，尹立雪，陆景，等，2012. 超声血流向量成像技术评价糖尿病前期左心室舒张期流场状态. 中华超声影像学杂志，21（2）93-98.

隋成龙，2013. 左心室舒张早期功能模型评价方法研究. 成都：西南交通大学.

王福军，2004. 计算流体动力学分析. 北京：清华大学出版社.

韦建辉，2015. 确定性横向迁移装置中圆形粒子分离特性的IB-LBM数值模拟. 中国科学技术大学.

肖蕾，2008. 离心压缩机小流量模型级的流动分析与优化. 大连：大连理工大学.

谢盛华，尹立雪，2010. 心血管系统流体动力学可视化定量评价技术研究进展. 中华医学超声杂志（电子版），7（2）：245-251.

阳跃忠，1995. 高血压性左心室肥厚的病理意义及其逆转. 广西师范大学学报（哲学社会科学版），S1：264-266.

张维忠，邱慧丽，范明昌，等，1993. 高血压左心室肥厚的诊断探讨-5437例超声心动图资料分析. 中国高血压杂志，1（1）：5-8.

钟明，张运，张薇，等，2003. 超声心动图-心导管同步血流动力学技术评价左心室心腔僵硬度的临床研究. 中华超声影像学杂志，12（12）：709-712.

Cheng Y，Zhang H，2010. Immersed boundary method and lattice Boltzmann method coupled FSI simulation of mitral leaflet flow. Computers & Fluids，39（5）：871-881.

Chung C，Ajo DM，Kovacss J，2006. Isovolumic pressure-to-early rapid filling decay rate relation：model-based derivation and validation via simultaneous catheterization echocardiography. J appl physiol（1985），100（2）：528-534.

Feng ZG，Michaelides EE，2005. Proteus：a direct forcing method in the simulations of particulate flows. Journal of Computational Physics，202（1）：20-51.

Feng ZG，Michaelides EE，2004. The immersed boundary-lattice Boltzmann method for solving fluid-particles interaction problems. Journal of Computational Physics，195（2）：602-628.

Guo Z，Zheng C，Shi B，2002. Discrete lattice effects on the forcing term in the lattice Boltzmann method. Phys Rev E Stat Nonlin Soft Matter Phys，65（4 Pt 2B）：046308.

Guo ZL，Zheng CG，2009. Theory and applications of lattice Boltzmann method.

Lim S，Peskin S，2004. Simulations of the Whirling Instability by the Immersed Boundary Method：Society for Industrial and Applied Mathematics.

Mirsky I，1984. Assessment of diastolic function：Suggested method and future considerations. Circulation，69（4）：836-841.

Mossahebi S，Kovacs SJ，2012. Kinematic Modeling-based left ventricular diastatic（passive）chamber stiffness determination with in-vivl validation. Ann Biomed Eng，40（5）：987-995.

Munson BR，Young DF，Okiishi TH，et al，2009. Fundamentals of Fluid Mechanics. 6th ed. New York：John Wiley and Sons Inc，421-443.

Peskin CS，1972. Flow patterns around heart valves：A numerical method. Journal of Computational Physics，10（2）：252-271.

Peskin，Charies S，2002. The immersed boundary method. Acta Numerica，11：479-517.

Qian YH，D' Humires D，Lallemand P，1992. Lattice BGK Models for Navier-Stokes Equation. Europhy Sicsletters（EPL），17（6）：479-484.

Tezduyar TE，2001. Finite element methods for flow problems with moving boundaries and interfaces. Archives of Computational Methods in Engineering，8（2）：83.

Thomas JD，Weyman AE，1991. Echocardiographic dopple evaluation of left ventricular diastolic function Physics and physiology. Circulation，849（3）：977-990.

Tian FB，Luo H，Zhu L，et al，2011. An efficient immersed boundary-lattice Boltzmann method for the hydrodynamic interaction of elastic filaments. J Comput Phys，230（19）：7266-7283.

Tian FB，Luo H，Zhu L，et al，2010. Interaction between a flexible filament and a downstream rigid body. Phys Rev E Stat Nonlin Soft Matter Phys，82（2pt2）：026301.

Waite L，Veres G，Fine J，et al，2010. A computer model of early diastolic filling through the mitral valve. Proceedings of the Institution of Mechanical Engineers，Part H：Journal of Engineering in Medicine，225（3）：255-267.

Westermann D，Kanser M，Steendijk P，2008. Role of left ventricular in heart failure with normal ejection fraction. Circulation，117（16）：2051-2060.

Zhu L，Peskin CS，2002. Simulation of a Flapping Flexible Filament in a Flowing Soap Film by the Immersed Boundary Method. Academic Press Professional，Inc.

Zhu L，Peskin CS，2003. Interaction of two flapping filaments in a flowing soap film. Physics of Fluids，15（7）：1954.

第9章
超声波辐照与心肌正性肌力作用

心力衰竭是临床常见的心血管疾病终末期表现。据卫生部心血管病防治研究中心报告（2009）：2008～2009年我国有心血管疾病患病人数2.3亿，其中具有明显临床症状的心力衰竭患病人数高达420万。近年来随着中国人口老龄化加剧，心力衰竭作为所有心血管疾病的终末阶段，患病人数持续增长。2016年国家心脏中心采样调查结果显示：中国心力衰竭患病率已达到1.3%，现症患者有800万～1000万。中国可能已经成为拥有全球最大的心力衰竭患者群的国家。在40岁以上人群中，5个人中就有1个（20%）有罹患心力衰竭的风险。

但是，目前临床能够采用的心力衰竭强心治疗方法有限，主要包括药物治疗（如地高辛、多巴酚丁胺、氨力农和米力农等）和非药物治疗（如CRT和VAD等）。药物治疗方法的正性肌力作用持续时间短、疗效有限，副作用大。终末期心力衰竭病患必须进行电机械矫正、机械辅助或心脏移植治疗，治疗成本高、风险大。发现和建立一种全新的临床能够常规持续应用的无创性心力衰竭正性肌力治疗方法是心血管病学基础和临床研究所面临的重大挑战。

一、超声波辐照诱导产生心肌肌力改变的基础试验依据

目前关于超声波辐照可能诱导产生心肌肌力改变的理论推测和假设基于以下基础试验发现。

早在1929年美国生理学家Harvey已经发现应用100kHz频率的超声波照射两栖类动物的裸露心脏能够诱导出心肌收缩。但是由于当时技术条件的限制，这一实验发现未能得到重视和充分的利用。自20世纪90年代以来，心脏电生理学和超声医学界开始重新尝试采用超声波技术手段进行心脏的起搏治疗。1991年，Meltzer等发表论文提出超声波具有起搏作用。1991～1994年Dalecki和Delius等报道证实，采用高强度单脉冲超声波，当脉冲波宽度为数个毫秒，超声波脉冲峰值强度大于5MPa时就能够对心脏的功能产生确切的生物学效应，其中包括导致心室期前收缩和主动脉压力的减低。与此同时，他们发现上述超声波生物学效应不仅能够在两栖爬行类动物的心脏诱导出来，而且能够在哺乳动物（如猪和狗）心脏上诱导出来。其他学者重复了上述实验过程并获得了相同实验结果，研究同时发现尽管超声造影剂流动于毛细血管内，注射超声造影剂仍然能够增强起搏效应。

现有研究已经证实，采用超声波对组织细胞进行辐照时，超声波导致的空化和冲流过程可使被辐照组织细胞壁和质膜等被击穿，产生可逆或不可逆的小孔，即超声"声孔效应"（sonoporation）。"声孔效应"是超声波辐照在生物体内最直接的效应表现。Ward等在实验中观察到了两种声孔效应，即可修复性声孔效应和致死性声孔效应，这两种效应是同一机制、作用程度不同的两种表现形式。在超声造影剂存在的环境中进行超声波辐照，可使声孔效应更为明显。造影剂浓度低时表现为可修复性声孔效应；当辐照时间延长或造影剂浓度增大时，细胞膜上发生的声孔无法修复，即致死性声孔效应。空化阈值是指导致空化效应发生的最低超声波强度值，当辐照强度低于瞬态空化阈值时，声孔效应由微束产生；高于瞬态空化阈值时，声孔效应则在不均一的微泡萎陷时产生。声孔效应的存在将改变细胞膜的通透性，并有可能导致心肌细胞膜离子通道状态发生改变。有研究表明，膜通道功能改变多发生在空化效应稳定之前。一旦空化效应稳定，膜通道功能将会相对稳定。

自20世纪80年代以来，Forester等采用963kHz超声波发射频率，强度为0.25、0.5、1.0、2.0W/cm² 的

连续超声波刺激大鼠离体心脏乳头肌，在不同的电刺激频率下发现心肌收缩力增强现象，且收缩的最大速度与超声波辐照强度呈线性相关。同期研究证实心肌细胞的动作电位第3相延长，心肌细胞环境中Ca^{2+}离子浓度改变与心肌细胞的肌力改变相关。已有基础试验研究发现超声波辐照可以导致正性和负性的心肌细胞肌力改变，正性肌力作用仅发生在约20%的被超声波辐照心肌，其正性肌力增加幅度可达到18%。提示不同的超声波辐照参数设置，可能会导致不同程度和方向的心肌肌力变化。

超声波辐照导致心脏整体功能和血流动力学改变的研究结果尚存争议。2000年Greenberg曾报道采用1MHz和$2W/cm^2$强度的超声波辐照鼠离体心脏15min，未能诱导产生确切的血流动力学改变，左心室压力在不同超声波辐照观察时相（每5分钟间隔）均未发生明显变化。但是，2006年Kuma等采用1MHz高强度连续超声波辐照豚鼠心脏，发现辐照后左心室收缩压力和主动脉血流量明显增加，同时左心室舒张末期压力明显减低。进一步提示不同的超声波辐照参数设置将会诱导产生不同的左心室整体功能改变。

笔者团队第一阶段前期预实验研究结果提示：单纯治疗剂量超声波辐照和治疗剂量超声波辐照联合超声造影剂并没有导致11只比格犬开胸动物模型出现明显的显微镜和电子显微镜下的心肌细胞和血管损伤，部分心室壁节段心肌径向应变出现了增强现象，详见图9-1和图9-2。第二阶段预实验结果进一步证实：采用诊断剂量超声波联合超声造影剂辐照6只比格犬开胸模型导致左心室心内膜下和心外膜下心肌轴向应变均有显著增强，其中心内膜下心肌轴向应变值明显高于心外膜下心肌轴向应变值。推论诊断剂量超声波辐照联合超声造影剂微泡能够加大左心室心肌形变，可能具有正性肌力作用，详见图9-3。

前期基础实验研究采用超声心动图组织多普勒成像进行电刺激蛙骨骼肌机械收缩观察，已经确定采用超声心动图组织多普勒成像技术能够准确观察到电极位点局部骨骼肌结构及其肌力状态变化，详见图9-4。

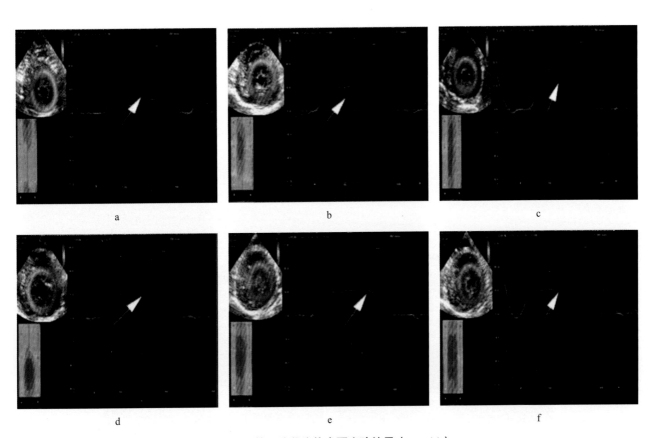

图9-1 第一阶段比格犬预实验结果（$n=11$）

各种状态二尖瓣水平前间隔径向应变-时间曲线（图中箭头所示黄色曲线）可见，在各状态较基础水平径向应变有一增大趋势，其中在超声波辐照造影后即刻、20min、40min及60min组差异有统计学意义（$P<0.05$）（a.基础状态；b.空白对照组；c.造影即刻组；d.造影后20min组；e.造影后40min组；f.造影后60min）

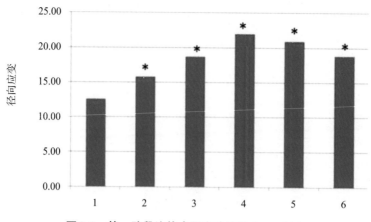

图 9-2　第一阶段比格犬预实验结果（$n=11$）

各种状态二尖瓣水平前室间隔径向峰值应变［1. 基础状态；2. 空白对照组（超声波辐照无造影剂）；3. 超声波辐照造影后即刻组；4. 超声波辐照造影后 20min 组；5. 超声波辐照造影后 40min 组；6. 超声波辐照造影后 60min 组］。"*"表示与基础状态比较 $P<0.05$，差异有统计意义

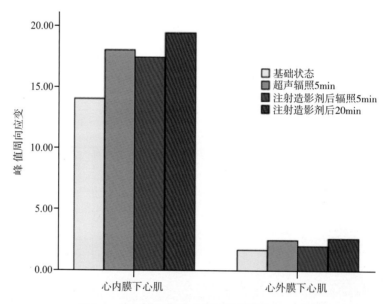

图 9-3　第二阶段比格犬预实验结果（$n=6$）

左心室超声波辐照和超声造影微泡干预状态心内膜下心肌和心外膜心肌峰值周向应变比较，差异有统计学意义（$P<0.05$）

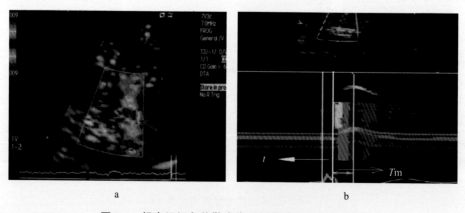

图 9-4　超声组织多普勒成像观测骨骼肌电机械兴奋

a. 红色箭头指超声心动图组织多普勒成像显示刺激电极位置和骨骼肌收缩初始速度改变一致；b.M 型组织多普勒取样线通过刺激电极处，分别取样发放电脉点位的骨骼肌组织运动速度和时间参数测量方法。t. 电机械延迟时间；Tm. 骨骼肌收缩持续时间

二、超声波辐照诱导产生心肌肌力改变的现有实验结论

1.采用超声波辐照能够改变心肌细胞的电兴奋过程。

2.采用超声波辐照有可能产生两个相反的肌力作用，即既可增强心肌细胞的收缩功能，也有可能减低心肌细胞的收缩功能。目前，产生超声波正性肌力作用的机制和辐照参数条件尚不清楚，亟需应用现代先进的细胞电生理观测技术进一步研究超声波辐照正性肌力作用在心肌细胞分子水平的可能机制，确定产生正性肌力的必要超声波辐照参数条件。

3.采用超声波辐照能否改变离体心脏整体功能和血流动力学状态存在不同的研究结果和结论，这一问题的存在与产生正性肌力作用的超声波辐照条件不明确有关。

4.超声波辐照联合超声造影剂微泡能够增强左心室心肌形变，具有正性肌力作用，其作用机制有待进一步加以明确。

三、超声波辐照诱导产生心肌肌力改变机制的理论解释和推论

1.较高强度超声波在传播过程中导致的组织快速振动将产生瞬时负压冲流和空化效应及其导致的心肌细胞膜瞬间穿孔，有可能导致心肌细胞膜的通透性增加。

2.超声波通过纵向振动波的传导和组织内部声压的增高能够造成组织的快速振动和心肌组织的被动延伸或拉长，从而导致细胞膜电位变化。心肌组织在舒张期的拉伸已经被证实能够导致对机械拉伸敏感的心肌细胞膜离子通道的功能状态发生改变从而造成心肌细胞膜的除极过程。但是在实际应用中，超声波诱导心肌细胞除极的机制仍不清楚。尽管超声脉冲波的宽度与组织被拉伸的时间长度相等，但是进一步研究发现：超声波导致的心肌细胞位移程度仍然不足以导致由心肌细胞被动拉伸所可能触发的细胞生物电流改变并最终导致心肌细胞膜的有效除极。例如，发射频率1MHz、声压1.8atm/W和脉冲波宽度15μm的超声波仅能够导致18nm的心肌位移。该拉伸长度不足以导致毫米级拉伸才能够导致的心肌细胞生物电效应。因此，超声波辐照导致心肌细胞除极的机制尚待进一步研究予以明确。

3.国外有学者推测：超声波导致心肌除极的机制既不是超声脉冲波宽度导致心肌细胞位移造成除极，也不是超声波的机械纵波声压导致心肌细胞除极。较高的超声波辐射声力（acoustic radiation force）在心肌细胞除极过程中发挥了主要作用，最终导致细胞膜的除极和电兴奋信号的产生和传播。以此推论，在超声波脉冲诱导的心室电除极过程中，超声波声学辐射力可能起到了重要作用。但是，上述推论目前缺乏细胞分子水平的证据。

4.已知当超声波束撞击心脏时，心肌组织内部的超声波声学辐射力与心肌组织所能够吸收的声能成正比。心肌组织吸收的超声波声能越高，心肌组织所接受的超声波声学辐射力越大。决定心肌组织吸收超声波声能大小的主要因素包括心肌组织的声能吸收系数和超声波的声束宽度两大部分。调节超声波的频率等参数时，将同时改变超声波束宽度和影响特定心肌组织的声能吸收系数。研究发现：单独改变超声波束的宽度就能够影响到心肌组织内超声波声学辐射力。

5.低频高强度超声波辐照有可能通过改变心肌细胞膜通透性和离子通道功能状态，进一步导致肌力相关离子的浓度分布发生变化。已知心肌收缩力增强可表现为两方面：细胞胞质网内Ca^{2+}增多和心肌收缩功能及张力增强，从而导致心肌细胞收缩力发生改变。

6.此外，尽管有学者认为超声波的热效应（thermal effect）不是导致超声波辐照心脏生物学效应的主要机制，但是也有研究结果提示：超声波的热效应仍有可能在诱导心肌细胞的除极和增强心肌收缩力的过程中发挥一定的作用。

四、现有超声波辐照诱导产生心肌肌力改变相关研究的局限性

目前缺乏系统性的超声波辐照诱导心脏正性肌力的基础和临床研究，现有该领域内相关研究存在以下不足：

1. 缺乏直接的超声波辐照环境下心肌细胞膜通透性和离子通道功能改变的证据以及心肌细胞内肌力相关离子分布和浓度改变的证据。缺乏足够的超声波辐照声能相关细胞分子水平心肌肌原纤维功能改变的证据。导致超声波辐照诱导心肌细胞正性肌力的作用机制和产生条件不清。

2. 缺乏足够的超声波辐照声能效应与局部和整体心肌功能状态改变的时空关联关系证据。有待于在更为严格的实验条件下进一步加以厘清。

3. 除笔者团队前期预实验研究外，未见系统性的超声造影剂存在环境超声波辐照与心肌肌力改变的研究结果和结论。

4. 已有的超声波辐照诱导左心室局部和整体血流动力学状态和收缩功能研究结果存在矛盾。未能建立诱导产生心肌正性肌力效应的超声波辐照参数设置必要条件和最优化条件。

五、超声波辐照诱导产生心肌肌力改变的进一步研究假设

1. 超声波辐照所诱导产生的心肌细胞膜通透性和肌力相关离子通道功能改变能够导致心肌细胞内的肌力相关离子分布和浓度发生改变并最终导致单个心肌细胞和整体心肌细胞组织的收缩功能状态发生改变，有可能导致正性的心肌局部和整体功能改变。

2. 超声波辐照导致的超声造影剂微泡破裂能够有助于提高心肌细胞膜通透性并增强上述超声波声能效应。

六、超声波辐照诱导产生心肌肌力改变研究的科学价值和潜在临床价值

1. 有可能为建立一种全新的无创性临床心力衰竭物理治疗方法提供基础实验数据并揭示超声波辐照正性肌力作用的机制。

2. 有可能为特定病因或特定阶段的临床心力衰竭患者提供一种非药物的即时正性肌力增强技术手段。

综上所述，多年的基础和临床研究结果表明采用超声波辐照能够在特定条件下产生心脏正性肌力作用。若能系统性证实超声波辐照具有心脏正性肌力作用，系统性揭示和阐明其可能存在的细胞分子机制，在此基础上通过关联分析确立诱导产生正性肌力效应的超声波辐照参数必要条件和最佳条件，将开辟一个全新的心血管疾病治疗学研究领域并有助于推动心血管疾病非药物治疗学向前发展，开展该领域的创新性研究可能产生的衍生研究成果将对于心血管病学临床和基础研究具有十分重大的科学和实用价值。

（尹立雪　李文华）

参考文献

李文华，尹立雪，陆景，等. 超声波辐照诱导左心室跨壁心肌力学状态变化的实验研究. 中华医学会第十三次全国超声医学学术会议.

孟庆国，尹立雪，郭智宇，等，2012. 蛙腿骨骼肌电机械兴奋的超声标测. 实用医院临床杂志，9（5）：27-33.

苏莉，尹立雪，王志刚，等，2012. 心肌超声造影安全性的实验研究. 中华超声影像学杂志，21（6）：514-520.

苏莉，尹立雪，王志刚，2011. 心肌超声造影安全性的研究进展. 中华超声影像学杂志，20（6）：537-539.

卫生部心血管疾病防治研究中心，2009. 中国心血管病报告2008-2009. 北京：中国大百科全书出版社：9.

Bazan-Peregrino M，Arvanitis CD，Rifai B，et al，2012. Ultrasound-induced cavitation enhances the delivery and therapeutic efficacy of an oncolytic virus in an in vitro model. J Control Release，157（2）：235-242.

Christensen D，1987. Mediation of cell volume regulation by Ca^{2+} influx through stretch-activated channels. Nature，330（6143）：66-68.

Clarke PR，Hill CR，1970. Physical and chemical aspects of ultrasonic disruption of cells. J Acoust Soc Am，47（2）：649-653.

Craelius W，Chen V，el-sherif N，1988. Stretch activated ion channels in ventricular myocytes. Biosci Rep，8（5）：407-417.

Dalecki D，Keller BB，Carstensen EL，et al，1991. Thresholds for premature ventricular contractions in frog hearts exposed to lithotripter. Ultrasound Med Biol，17（4）：341-346.

Dalecki D, Keller BB, Raeman CH, et al, 1993. Effects of pulsed ultrasound on the frog heart: I. Thresholds for changes in cardiac rhythm and aortic pressure. Ultrasound Med Biol, 19 (5): 385-390.

Dalecki D, Raeman CH, Carstensen EL, 1993. Effects of pulsed ultrasound on the frog heart: II. An investigation of heating as a potential mechanism. Ultrasound Med Biol, 19 (5): 391-398.

Delius M, Hoffmann E, Steinbeck G, et al, 1994. Biological effects of shock waves: Induction of arrhythmia in piglet hearts. Ultrasound Med Biol, 20 (3): 279-285.

Forester GV, Roy OZ, Mortimer AJ, 1985. Ultrasound intensity and contractile characteristics of rat isolated papillary muscle. Ultrasound Med Biol, 11 (4): 591-598.

Galler S, Schmitt TL, Pette D, 1994. Stretch activation, unloaded shortening velocity, and myosin heavy chain isoforms of rat skeletal muscle fibres. J Physiol, 478pt. 3: 513-521.

Greenberg S, Finkelstein A, Raisman E, et al, 2000. Direct ultrasound application had no effect on cardiac hemodynamic performance in a baseline isolated rat heart model. Ultrasound Med Biol, 26 (2): 315-319.

Gu CX, Juranka RF, Morris CE, 2001. Stretch-activation and stretch-inactivation of Shaker-IR, a voltage-gated K+channel. Biophys J, 80 (6): 2678-2693.

Harvey EN, 1929. The effect of high frequency sound waves on heart muscle and other irritable tissues. Am J Physiol, 91: 284-290.

Kohl P, Sachs F, 2001. Mechano-electric feedback in cardiac cells. Philosophical Trans Roy Soc A, 359: 1173-1185.

Kuma F, Ueda N, Ito H, et al, 2006. Effects of ultrasound energy application on cardiac performance in open-chest Guinea pigs. Circ J, 70 (10): 1356-1361.

MacRobbie AG, Raeman CH, Child SZ, et al, 1997. Thresholds for premature contractions in murine hearts exposed to pulsed ultrasound. Ultrasound Med Biol, 23 (5): 761-765.

Meltzer RS, Schwarz KQ, Mottley JG, et al, 1991. Therapeutic Cardiac Ultrasound. AmJ Cardiol, 67 (5): 422-424.

Morris CE, Sigurdson WJ, 1989. Stretch-inactivated ion channels coexist with stretch-activated ion channels. Science, 243 (4892): 807-809.

Rudenko OA, Saravazan AP, Emelianov SY, 1996. Acoustic radiation force and streaming induced by focused nonlinear ultrasound in a dissipative medium. J Acoust Soc Am, 99 (5): 2791-2798.

Towe BC, Rho R, 2006. Ultrasonic Cardiac Pacing in the Porcine Model. IEEE Tran S Biomed Eng, 53 (7): 1446-1448.

Ward M, Wu J, Chiu JF, 2000. Experimental study of the effects of Optison concentration on sonoporation in vitro. Ultrasound Med Biol, 26 (7): 1169-1175.

Wise DL, 1991. Bioinstrumentation and Biosensors. New York: Marcel Dekker.